抜歯しない
埋伏歯の矯正歯科治療

埋伏歯治療にかかわるすべての歯科医師のために

[著]
野田隆夫
Takao Noda

野田雅代
Masayo Noda

クインテッセンス出版株式会社　2016

Tokyo, Berlin, Chicago, London, Paris, Barcelona, Istanbul, Milano, São Paulo, Moscow, Prague, Warsaw, Delhi, Bucharest, and Singapore

はじめに

　埋伏歯の抜去は，医師免許の範疇である．また，歯科医師免許の範疇でもあり，口腔外科医の埋伏歯抜去技術は高い．しかし，自家移植により，埋伏歯を保存する方法もある．加えて，矯正歯科治療技術を埋伏歯治療に応用することで，埋伏歯を保存しうる可能性は高い．つまり，埋伏歯の矯正歯科治療の目的は保存であり，歯科医師のあるべきひとつの姿ではないだろうか．

　一方，埋伏歯の治療は，小児歯科，口腔外科，矯正歯科，これら専門領域の隙間のひとつである．たとえば，濾胞性歯嚢胞による埋伏歯は，小児歯科的視点では，開窓が第一選択である．これは，前歯や犬歯の埋伏歯を扱い，部位的に処置が容易であるためである．また，比較的早期に発見され，濾胞性歯嚢胞は小さいためである．これらのため，開窓療法にドレーンの必要はなく，歯冠が確認できる程度の大きさの開窓を行うと報告されている．

　口腔外科的視点では，濾胞性歯嚢胞による埋伏歯は，嚢胞摘出とともに埋伏歯も抜去してしまうことも少なくない．これは成人の場合，濾胞性歯嚢胞は比較的大きく，萌出方向異常をともなったり感染することがあるためである．一般に，開窓療法が適応できない場合は摘出が選択されるが，これらには萌出方向異常や隣在歯の傾斜にともなう萌出空隙不足も含まれる．

　このように埋伏歯の治療は，小児歯科，口腔外科，矯正歯科の領域にまたがるが，見解が統一されているとはいえない．しかし，小児歯科医，口腔外科医，一般歯科医，矯正歯科医は，埋伏歯の種々の処置に対するベネフィットとリスクについて，患者に十分な説明を行わなければならない．少なくとも，埋伏歯を専門としない歯科医師でも，専門医への紹介義務は果たさなければならない．そこで本書では，これらを網羅した文献と多くの埋伏歯症例の知見を考察し，埋伏歯治療のガイドラインを示した．筆者らは，このガイドラインが，埋伏歯の治療の指針となることを疑わない．

　埋伏歯を保存するベネフィットは大きく，その発生頻度は低くない．本書が，歯科医療の発展にわずかでも貢献できれば望外の幸せである．

2016年4月

野田 隆夫　野田 雅代

Contents

はじめに　003

Part1 | 埋伏歯とは何か

1　萌出障害 ……………………………………………………… 008

萌出障害とは ／ 萌出障害の発現頻度 ／ 萌出障害の原因

2　埋伏歯 …………………………………………………………… 010

埋伏とは ／ 埋伏の発生頻度 ／ 埋伏の原因

3　濾胞性歯嚢胞（含歯性嚢胞） ……………………………… 014

濾胞性歯嚢胞の症状 ／ 診断と治療

4　生体検査 ……………………………………………………… 016

どんな場合に行うべきか

5　移転歯 ………………………………………………………… 017

移転歯とは ／ 移転歯の原因

6　埋伏歯抜去の適応 …………………………………………… 021

目的1：歯周疾患の予防 ／ 目的2：第二大臼歯の歯周組織の保護 ／ 目的3：智歯周囲炎の予防 ／ 目的4：う蝕の予防 ／ 目的5：歯根吸収の予防 ／ 目的6：義歯による組織の圧迫回避 ／ 目的7：歯原性嚢胞や歯原性腫瘍の予防 ／ 目的8：原因不明の疼痛の治療 ／ 目的9：顎骨骨折の予防 ／ 目的10：矯正歯科治療のための便宜抜去

7　埋伏歯抜去のリスク ………………………………………… 025

ベネフィットとリスク ／ リスク1：年齢 ／ リスク2：全身状態の悪化 ／ リスク3：隣在組織への損傷

8　第三大臼歯の保存・抜去の診断 …………………………… 027

従来の第三大臼歯の保存・抜去の判断の傾向 ／ 第三大臼歯の保存と活用の提案

Part2 | 埋伏歯非抜歯治療に必要な知識とメカニクス

1 診査と診断 ··· 032

顔貌診査，E-line ／ 口腔内診査 ／ ディスクレパンシーの程度を測る ／ 側方セファログラム分析／
側方セファログラム分析の限界 ／ ９種類の顎態パターン ／ セファログラム分析の用い方 ／ 診断 ／
説明義務

2 プリアジャストエッジワイズ装置 ················· 041

埋伏歯治療に用いる汎用性の高い矯正装置／ 歯の形態（幾何学的）情報／ トルクインフェース
設計とトルクインベース設計 ／ ブラケットポジション

3 超弾性型 Ti-Ni ワイヤー ··························· 046

超弾性型 Ti-Ni ワイヤーの臨床的特性 ／ 超弾性型 Ti-Ni ワイヤーの力学的特性 ／ 超弾性型 Ti-Ni
ワイヤーとプリアジャストエッジワイズ装置の併用 ／ 超弾性型 Ti-Ni ワイヤーとプリアジャスト
エッジワイズ装置併用の欠点 ／ 超弾性型 Ti-Ni ワイヤーによる歯列拡大症例

4 スライディングメカニクス ························· 056

スライディングメカニクスを用いた空隙閉鎖 ／ スライディングメカニクスの術式 ／ スライディング
メカニクスの力学的特性 ／ 小臼歯・大臼歯の近心移動

Part3 | 埋伏歯矯正歯科治療の実際

1 萌出障害 ··· 064

萌出障害の診査 ／ 萌出障害の治療 ／ 萌出障害の処置

2 埋伏歯 ·· 066

埋伏歯の診査 ／ 開窓および牽引誘導 ／ 外科的歯胚回転法

3 各論：前歯の埋伏 ···································· 069

上顎前歯 ／ 下顎前歯
上顎前歯埋伏症例 濾胞性歯嚢胞 ／ 上顎側切歯と犬歯の移転歯
下顎前歯埋伏症例 濾胞性歯嚢胞 ／ 下顎側切歯と犬歯の移転歯

4 **各論：犬歯の埋伏** ··· 082

上顎犬歯 ／ 下顎犬歯

上顎前歯埋伏症例 両側犬歯の萌出方向異常（R1/4）／ 右側犬歯の萌出方向異常（R3/4）／ 異所萌出（RC）

下顎前歯埋伏症例 萌出方向異常 ／ 移転歯・濾胞性歯嚢胞（RC）

5 **各論：小臼歯の埋伏** ··· 099

上顎小臼歯 ／ 下顎小臼歯

上顎小臼歯埋伏症例 移転歯・萌出遅延

下顎小臼歯埋伏症例 水平完全埋伏 ／ 半埋伏 ／ 萌出方向異常(1) ／ 濾胞性歯嚢胞 ／ 萌出方向異常(2) ／ 鞍状歯列 ／ 口腔顔面痛

6 **各論：第一・第二大臼歯の埋伏** ························· 128

第一大臼歯 ／ 第二大臼歯 ／ セパレーティングエラスティックによるアップライト法／プリアジャストエッジワイズ装置によるアップライト法

下顎第二大臼歯埋伏症例 近心傾斜 ／ 水平半埋伏

7 **各論：第三大臼歯の埋伏** ··· 141

上下顎第三大臼歯 ／ 水平半埋伏した下顎第三大臼歯のアップライト法

下顎第三大臼歯埋伏症例 埋伏していた歯が自然萌出した症例（萌出確率15%）／ 下顎第二大臼歯が骨縁下う蝕となっていた症例 ／ 下顎第二大臼歯の喪失 ／ 下顎第二大臼歯の歯根吸収(1) ／ 下顎第二大臼歯の歯根吸収(2) ／ 水平埋伏（Position A）／ アップライトで治療を行った抜歯症例（Position C）／ アップライトで治療を行った抜歯症例（Position B）

あとがき 180　　　　　　　　　　　　　索引 181

Part1 | 埋伏歯とは何か

1 萌出障害

萌出障害とは

萌出障害(eruption disturbance)は，何らかの原因で歯が正常に萌出しないことである．野田ら[1,2]は，萌出障害の原因について，

(1)萌出時期の異常：萌出遅延・埋伏
(2)萌出方向の異常：異所萌出・埋伏

の2つを挙げている．しかし，臨床では原因が特定できないもの，複数の原因が関係するものがある．

また，萌出障害の状況も重複することが少なくない．

萌出遅延は，歯牙腫や囊胞などの明らかな萌出阻害因子が認められず，一定の萌出時期を過ぎても萌出しないことである．萌出方向の異常は，一種の歯胚形成異常で，歯胚形成自体に問題はないが，萌出方向が正常方向に対して，頬側，舌側，近心，遠心，あるいは逆性方向の場合である．

萌出障害の発現頻度

萌出障害は，その定義の難しさ，状態の多様さ，年齢による状況の違いなどから，一般集団での発現頻度は不明である．**表1**は，新潟大学歯学部小児歯科において処置した萌出障害の歯種別症例数[3]である

る．つまり，下顎第三大臼歯を除いて，上顎中切歯が萌出障害のほぼ4割で最も発現頻度が高く，次いで上顎犬歯である．

表1 | 萌出障害の歯種別処置歯数 (参考文献3より引用改変)

上顎	(%)	39.5	8.1	12.0	2.4	3.5	10.7	0.2	2.2	78.6
	(歯)	195	40	59	12	17	53	1	11	388
歯種		1	2	3	4	5	6	7	乳歯	合計
下顎	(%)	0.2	1.2	3.7	3.5	6.1	4.1	1.4	1.2	21.4
	(歯)	1	6	18	17	30	20	14	12	105

萌出障害の原因

　萌出障害の原因は，全身的要因と局所的要因に分類されるが，原因を特定できないものも多い．全身的要因は，鎖骨頭蓋異形成症，大理石病などの遺伝的疾患である．また，未熟児の歯の形成の遅れの報告もある．

　局所的要因は，過剰歯や歯牙腫，また乳歯の外傷やう蝕による歯根周囲の病巣や囊胞がある．さらに，歯冠上部の線維性過形成や歯肉の過形成，歯胚の位置や方向異常，永久歯の萌出空隙不足などもある．

a 歯根周囲の病巣

　乳歯の外傷やう蝕による歯根周囲の病巣は，歯の萌出方向を変え，萌出方向異常となることが多い．たとえば永久歯は，乳歯根尖病巣を回避し，頬（唇）側あるいは舌（口蓋）側に萌出することがある．また小臼歯において，乳歯のう蝕による膿瘍で，頬側の歯槽骨が消失した場合，乳歯は残存しているにもかかわらず，小臼歯が頬側から萌出することもある．

b 過剰歯

　過剰歯に隣接する永久歯は，位置異常や捻転を呈し，軽度の萌出遅延を生ずることが多い．過剰歯による萌出遅延では，隣在歯の方向は正常な場合が多く，萌出方向に影響を及ぼすことは稀である．また，過剰歯が萌出路に存在する萌出遅延や埋伏も稀である．

c 歯牙腫

　歯牙腫による萌出障害の報告は多い．エックス線所見において，石灰化物がわずかな不透過像の歯牙腫でも萌出を阻害する．歯牙腫も，過剰歯と同様，歯の萌出方向に影響のない場合が多い．

d 隣在歯の形成遅延

　歯牙腫が形成の初期に萌出を障害するのと同様，形成途上の歯胚も隣接する歯の萌出に影響すると考えられる．上顎側切歯の歯胚発育遅延により，上顎中切歯の萌出遅延が発生することもある．

e 歯胚形成異常

　歯の形成初期より萌出方向の異常が認められる症例がある．たとえば，下顎第二小臼歯は第一大臼歯の歯根方向に歯軸が傾く症例がある．また，下顎第二小臼歯は発生の初期に乳臼歯の咬合面上に形成され，第二乳臼歯の萌出にともない位置が入れ替わる．しかし，萌出が順調に進まず，第二乳臼歯が萌出せずに小臼歯下に埋伏する症例もある．

f 哺乳などの外力

　下顎乳切歯は，歯冠を舌側に向けて水平埋伏することがある．これは，形成初期に歯肉内に萌出したものが，哺乳などの外力が歯肉に加わり，萌出方向が舌側に変化したためと考えられる．

g 歯冠被覆歯肉組織の異常

　歯冠上部の線維性過形成や歯肉の過形成などによる萌出障害がある．粘液線維性組織増生が認められたとする報告もある[1,2]．

h 囊胞

　濾胞性歯囊胞（含歯性囊胞）や原始性囊胞は，萌出障害の原因となりうる．濾胞性歯囊胞の好発部位は，小児歯科的視点では，上顎は犬歯，下顎は小臼歯である．下顎は，乳歯の重症う蝕や歯内療法，特にFC断髄法の既往がある部位に濾胞性歯囊胞が多い．口腔外科的視点では，上顎では7割程度が前歯部，下顎では5割以上が第三大臼歯である．

　エックス線所見で，歯冠周囲の歯小囊が膨らんだ状態から，囊胞による萌出遅延と診断される．しかし，歯牙腫による萌出障害の場合にも，歯冠周囲に同様の変化が見られる．つまり歯が長期間顎骨内にあることで，囊胞様変化も発生しうると考えられる．

2 埋伏歯

埋伏とは

一定の萌出時期を過ぎても，歯冠が口腔粘膜下または顎骨内に留まることを「埋伏」という[1]．埋伏歯は，萌出誘導を行わない，あるいは被覆している組織が吸収されない限り萌出することは稀である．また未萌出歯という用語は，「埋伏歯」「萌出途上の歯」という2つの意味をもつ[4]．一方，萌出障害（eruption disturbance）は，何らかの原因で歯が正常に萌出しないことである．これは未萌出歯の意味と重なるが，萌出障害は永久歯交換期に用いる用語と考えられる．

埋伏歯の抜去は，年齢を重ねるごとに困難になる．また，埋伏歯を放置することで，局所の炎症巣の悪化，隣在歯周囲の骨の喪失，近接する重要臓器の損傷などの問題を発生する可能性もある．加えて，人生の後半にさしかかると，全身状態が悪化し，周囲の骨が硬化する可能性があり，抜歯術は複雑かつ困難になる．したがって，予防歯科的および口腔外科的視点からは，抜歯によるリスクが深刻でない限り，合併症が発生する前に埋伏歯を抜去すべき，との見解[4]もある．一方，矯正歯科的視点からは，埋伏歯を歯列に配列，保存可能である症例が多く，矯正歯科治療による萌出誘導による配列・保存を検討することが望まれる．

埋伏の発生頻度

埋伏頻度は下顎第三大臼歯が最も高く，次いで上顎第三大臼歯である[5,6]．次に頻度はかなり低下するが，上下顎の犬歯，中切歯であり，これらの埋伏頻度は同程度である．他の永久歯の埋伏頻度は，これらに比してかなり低い（**表2，3**）．

表2｜部位別埋伏頻度（参考文献5より引用改変）

部位	$\overline{8}$	$8\underline{}$	$\underline{8}$	1	3	$\underline{8}$	45	$\overline{3}$	2	計
症例	327	311	39	32	31	28	8	6	4	786
%	41.6	39.6	5.0	4.1	3.9	3.6	1.0	0.9	0.5	100.0

表4｜埋伏の居所的要因（参考文献1,2,4,7より引用改変）

1 萌出空隙不足（ディスクレパンシー・隣在歯の傾斜移動）
2 歯胚の位置異常，形成異常（萌出方向異常）
3 単純遅延（骨の硬化，線維性歯肉，低位乳歯）
4 囊胞・腫瘍（濾胞性歯囊胞・歯牙腫など）

表3｜歯種別埋伏頻度
（参考文献6より引用改変）

1	下顎第三大臼歯
2	上顎第三大臼歯
3	上顎犬歯
4	下顎小臼歯
5	下顎犬歯
6	上顎小臼歯
7	上顎中切歯
8	上顎側切歯
9	上下顎大臼歯

埋伏の原因

全身的要因と局所的要因

全身的要因は，鎖骨頭蓋異形成症，大理石病，くる病，内分泌障害，遺伝などがある[1,2,4,7]．局所的要因は，萌出空隙不足，歯胚の位置異常，顎骨嚢胞，腫瘍などがある．また，萌出を妨げる隣在歯，歯を覆う緻密な骨，厚い軟組織などが挙げられる[2]．永久歯が萌出するには，それを覆う歯槽骨と乳歯歯根が吸収されなければならず，しかも歯肉を押し破らなければならない．そのため過剰歯，硬化性の骨，硬い線維性歯肉も萌出阻害要因となる[1,2]．

これらの萌出阻害要因が，鎖骨頭蓋異形成症には存在する[1,2,7]．鎖骨頭蓋異形成症の小児における多発性の過剰歯は，歯の萌出を機械的に阻害するばかりではなく，骨吸収が起こらず，歯肉が硬く線維質である．これらのため，萌出を遮る過剰歯をすべて抜去するばかりではなく，永久歯を覆う骨を除去し，歯が口腔内に出るように歯肉を翻転する必要がある．

これほど重症でない症例でも，永久歯の萌出遅延があると，他の歯が歯列弓内の異常な位置へ移動することもある．

小児歯科医や矯正歯科医は，埋伏歯に遭遇することが多い．埋伏となる主な局所的要因は，歯列弓の長さ不足であり，萌出する空隙がないことである．ディスクレパンシーと呼ばれる問題で，歯冠幅径の合計の長さより歯槽堤の長さが短いともいわれる．また，萌出遅延や乳歯の早期喪失による隣在歯の傾斜移動が挙げられる（**表4**）．

萌出空隙の不足

埋伏の発現頻度の最も高い歯は，上下顎第三大臼歯である（**図1**）[4-6]．第三大臼歯が埋伏となりやすいのは，萌出に充分な空隙が確保できず，最後に萌出するためである．上顎犬歯（**図2**）と下顎小臼歯（**図3**）も，側方歯群の中で，最後に萌出するため埋伏

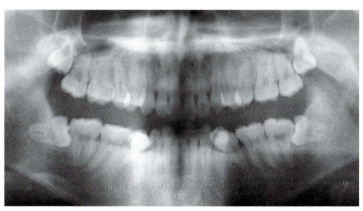

20歳0ヵ月の男性．8|8 8|8の埋伏．

図1｜埋伏の例［1］　第三大臼歯の埋伏

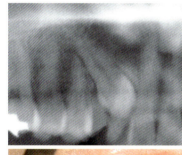

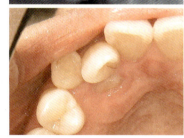

35歳7ヵ月の女性．3|の萌出方向異常による半埋伏．2|の口蓋側に当該歯の尖頭を目視で確認できる．

図2｜埋伏の例［2］　犬歯の埋伏

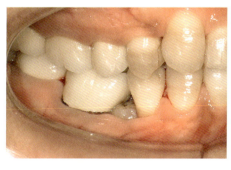

49歳4ヵ月の女性．5|の半埋伏．視診で頬側咬頭を確認できる．

図3｜埋伏の例［3］　下顎小臼歯の埋伏

となりやすい．上顎犬歯は，側方歯群の叢生により，埋伏あるいは低位唇側転位を呈する．下顎小臼歯は，第一大臼歯と犬歯の次に萌出するため，空隙がなければ，2本の小臼歯のどちらか（通常，第二小臼歯）が，埋伏あるいは唇側や舌側転位を呈する．

歯胚の位置異常と萌出方向の異常

永久歯歯胚の位置異常により，通常とは異なる位置に永久歯が萌出することがある．これは異所萌出（ectopic eruption）と呼ばれ，上顎第一大臼歯や前歯によく見られる．また下顎第二小臼歯は，歯胚の発生初期に第二乳臼歯の上方にあり，その後第二乳臼歯が萌出し入れ替わるが，その際，形成位置・萌出方向の異常が発生しやすい．特に，遠心や舌側への方向異常が認められることが多い（**図4**）．他の歯の異所萌出は稀であるが，結果として歯の転位や萌出位置異常となることがある．

また，逆性埋伏もある（**図5a**）．逆性の埋伏歯の場合，抜去，あるいは経過観察される．また，ディスクレパンシーがなくとも，萌出方向が近心，あるいは遠心の場合，隣在歯に接触し，萌出が妨げられる（**図5b**）．なお稀ではあるが，これにより隣在歯歯根が吸収される可能性がある．たとえば，第三大臼歯により第二大臼歯歯根が吸収されることがある．特に下顎第三大臼歯の場合，近心傾斜を呈する傾向があるため，隣在歯の歯根の吸収やう蝕が発生する場合もある（**図5c**）．隣在歯の歯根吸収の機序は不明である．また半埋伏の場合，智歯周囲炎を発生しやすい．

単純遅延

単純遅延では，骨の緻密化と軟組織の肥厚（線維性歯肉）が挙げられる．たとえば，乳歯の早期喪失により，皮質骨が緻密化し萌出遅延が発生することもある．また低位乳歯の場合，後続永久歯が埋伏する場合もある（**図6**）．これは，乳歯の骨性癒着による骨の緻密化のためと考えられる．米国において，乳臼歯が骨性癒着（低位乳歯）する割合は5～10％である[8]．

囊胞，腫瘍

歯が歯槽骨内に埋伏している場合，歯囊をともなう場合が多い．歯囊は原型を留める場合が多いが，濾胞性歯囊胞[9-16]や歯原性囊胞を発生することもある（**図7**）．同様に，歯囊は囊胞様に変形し，歯牙腫，角化囊胞性歯原性腫瘍，囊胞性エナメル上皮腫にな

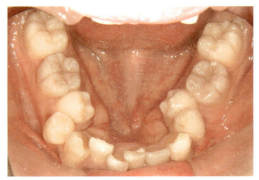

19歳1ヵ月の男性．5|5の舌側転位，鞍状歯列を呈する．

図4｜埋伏の例［4］下顎第二小臼歯の舌側転位

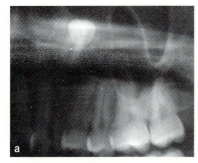

a

19歳2ヵ月の男性．|3の顎骨内移動をともなった逆性埋伏．

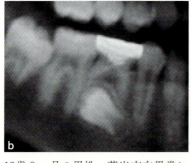

b

12歳0ヵ月の男性．萌出方向異常による5|の埋伏．

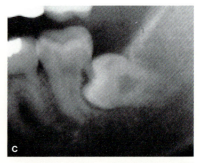

c

23歳11ヵ月の女性．|8埋伏による|7の歯根吸収．

図5｜埋伏の例［5］萌出方向の異常

ることもある．濾胞性歯囊胞や歯牙腫は，萌出誘導を行うことができれば，埋伏歯を保存できる可能性が高い．一方，エナメル上皮腫[17]は腫瘍であるため，治療は腫瘍組織の摘出に加えて，下顎骨の一部を切除する．ただし，顎骨自体の保存を図る必要もある．したがって，充分な経過観察を行い，囊胞が大きくなる前に診断を行うべきである．他の歯原性腫瘍も埋伏歯と関連して発生する場合もある．

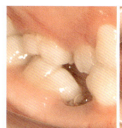 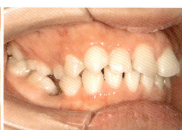 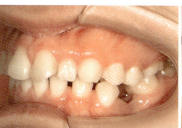 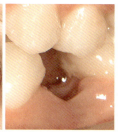

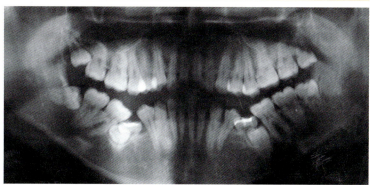

20歳5ヵ月の女性．低位乳歯にともなう 5|5 の埋伏．|5 は遠心舌側への萌出方向の異常も認められた．

図6｜埋伏の例［6］単純遅延

a：11歳4ヵ月の男性．|5 の濾胞性歯囊胞．

b：14歳11ヵ月の男性．|3 の位置異常と濾胞性歯囊胞．移転歯との合併症はほかに報告がない（19ページ図16参照）

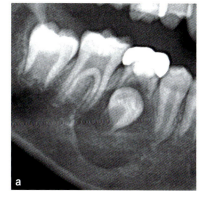 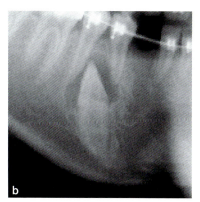

c：10歳3ヵ月の男性．|6 の濾胞性歯囊胞．

d：5歳6ヵ月の女性．|1 の濾胞性歯囊胞．萌出方向異常を発生している．

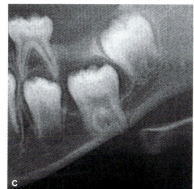 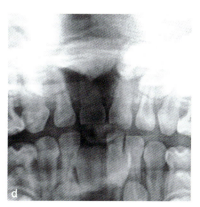

図7｜埋伏の例［7］囊胞

3 濾胞性歯嚢胞（含歯性嚢胞）

濾胞性歯嚢胞の症状

　歯が埋伏する原因のひとつに，濾胞性歯嚢胞（follicular cyst）[9-16]がある．濾胞性歯嚢胞は，小児・矯正歯科医は頻繁に遭遇する．濾胞性歯嚢胞は，発育途上に歯胚のエナメル器に嚢胞化が発生して形成される．嚢胞中に，歯または歯類似様硬組織が存在するものを含歯性嚢胞とも呼ぶ．また，歯の硬組織が認められないものを無歯性嚢胞（原始性嚢胞）と呼ぶ．これは歯冠が石灰化する前に嚢胞化したものと考えられる．

　埋伏歯を扱う際に遭遇する嚢胞は，含歯性嚢胞であり，歯冠を包むように嚢胞が形成される．嚢胞壁は，組織学的に重層扁平上皮とさまざまな厚さの線維性結合組織からなり，二次的な感染のないかぎり，肉芽組織や瘢痕組織は存在しない[9]．好発年齢は7～15歳で，歯の萌出遅延により発見されることが多い．たとえば，当該歯槽堤粘膜に限局性の膨隆を認めるにもかかわらず萌出しないため，エックス線写真を撮ることで嚢胞が発見されることがある．

　濾胞性歯嚢胞は小さい場合，無症状である．嚢胞が大きくなるにつれて，顎骨の膨隆が生じ，さらに骨吸収が進行した場合，羊皮紙様感や波動を触れる．嚢胞が大きい場合，周囲の歯の位置異常が発生することもある（図8）．嚢胞は通常単房性のことが多いが，多房性のこともある．埋伏歯と嚢胞との位置関係により，中心性型，側方性型，多房性型の3型に分類することがある．

　一方，1歳ごろ歯槽堤に暗紫色の膨隆が発生することがある．多くの場合，第一乳臼歯のあたりが腫れるが，それ以外の部位のこともある．このような嚢胞を，萌出嚢胞（eruption cyst）と呼ぶ．萌出嚢胞は，組織学的には濾胞性歯嚢胞と同様の重層扁平上皮である．歯肉が傷つき，炎症を起こすこともあるが，無痛性で，自然に消失することが多い．

　自覚症状の乏しい場合，成人で発見されることもある．歯が萌出しない，あるいは歯科医院でエックス線写真を撮って偶然発見されるためである．

　好発部位は，上顎では7割程度が前歯部，下顎では5割以上が第三大臼歯である．また下顎臼歯部，

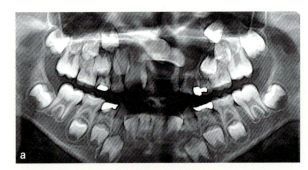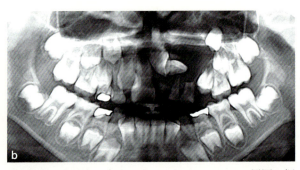

　8歳10ヵ月の男性．|2の濾胞性歯嚢胞にともなう，1|，|3の位置異常．当該歯は嚢胞が大きくなるにつれて，周囲に押し出されている（bはaの5ヵ月後）．

図8｜濾胞性歯嚢胞の例［1］

上顎第三大臼歯にも発生することが報告されている．下顎小臼歯の濾胞性歯嚢胞も報告されているが，上顎小臼歯は稀である．小児歯科的視点では，上顎犬歯と下顎小臼歯が好発部位である．下顎は，乳歯の重症う蝕や歯内療法，特にFC断髄法の既往がある部位と濾胞性歯嚢胞の連関が報告されている[18]．

診断と治療

エックス線所見は，診断に重要で不可欠な検査である（**図9，10**）．代表的な像は，歯冠を含む類円形の境界明瞭な単房性透過像である．一般的なガイドラインとして，歯冠と歯嚢壁の間隔が3mm以上の場合，濾胞性歯嚢胞を疑うべきである[4]．しかし，嚢胞性エナメル上皮腫や腺様エナメル上皮腫，その他の顎嚢胞との鑑別を要する症例もある．これらの場合，試験切除による生体検査が行われる．

治療は，開窓療法[1,9]あるいは摘出を行う．開窓療法は，嚢胞内の永久歯を保存する目的で行う．これにより歯の萌出は促され，嚢胞は消失することが多い．小児の場合，嚢胞を引き連れるように歯が萌出するため，ドレーンや嚢胞壁の摘出，縫合等の処置も必要ない[1,2]．また萌出方向の異常をともなう場合，開窓療法と同時に萌出誘導を行う．一方，嚢胞が大きく顎骨の骨折が危惧され，移植が必要と考えられる場合や顎の成長発育障害が懸念される場合，嚢胞を縮小することを目的として開窓療法が行われる．ただし，埋伏歯が萌出せず顎骨に留まる場合，嚢胞は消失しないため嚢胞摘出術を行うことも多い．

摘出が選択されるのは，開窓療法が行うことができない場合である．つまり，埋伏歯が過剰歯や逆性埋伏の場合，あるいは萌出誘導が困難な場合である．これらの場合，抜歯とともに嚢胞を摘出する．

蛇足ながら，矯正歯科治療による萌出誘導を行わない場合，歯をともなう濾胞性歯嚢胞の全摘出と診断することもある．この理由は，隣在歯の近遠心傾斜による埋伏歯萌出空隙の狭小化によると報告[6]されている．この点に関して篠崎ら[13]は，「局所的な叢生（傾斜歯や転位歯など）の改善や未萌出永久歯（埋伏永久歯）については，抜歯が行われることも少なからずあった．現在では，矯正歯科医を配置し，萌出不全の原因に対する外科処置に加え，部分的な小矯正歯科治療を併用することで，抜歯を行わずに歯列の改善を効率よく行うことが可能になっている」と述べている．ただし，嚢胞が増大し上顎洞に充満したときや上顎洞炎を合併した場合，上顎洞根治術を行い，埋伏歯と嚢胞とともに上顎洞粘膜の摘出が報告[14]されている．さらに，嚢胞が大きい場合，開窓期間中に通常の顎骨嚢胞を呈したものが，腫瘍性病変，特に単嚢胞性エナメル上皮腫の像に変化する場合もあることが報告[17]されている．

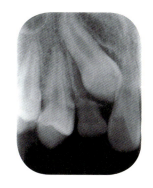

図9 | 濾胞性歯嚢胞の例［2］
15歳3ヵ月の男性．主訴は|3|の未萌出で，反対側の|3|はすでに萌出し，咬合線に達している．近心傾斜による隣在歯との接触による萌出障害も考えられるが，歯軸傾斜角は浅く，歯冠と歯嚢壁の間隔は歯頸部で広く濾胞性歯嚢胞が疑われた．　　〔資料提供：和佐しのぶ先生（埼玉県勤務）〕

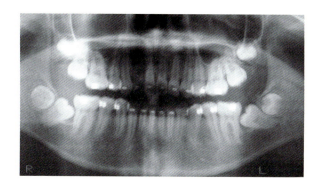

図10 | 濾胞性歯嚢胞の例［3］
13歳3ヵ月の女性．歯冠と歯嚢の間隔が3mm以上で，歯軸は正常であったものが近心傾斜となり，7|7の濾胞性歯嚢胞が疑われた．

4 生体検査

どんな場合に行うべきか

　生体検査(以下,生検)[4]という言葉は,生体から組織を採取し,顕微鏡的診断を行うことである.生検は診断手技の中で最も正確かつ精密な手技であるが,低侵襲の手技で確定診断が得られない場合に実施すべきである.生検の主な目的は,臨床的特徴とエックス線所見が類似したさまざまな病変に対して,適切な治療を行うために,正確な診断を行うことである.たとえば,口腔病変や歯原性病変の多くは良性であるが,生検はエナメル上皮腫や悪性腫瘍を診断するために行われる(**図11**).ただし,生検という言葉は,歯科医師が悪性腫瘍を疑っているという印象を患者に与えないよう,説明の際,警戒心や不安を与えない慎重な言葉づかいを心がけるべきである.

　また,顎骨の囊胞性病変において,囊胞が大きい場合,歯原性囊胞と単囊胞性エナメル上皮腫の鑑別診断に苦慮する症例が少なくない.両者の鑑別において,VickersとGorlin[17]は,単囊胞性エナメル上皮腫の組織学的特徴として,

(1)基底側細胞の柵状配列
(2)核の局在
(3)細胞質の空洞化

を挙げている.しかも,開窓期間中に通常の顎骨囊胞を呈したものが腫瘍性病変,特に単囊胞性エナメル上皮腫の像に変化する場合も報告されている.したがって,顎骨の大きな囊胞性病変は,開窓期間中に生検を繰り返し行う必要がある.

　さらに,瘻孔もなく静止性骨空洞が疑われた症例では,入院検査の結果,根尖性歯周病であったという場合もある(**図11b**).このように,画像所見だけによる確定診断は困難な点に留意しなければならない.

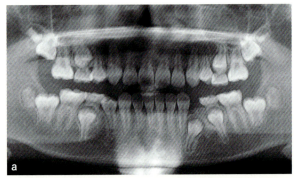 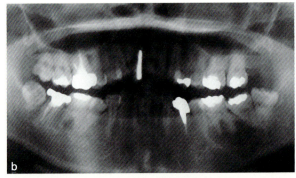

a　10歳5ヵ月の男性.|4は濾胞性歯囊胞の疑いがあり,萌出誘導を行うために口腔外科に開窓を依頼した.しかし生検の結果,|5はエナメル線維性上皮腫と診断された.

b　40歳0ヵ月の女性.|6根尖部に囊胞様の透過像が見られる.歯肉に瘻孔は認めず,疼痛などの自覚症状はなく,静止性骨空洞が疑われた.しかし入院検査の結果,根尖性歯周炎と確定診断され,根管治療が行われた.

図11 生体検査により当初の所見が覆された例

5 移転歯

移転歯とは

移転歯[19]とは，ひとつの歯が他の歯と位置を交換している状態，または歯が歯列上でその本来の位置から著しく異なった位置に萌出した場合と定義される（次ページ以降**図12〜17**）．発現頻度は0.035〜0.358%[20,21]であり，藤田ら[22]は移転歯中の上顎の歯の発現頻度は86.1%，上顎犬歯の発現頻度は77.1%であると報告した．南ら[23]も，上顎犬歯と第一小臼歯の位置交換が最も多いと述べている．Peckら[24]は，上顎の移転歯を5種類に分類し，犬歯と他の歯との間で歯胚が交換する移転歯の発生頻度が最も高いことを報告した（次ページ**表5**）．犬歯と第一小臼歯，犬歯と側切歯が90%以上を占め，中切歯と側切歯は3%できわめて稀である．

移転歯の原因

坪田ら[25]は，歯の位置交換の原因を次のように報告した．
(1) 歯胚が発生の当初より不正な位置および方向に存在すること
(2) 犬歯の解剖学的位置の問題（歯胚が解剖学的に低位に存在すること）
(3) 歯の萌出順序の問題
(4) 顎骨の発育不全
(5) 乳歯の早期脱落およびその歯槽窩の骨性閉鎖
(6) 乳歯の晩期残存
(7) 永久歯の萌出遅延および埋伏
(8) 永久歯の先天性欠如および円錐歯
(9) 過剰歯の存在
(10) 永久歯と顎骨の大きさの問題
(11) その他（歯胚および発育中の歯の位置および方向に影響を及ぼすべき何らかの外力，または遺伝的要因）

また野田ら[1]は，近心傾斜した埋伏犬歯の形成途中の歯根尖の位置は正常である場合が多いが，移転による位置異常は歯胚の位置異常である，と述べている．しかし元来の定義である「歯が歯列上でその本来の位置から著しく異なった位置に萌出した場合」は，歯胚の位置異常はなく異所萌出したことも含有する．坪田ら[25]も，犬歯の解剖学的位置の問題（歯胚が解剖学的に低位に存在すること）を移転歯の原因に記している．これは歯胚の位置は正常であるが，犬歯の顕著な近心傾斜にともなう異所萌出である．

このように2つの意味をもつのは，エックス線写真が普及しない時代，歯冠のみの位置により移転歯が定義されたためと考えられる．しかし，矯正歯科治療を行う場合，傾斜による異所萌出と歯胚の交換による位置異常は，峻別されなければならない．歯の傾斜により異所萌出した場合，矯正歯科治療により当該歯は正常位置に配列可能であるが，歯胚の交換により異所萌出した場合，正常位置への配列は不可能であるためである．この点に関して，葉山ら[26]は，正常の位置に配列を行うと，歯肉の裂開および歯根の露出のリスクがあると述べている．

本書では，野田らに従い，狭義となるが歯胚の位置の交換による移転歯のみを移転歯と呼ぶ．Peckら[24,27,28]は，移転歯（transposition）を「2つの歯の位置が交換するという配列障害である」と述べている．

表5 | 移転歯
（参考文献24より引用改変）

部位	患者数（割合）	原因
● 犬歯と第一小臼歯	143名（71％）	遺伝的要因
● 犬歯と側切歯	40名（20％）	早期外傷，遺伝的要因
● 第一大臼歯位の犬歯	8名（4％）	第一大臼歯早期喪失
● 中切歯と側切歯	6名（3％）	早期外傷など
● 中切歯位の犬歯	4名（2％）	中切歯の早期喪失

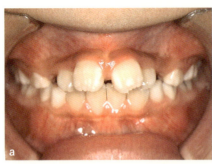
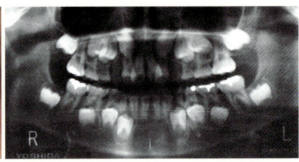

9歳9ヵ月の男性．3|3は歯胚の位置異常ではないが，触診およびエックス線所見より2|2との移転歯と考えられる．また上顎両側乳犬歯は喪失し，側切歯歯根の萌出ガイドも機能していないと考えられる．さらに前歯の歯根吸収も懸念される．ただしこのような近心傾斜症例は，矯正歯科治療による正常位置への配列が可能である．

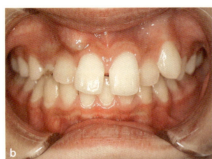
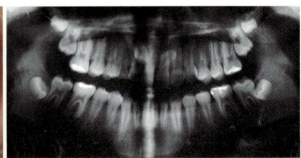

12歳6ヵ月の男性．3 2|の移転歯．|3は歯胚の位置異常ではないが，異所萌出した．このような近心傾斜症例では，正常位置への配列が可能である．

図12 | 移転歯の例［1］ 矯正歯科治療による改善が可能な近心傾斜

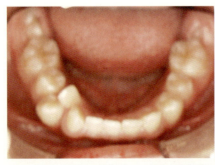
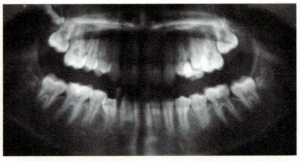

10歳7ヵ月の女性．|3 2の移転歯．下顎の移転歯は，上顎に比べて稀である．エックス線所見から，歯根の位置が交換したことが確認される完全型で，こうした症例の，正常位置への配列は不可能である．Peckら[28]は，下顎側切歯と犬歯の移転歯60症例について，両側性は17％，男女比は1：3，片側性では右側が68％であったと報告した．よって本症例は，下顎移転歯の典型と考えられる．

図13 | 移転歯の例［2］ 典型的な下顎移転歯

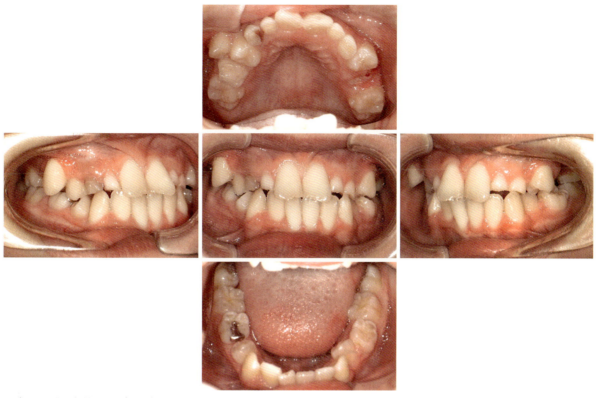

11歳7ヵ月の女性．43の移転歯であった．片側性の上顎犬歯と第一小臼歯の移転歯の頻度は最も高い．Peckら[27]によれば，片側性が約75％で，男女比は1:3.8で，本症例は典型的な移転歯症例である．移転歯は完全型で，CT所見により根尖の位置の逆転も確認した．このような場合，矯正歯科治療による歯の正常位置への配列は不可能である．

図14 | 移転歯の例［3］ 矯正歯科治療による改善が不可能な完全型移転歯

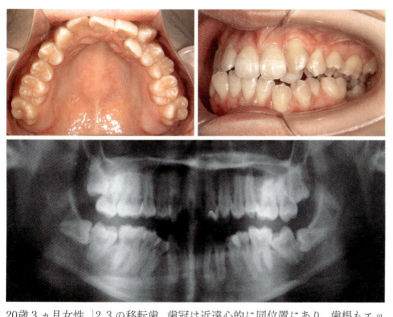

20歳3ヵ月女性．23の移転歯．歯冠は近遠心的に同位置にあり，歯根もエックス線所見で重なる不完全型である．視診・触診では移転歯と確定診断できないが，矯正歯科治療により正常位置に配列を行ったところ，著しい歯肉退縮や歯肉裂開[25]が発生したため，移転歯と診断された．

図15 | 移転歯の例［4］ 上顎側切歯と犬歯の不完全型移転歯

14歳11ヵ月男性．43の移転歯．また3は濾胞性歯嚢胞であった（13ページ図7b参照）．なお，下顎における犬歯と側切歯の移転歯の報告はあるが，本症例のような犬歯と第一小臼歯の移転歯の報告はいまだない．

図16 | 移転歯の例［5］ 下顎犬歯，第一小臼歯

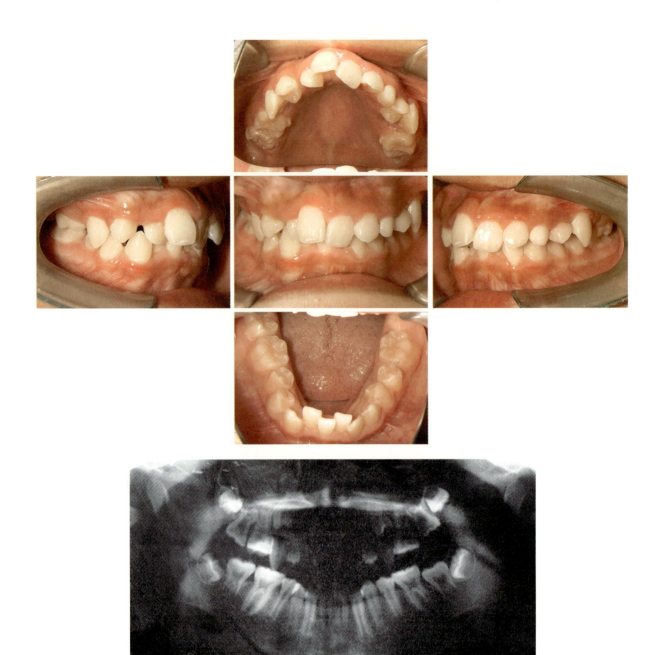

13歳2ヵ月男性．3|3は5|5の位置に萌出し，6|6とコンタクトしていた．6|6の臼歯関係はⅡ級であった．上顎犬歯と第一小臼歯の移転歯の頻度は最も高い．しかし，上顎犬歯が第一大臼歯とコンタクトする位置まで転位した症例報告は南ら[23]，葉山ら[26]のみで，片側性であった．Peckら[24]によれば，両側性は約25％で，男女比は1：3.8である．本症例は，男性患者かつ両側性の稀な症例である．4 3|3 4の両側性の移転歯．エックス線所見から，歯根の位置が交換したことが確認される完全型である．このような症例において，正常位置への配列は不可能である．

図17｜移転歯の例［6］ 矯正歯科治療による改善が不可能な上顎両側犬歯・第一小臼歯の完全型移転歯

6 埋伏歯抜去の適応[4]

目的 1 歯周疾患の予防

埋伏歯の隣在歯は，歯周疾患に罹患する危険に曝される．単に第三大臼歯が埋伏するだけでも，隣在する第二大臼歯の遠心面の骨量は減少する．また，最後臼歯遠心面の清掃は困難であり，歯肉炎を発生する可能性が高い．さらに，第二大臼歯遠心の付着歯肉の高さが不十分な場合が多い．歯肉炎は軽度でも起炎菌は歯根面に付着し，歯周病の発生に繋がる．埋伏智歯を有する症例では，他の部位の歯周ポケットは正常でも，第二大臼歯遠心の歯周ポケットは深いことが多い．

埋伏智歯による歯周疾患の進行は，下顎より上顎で深刻である．埋伏智歯の隣在歯である第二大臼歯では，歯周ポケットが根尖方向に広がり，やがて遠心歯根分岐部に到達する．これは比較的早期に発生し，重篤化する．また，遠心の根分岐部病変はアプローチが困難で，局所的歯周処置は困難である．

換言すれば，上顎の埋伏智歯を早期に抜去すれば，歯周疾患を予防できるとの見解もある．ただし，矯正歯科的視点からは，小臼歯抜去を行った症例において，上顎の埋伏智歯は自然萌出し，保存できる可能性が高い．したがって，矯正歯科治療を行う予定があれば，上顎の埋伏智歯は保存すべきである．

目的 2 第二大臼歯の歯周組織の保護

前述したように，埋伏歯抜去の目的の1つに，隣接する第二大臼歯の歯周組織の保護がある．第三大臼歯を抜歯した後，留意すべき歯周組織病態のパラメーターは，第二大臼歯遠心面の骨の高さと付着歯肉のレベルである．

歯周組織の治癒に関連する因子を調べた研究[29-31]では，第二大臼歯遠心面骨縁下の骨欠損の程度，および抜歯時の患者年齢が重要な因子であることが示された．埋伏歯とその歯小嚢による遠心面の骨欠損が大きい場合，骨縁下ポケットが改善することはない．同時に，患者の年齢が上がると，骨の治癒が遅延する傾向がある．25歳以前に第三大臼歯を抜去しておくと，骨の治癒が早い傾向がある．若い世代

の患者では，歯周組織回復が早いだけでなく，長期的な歯根膜の再生も明らかに良好である．

未萌出の第三大臼歯は，一般に25歳まで萌出する可能性がある．歯の萌出の最終ステップは緩慢に進むため，智歯周囲炎を発生する危険性が増し，第三大臼歯と第二大臼歯との接触面積も増大する．これらの要因は，下顎埋伏智歯抜去後の歯周組織の治癒を妨げる．一方，30歳以上の患者における，症状を呈さない完全埋伏智歯は放置してよい．このような無症状の埋伏智歯を高齢になり抜去した場合，放置した場合と比べ歯周ポケットが深く，骨欠損も大きくなる．

目的3 智歯周囲炎の予防

第三大臼歯が半埋伏を呈し，歯冠の側面および咬合面を厚い軟組織が覆う場合，智歯周囲炎が発生する可能性が高い．智歯周囲炎は，歯冠周囲の軟組織に口腔内の常在菌が感染することである．宿主と細菌との攻防は絶妙なバランスで行われるが，宿主が健康であっても，細菌を完全に排除することはできないため，智歯周囲炎は発生しうる．

智歯周囲炎の発生原因

たとえば，宿主の防御反応が破綻した場合，つまりインフルエンザや上気道炎に罹患し，免疫抑制作用のある薬物を服用した場合，感染が生じうる．埋伏歯は必ず感染するわけではないが，宿主免疫機能が一時的に軽度に低下すると，智歯周囲炎を発生することがある．

また，下顎の半埋伏歯の咬合面を覆う，いわゆる歯肉弁といわれる軟組織は軽度の損傷で腫脹する．つまり，腫脹した下顎第三大臼歯の歯肉弁を，上顎第三大臼歯が噛むことで損傷する場合もあり，下顎の智歯周囲炎は，上顎第三大臼歯による軽度の被覆粘膜損傷から発生することもある．

さらに，歯肉弁下に食片が圧入することで，智歯周囲炎は発生することがある．食事中，埋伏歯と歯肉弁の間に食片が入りやすい．このような場合，患者自身によるポケット内洗浄は行えないため，細菌が定着し，智歯周囲炎を発生することがある．

智歯周囲炎の治療

智歯周囲炎は，軽度ですむこともあるが，入院加療が必要なほど重症化することもある．智歯周囲炎の治療と管理は症状により異なる．

軽症であれば，炎症症状は局所の腫脹と疼痛のみである．この場合，治療は局所洗浄と歯石除去に加え患者の自己洗浄となる．歯科医師は歯肉弁下の深いポケットを，過酸化水素水を用いて機械的に洗浄する．過酸化水素水は，泡とともに機械的に細菌を取り除くことに加えて，嫌気的な環境にある歯周ポ

ケットに酸素を放出することで，嫌気性菌の数を減少させる（智歯周囲炎の起炎菌は，レンサ球菌や多種の嫌気性菌〔歯肉溝に生息する一般的な細菌〕であるため）．また洗浄剤として，クロルヘキシジンやイソジン溶解液などを用いても，ポケット内の細菌数を減少させることができる．生理食塩水を用いても，圧をかけて洗浄すれば，細菌数を減少させ，食片を取り除くことができる．

また，炎症が限局的であるが上顎第三大臼歯が噛み込んで軟組織を損傷する場合，洗浄に加えて，上顎第三大臼歯を抜去することを検討する．さらに，局所の炎症に顔面腫脹や炎症の咀嚼筋への波及による開口障害，微熱が認められる場合，圧をかけての洗浄と抜歯に加えて，抗菌剤の投与が必要である．

さらに，智歯周囲炎から，組織隙の重篤な炎症に発展する場合がある．炎症が口腔内の後方に発生すると，下顎枝周囲や側頭筋の隙に波及しやすい．開口障害（20 mm 以上開口できない状態），38.5℃以上の発熱，顔面の腫脹，疼痛，不快感が認められる場合，口腔外科を受診する必要がある．口腔外科では，患者を入院させ，モニター管理のうえ，抗菌剤を点滴静注することになる．

第三大臼歯抜去の適応

智歯周囲炎の既往がある場合，前述した方法で対応できるが，原因となる第三大臼歯を抜去しなければ，智歯周囲炎が再発する可能性が高い．患者には智歯周囲炎の予防のため，まず口腔衛生状態を改善することを伝えなければならない．それでも再発を繰り返すようなら，第三大臼歯を抜去する必要があることも説明する．ただし抜歯は，智歯周囲炎の症状消失後，行わなければならない．軟組織の感染が活発な時期に抜歯を行うと，出血量の増加や創傷治癒の遅延が起こることもあり，ドライソケットや抜歯後感染などの合併症を発生する可能性が高まるためである．

目的 4　う蝕の予防

　第三大臼歯が完全あるいは部分的に埋伏する場合，第二大臼歯の遠心面や第三大臼歯にう蝕の原因菌が付着し，う蝕のリスクが高まる．また，埋伏智歯と口腔との明らかな交通が認められない場合でも，う蝕の発生に十分な交通があると認識しなければならない．

目的 5　歯根吸収の予防

　埋伏歯は，隣在歯に圧力をかけ歯根を吸収することがある．歯根吸収の発生機序は解明されないが，乳歯の歯根が後続永久歯により吸収される機序と同様であると考えられる．吸収が軽度であれば，埋伏歯の抜去，あるいは萌出誘導することで，隣在歯のセメント質は修復され，隣在歯は保存される．このような隣在歯の保存には，根管治療を要することもある（**図18**）．

目的 6　義歯による組織の圧迫回避

　無歯顎の顎堤に埋伏歯がある場合，義歯作製の前に，埋伏歯を抜去することがある．埋伏歯を覆う骨がない場合，義歯が軟組織を圧迫すると，潰瘍や歯性感染が発生するためである．抜歯された顎堤は次第に吸収され，粘膜維持の補綴物を装着する場合，吸収は顕著である．

　義歯製作後に埋伏歯を抜去すると歯槽骨が変形するため，義歯の適合が悪くなる．したがって，埋伏歯は義歯製作の前に抜去する必要がある．埋伏歯周囲の骨が吸収し，被覆粘膜に炎症をともなう潰瘍が発生するまで抜歯を待つのは，決して得策ではない．高齢になると，全身状態が悪化する可能性は高く，埋伏歯を抜去できないこともある．経年的な下顎骨の萎縮により，抜歯中の骨折の危険性も高くなる．

　また，埋伏歯近傍にインプラント治療を予定する場合，埋伏歯はインプラント埋入の障害となるため，抜歯しておくべきである．

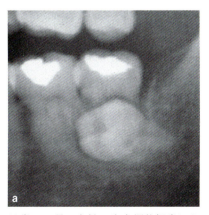
a　23歳11ヵ月の女性．完全埋伏智歯による |7 の歯根の完全吸収．本症例では疼痛の自覚症状が認められた．

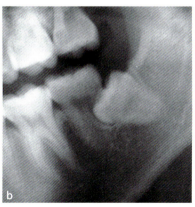
b　24歳7ヵ月の女性．所見より |7 の歯根吸収は遠心根までと思われた．年齢と歯根吸収の進行は相関があると考えられる．

図18　埋伏智歯による歯根吸収

目的 7 　歯原性嚢胞や歯原性腫瘍の予防

歯が歯槽骨内に完全埋伏する場合，歯小嚢が存在する．歯小嚢は原形を留めることが多いが，嚢胞様に変性し，濾胞性歯嚢胞や角化嚢胞性歯原性腫瘍となることもある．十分な経過観察を行い，嚢胞が大きくなる前に診断しなければならない．経過観察されていない場合，大きい嚢胞を呈することもある．一般的なガイドラインでは，歯冠と嚢胞の間隔が3 mmあれば，濾胞性歯嚢胞を疑う[6].

歯原性嚢胞が歯小嚢から発生するのと同様に，歯原性腫瘍も歯小嚢上皮から発生すると考えられる．最も発現頻度が高い歯原性腫瘍は，エナメル上皮腫である．エナメル上皮腫の治療は，腫瘍組織の摘出に加えて，下顎骨の一部も切除する．エナメル上皮腫は再発が多く，悪性化することも報告されているためである[9,17].

目的 8 　原因不明の疼痛の治療

明らかな器質的疾患が認められず，下顎臼歯後部の疼痛を訴える患者がいる．筋・筋膜痛機能障害症候群や，他の顔面疼痛を発生する疾患ではないこと

が明らかであり，かつ患者に埋伏歯がある場合，埋伏歯を抜去すると疼痛が消失することがある．

目的 9 　顎骨骨折の予防

埋伏智歯が存在すると，顎骨の強度は低下し，埋伏歯の部位で骨折する可能性もある．埋伏智歯の部

位で顎骨が骨折した場合，骨折の整復前に当該歯を抜去して顎間固定を行う．

目的 10 　矯正歯科治療のための便宜抜去

矯正歯科治療において，第二大臼歯を遠心に移動する場合，埋伏智歯は遠心移動を阻害する．このた

め，矯正歯科治療前に当該歯は抜去される場合がある．

7 埋伏歯抜去のリスク[4]

ベネフィットとリスク

口腔外科的視点からは，埋伏歯は禁忌でない限り抜去すべきとの見解もある[4]．しかし，抜歯の診断は，ベネフィットとリスクを勘案して決定しなければならない．一般に，抜歯によるベネフィットが，予測される合併症やリスクを上回るのであれば，埋伏歯の抜去が選択される．また，予測される合併症やリスクが抜歯のベネフィットを上回るのであれば，経過観察が選択される．

埋伏歯抜去のリスクは，主に患者の全身状態に起因することが多い．

リスク 1 年齢

第三大臼歯の歯胚は，6歳ごろからエックス線写真にて確認される．この時期の歯胚は小さく，手術は低侵襲であるため，7〜9歳で第三大臼歯を抜歯すべきだと考える口腔外科医もいる[4]．しかし，第三大臼歯が埋伏するかどうかを正確に予測することは困難である．したがって，第三大臼歯が埋伏歯と診断される時点まで，経過観察が必要である．

抜歯が禁忌となる最大の理由は，高齢である．高齢になると，骨は硬化し弾性が低下するため，抜歯の際，力を加えても骨がたわみにくいため抜去しにくい．このため抜歯には，埋伏歯周囲の骨を削除することが必要になる．

また高齢になると，創傷治癒が遅延し，術後合併症の発生率が上昇する．たとえば筆者の経験では，18歳の患者の埋伏歯抜去では，術後の違和感と腫脹は1〜2日で治まるが，50歳の患者に同様の処置を行うと，術後の回復に4〜5日を要する．

一方，歯が歯槽骨内に埋伏するも，歯周疾患，う蝕，囊胞形成を呈さない場合，これらの疾患が将来発生する可能性は低い．したがって，35歳以上の患者の埋伏歯が無症状で，エックス線所見にも異常が認められない場合，経過観察が選択される．経過観察は，毎年あるいは2年に1回程度，エックス線写真によりチェックされる．

リスク 2 全身状態の悪化

全身状態の悪化も，抜歯のリスクとなりうる．年齢と身体機能低下は相関することが多いため，埋伏歯に臨床症状がない場合，必ずしも抜去する必要はない．重篤な循環器疾患，呼吸器疾患，免疫抑制が認められる場合や，先天性あるいは後天性の凝固障害がある場合には，埋伏歯を抜去せずに歯槽骨内に留めておくことを検討する．しかし臨床症状が発生した場合，周術期の内科的合併症を最小限に抑えるよう，内科の主治医と協力して抜歯の計画を立案すべきである．

リスク③ 隣在組織への損傷

埋伏歯の抜去により，近接する神経，歯，ブリッジなどを損傷する危険性がある場合，埋伏歯を抜去せずに経過観察すべきである．歯科医師が非抜歯を選択するには，将来発生する合併症のリスクよりも非抜歯のベネフィットが上回る根拠を示す必要がある．

埋伏歯による合併症を発生する可能性がある若い患者では，隣在組織の損傷を回避して抜歯を行うのが賢明である．

一方，高齢者では，埋伏歯による合併症を認めず，将来の合併症の危険性が低い場合，抜歯は回避すべきである．ただし，歯周疾患により，第二大臼歯の遠心面の歯槽骨欠損が進行した場合，隣接する第三大臼歯を抜去すると，第二大臼歯も抜歯せざるをえない症例もある．

8 第三大臼歯の保存・抜去の診断

従来の第三大臼歯の保存・抜去の判断の傾向

　埋伏智歯を抜去するかどうかの診断は，種々の要因を考慮する必要がある．

　まず，歯列弓において第三大臼歯の萌出空隙の有無を検証しなければならない．歯の萌出空隙が充分になく，咬合面遠心が歯肉弁に覆われる場合，第三大臼歯による病的な症状が発生する可能性は高い．次に，埋伏歯の状態と患者の年齢を考慮する．第三大臼歯の萌出が完了するのは20歳ごろだが，その後も25歳ごろまで萌出することがある．17歳で第三大臼歯が近心傾斜し埋伏を呈しても，萌出空隙があれば，萌出する可能性はある．

　第三大臼歯の埋伏する可能性を早期に予測する試みもなされているが，現在のところ信頼できる予測モデルとは言いがたい．しかし，患者が18歳になれば，萌出空隙の有無を正確に判断できる．

　萌出空隙がないと判断された場合，第二大臼歯の歯周組織を健全な状態に保つため，無症状のうちに第三大臼歯を抜去する，との見解もある．またRicketts[32]は，早期の時点で明らかに萌出空隙がないとわかった場合，第二大臼歯の近心傾斜や埋伏を防ぐため，第三大臼歯の歯胚を摘出することは有効である，と述べている．あるいは，他国における慣習や「第三大臼歯は将来問題を発生する」というドグマから，第三大臼歯は早期に抜歯される傾向にある．つまり，矯正や自家移植という治療法を理解しない歯科医師や患者にとって，第三大臼歯は問題の原因であり，抜歯が行われるのはやむを得ないのかもしれない[33]．

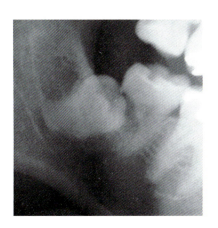

46歳2ヵ月女性．8┃からの圧迫による7┃の歯根吸収を認めた．歯根吸収は近心根まで及ぶと考えられるが，自覚症状は認められなかった．こうした場合に，第三大臼歯の保存が望まれる．

図19｜第二大臼歯に病的な症状がみられる症例

第三大臼歯の保存と活用の提案

しかし，筆者は経過観察も一法であると考える．抜歯は外科的侵襲があるためにオトガイ神経麻痺を発生する可能性もあり，また問題の発生しない症例まで，抜歯対象とすることに疑問を感じてしまうためである．

しかも矯正歯科的視点から，第二大臼歯歯周組織に病的な症状が発生した場合，第二大臼歯を抜去し，第三大臼歯を保存する方法もある（**図19**）．また第二大臼歯の近心傾斜や埋伏の場合でも，第二大臼歯のアップライトや開窓・配列は可能であり，必ずしも第三大臼歯を抜去する必要はない．さらに，小臼歯抜去をともなう矯正歯科治療を行う場合，第三大臼歯は小臼歯の替わりとして保存できる可能性が高い[34-36]．つまり矯正歯科治療という方法を考慮すれば，問題が発生した時点で，健全な歯を保存できる可能性が高い（Part3：第三大臼歯の埋伏 参照）．

加えて，自家移植により第三大臼歯を活かす方法も考えられる．成人を対象とした歯の自家移植は，第三大臼歯がドナー（移植）歯となることが多く[33,39]，第三大臼歯が移植に果たす役割は大きく，保存の必要性が見直されている．自家移植は，対顎や反対側など任意の位置へ移植可能であり，歯根を分割した利用も可能である．したがって，多様な症例において応用が可能と考えられる．つまり，将来のドナー歯である第三大臼歯を早期に抜去することは，自家移植という選択肢を失うことを意味する[33]．

このように，第三大臼歯の保存と活用にはさまざまなメリットがあるため（**表6**），必ずしも一概に第三大臼歯を抜去するのが正しいとは言い切れない．次章から，第三大臼歯の保存と活用に必要な矯正歯科治療のメカニズムと知識，また実際に第三大臼歯の保存と活用を行った症例を供覧する．

表6 | 埋伏智歯の保存のメリットと活用法 （参考文献38,40より引用改変）

	矯正歯科治療	自家移植
歯内療法学的評価	●有髄歯として利用（稀に歯髄変性，歯髄腔閉鎖，歯内吸収）	●歯根完成歯：無髄歯（根管充填） ●歯根未完成歯：有髄歯，ときに歯髄腔閉鎖
歯周病学的評価	●歯根膜の損傷が少ない ●良好な歯槽骨，歯肉を得られやすい（稀に歯根の形成中止，歯根吸収）	●歯根膜の損傷が大きく，再付着を期待 ●固有歯槽骨の獲得 ●術後の骨性癒着，炎症性吸収，置換性吸収
治療期間	●長期だが，予後の不安が少ない	●短期だが，長期の術後経過観察を要す
移動法と範囲	●自然萌出を利用できる ●隣接した部位のみに移動が可能	●自然誘導 ●対顎や反対側など任意の位置へ移植可能
その他	●不正咬合治療の一環として行う	●歯根を分割して利用可能

Part1 参考文献

1. 野田 忠, 田口 洋. 萌出障害の咬合誘導 知っておきたい原因と治療法. 東京：医学情報社, 2007;79-88.

2. 野田 忠. 萌出障害の咬合誘導. 新潟歯学会誌 2000;30(1):1-13.

3. 野田 忠, 角田俊彦, 菰島弘之, Rakiba Sultana. 新潟大学歯学部小児歯科外来において処置した萌出障害について(1979-1996). 新潟歯学会誌 1996;26(1):79-88.

4. Hupp JR, Ellis E, Tucker MR (著), 里村一人, 濱田良樹(監訳). 現代 口腔外科学〈原著第5版〉. 東京：わかば出版, 2011.

5. 藤岡幸雄, 森田知生, 中谷昌慶. 最近10年間の我が教室における埋伏歯の臨床統計的観察. 日口外誌 1962;8(1):13-17.

6. Baden E. Surgical management of unerupted canines and premolars. Oral Surg Oral Med Oral Pathol 1956;9(2):141-192.

7. Proffit WR (著), 高田健治(訳). プロフィットの現代歯科矯正学. 東京：クインテッセンス出版, 1989.

8. Messer LB, Cline JT. Ankylosed primary molars:results and treatment recommendations from an eight-year longitudinal study. Pediatr Dent 1980;2(1):37-47.

9. 川本達雄(監修), 太田義之, 山本 学(著). 埋伏歯の臨床 その保存活用と抜歯. 東京：医歯薬出版, 1998.

10. 本村和彌, 山城正宏, 友寄喜樹, 照屋正信. 上顎洞部にみられた大きな濾胞性歯嚢胞の3例. 日口外誌 1985;31(5):1141-1147.

11. 松村智弘, 石原吉孝, 林 毅, 菅原利夫, 高瀬俊秀, 由井俊平. 開窓療法により嚢胞内永久歯を保存し得た濾胞性歯嚢胞の2症例について. 日口外誌 1979;25(3);709-713.

12. 冨永和宏, 喜久田利弘, 福田仁一, 上村俊介, 安光千昭, 山田長敬, 大木 淳. 開窓療法による小児濾胞性歯嚢胞の予後 特に埋伏永久歯の動向について. 日口外誌 1988;34(9):1957-1962.

13. 篠崎泰久, 笹栗健一, 高橋 淳, 岡田成生, 上野泰宏, 宮城徳人, 早坂純一, 池田 薫, 星健太郎, 神部芳則, 草間幹夫. 埋伏永久歯に対する小矯正治療(Minor tooth movement)の有用性. 自治医科大学紀要 2007;30:67-72.

14. 久 和孝, 中村恭子, 入学陽一, 宿久 修, 小宗静男. 感染を伴った濾胞性歯嚢胞の段階的手術療法. 耳鼻と臨床 1996;42(3):238-241.

15. 光安佳子, 光安岳志, 中村典史, 中島昭彦, 大石正道. 開窓と歯牙牽引療法によって良好な歯列が誘導できた巨大な下顎含歯性嚢胞の1例. 日口外誌 2003;49(4):287-290.

16. Russell AY. Conservative management of bone cysts in children and adults. J Am Dent Assoc 1936;23:1719-1725.

17. Vickers RA, Gorlin RJ. Ameloblastoma: Delineation of early histopathologic features of neoplasia. Cancer 1970;26(3):699-710.

18. 富沢美惠子, 河野美砂子, 野田 忠, 福島祥紘. 小児の顎骨嚢胞12例についての臨床病理学的観察. 小児歯誌 1994;32(3):643-652.

19. 歯科医学大辞典編集委員会(編). 歯科医学大事典 第一版. 東京：医歯薬出版, 1989.

20. 山田 茂, 岩本栄治. 移転歯の三例. 臨床歯科 1941;13:1241-1245.

21. 名和弘幸, 村田 悟, 山田晃弘, 後藤滋己. 移転歯に関する実態調査, 近東矯歯誌 1991;26:68-73.

22. 藤田邦彦, 野代悦生, 大木 淳, 瀧口玲子, 佐藤通泰. 移転歯とその一矯正治療について. 歯界展望 1982;59(1):129-138.

23. 南 清治, 竹村幸一, 岩本康公, 普川 裕. 遠隔な部位に転位した犬歯の2症例. 臨床歯科 1958;219:17-19.

24. Peck S, Peck L. Classification of maxillary tooth transpositions. Am J Orthod Dentofacial Orthop 1995;107(5):505-517.

25. 坪田不二雄, 大河原眞城. 歯牙位置交換の3例. 口病誌 1958;25(4):654-660.

26. 葉山康臣, 尾崎正雄, 石井 香, 井上淳治, 本川 渉. 上顎左側犬歯の移転歯を伴った叢生症例. 小児歯誌 2005;43(5):680-688.

27. Peck L, Peck S, Attia Y. Maxillary canine-first premolar transposition, associated dental anomalies and genetic basis. Angle Orthod 1993;63(2):99-109

28. Peck S, Peck L, Kataja M. Mandibular lateral incisor-canine transposition, concomitant dental anomalies, and genetic control. Angle Orthod 1998;68(5):455-466.

29. Kugelberg CF. Periodontal healing two and four years after impacted lower third molar surgery. A comparative retrospective study. Int J Oral Maxillofac Surg 1990;19(6):341-345.

30. Kugelberg CF, Ahlström U, Ericson S, Hugoson A, Thilander H. The influence of anatomical, pathophysiological and other factors on periodontal healing after impacted lower third molar surgery. A multiple regression analysis. J Clin Periodontol 1991;18(1):37-43.

31. Kugelberg CF, Ahlström U, Ericson S, Hugoson A, Kvint S. Periodontal healing after impacted lower third molar surgery in adolescents and adults. A prospective study. Int J Oral Maxillofac Surg 1991;20(1):18-24.

32. Ricketts RM. Studies leading to the practice of abortion of lower third molars. Dent Clin North Am 1979;23(3):393-411.

33. 月星光博. シリーズMIに基づく歯科臨床 vol.04 自家歯牙移植 増補新版. 東京：クインテッセンス出版, 2014.

34. 野田隆夫. ストマトロジーとしての矯正歯科治療 実践プリアジャストエッジワイズ法. 大阪：東京臨床出版, 2013.

35. 野田隆夫, 野田雅代. 水平半埋伏下顎第三大臼歯のアップライトを行った1例. 矯臨ジャーナル 2011,27(9),87-94.

36. 嶋田甚一郎, 野田雅代, 野田隆夫. 水平埋伏第三大臼歯のアップライト, 矯臨ジャーナル 2008;24(8):35-40.

37. 下地 勲. 智歯を効果的に活用するためのいくつかの処置方針とその選択基準. 歯界展望 1999;94(1):34-39.

38. 茂木正邦. 第二大臼歯の保存が危ぶまれる場合の矯正治療による智歯(埋伏智歯)の移動. 歯界展望 1999;94(1):40-57.

39. 下地 勲. 第二大臼歯の保存が危ぶまれる場合の智歯(埋伏智歯)の移植. 歯界展望 1999;94(1):58-76.

40. 茂木正邦. さまざまな症例における矯正治療による智歯(埋伏智歯)の移動. 歯界展望 1999;94(2):270-289.

41. 下地 勲. さまざまな症例における智歯の効果的活用. 歯界展望 1999;94(2):290-306.

Part2 | 埋伏歯非抜歯治療に 必要な知識とメカニクス

1 診査と診断

顔貌診査，E-line

顔貌診査

顔貌診査は重要である．口腔内診査を行う前に，顔貌診査により顎態を観察しなければならない．顎態[1]は顔貌に表れるため，側貌のチェックを行う．たとえば，モンゴロイド(黄色人種)には下顎前突が多いといわれる．また，コーカシアン(白人)には上顎前突が多いといわれる．この下顎前突と上顎前突の顔貌の側面形態は，コンケイブタイプとコンベックスタイプと呼ばれる(**図1**)．一般に側貌型(profile type)は3つに分類[2]される．

(1) 凸顔型 [convex type]
(2) 直顔型 [straight type]
(3) 凹顔型 [concave type]

さらに，垂直的(上下的)要素もチェックする．一般にローアングル症例は咬合力が強く，ハイアングル症例は咬合力が弱いと言われている[3,4]．このような顎態も顔貌に表れる．実際には，眼点と耳点を結んだフランクフルト平面(FH平面)と，下顎下縁平面を頭の中で描き，その角度をチェックする．その角度が小さい場合はローアングル症例，大きい場合，ハイアングル症例と分析する．また，ローアングル症例の顔貌はショートフェイス，ハイアングル症例の顔貌はロングフェイスとも呼ばれる(**図2**)．

E-line

さらにRickettsのesthetic line(E-line)[1]をチェックする．これは，エセティックライン，エステティックライン，また審美ラインとも呼ばれる(**図3**)．

E-lineは，鼻尖からオトガイに引いた接線である．元来はセファログラム上における軟組織の評価法であるが，側貌写真にも応用可能である．E-lineと上下唇の最突出点との距離を計測し，基準値に対して

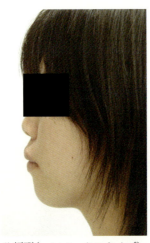
凸顔型(コンベックスタイプ)．

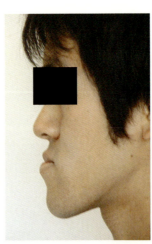
凹顔型(コンケイブタイプ)．

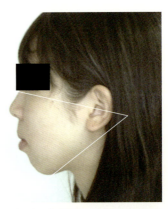
フランクフルト平面と下顎下縁平面との角度が小さければローアングル，大きければハイアングルと分析する．

図1 側貌型の例

図2 側貌のチェック方法

突出あるいは後退する度合が強い場合，審美的問題が大きい可能性が高い．日本人の場合，上唇はライン上，下唇は1mm程度前方が平均的な値である．白人では，Rickettsによると上唇が4mm，下唇が3mm後方にあるとき，調和があると報告されている．

このラインより上下唇が後退する場合，上下顎前歯を唇側傾斜させても問題は生じにくい．たとえば，叢生がある歯列において，非抜歯による拡大治療の可能性が示唆される．

一方，上下唇がこのラインより突出する場合，口唇閉鎖不全が疑われる．通常，口唇の閉鎖は口輪筋で行われる．しかし口唇閉鎖不全の場合，口輪筋のみでの閉鎖は不可能で，オトガイ筋も用いて口唇の閉鎖を行う．これにより下唇は上方移動するが，オトガイ筋が緊張することとなる．上顎前歯の突出した上顎前突症例や，上顎と下顎前歯の突出した上下顎前突症例において，口唇閉鎖時のオトガイ筋に緊張が認められるのはこのためである．

このような症例は口呼吸の傾向が認められ，上顎前歯の歯肉に乾燥性歯肉炎が発生する．また，就寝時に口呼吸の傾向があり，風邪やインフルエンザに罹りやすいことも挙げられる．さらに，慢性扁桃炎の原因となることも報告されている．ただし，患者の関心事は，口唇閉鎖時のオトガイ筋の緊張による審美性の問題であり，他人から怒ったような顔だと指摘されることも稀ではない．

この，オトガイ筋の緊張が上顎前突や上下顎前突に関係することは，十分知られているとはいえない．この点を説明することで，患者の矯正歯科治療に対する関心が高まる．口唇閉鎖不全が改善するか否かは，患者の重要な関心事であることが多い．

口腔内診査

図4は過蓋咬合とシャロウバイト（オーバーバイトの浅い症例）である．ちなみに，過蓋咬合はコーカシアンに多く，シャロウバイトはモンゴロイドに多い．側方セファログラム分析によると，過蓋咬合はローアングル症例，シャロウバイトはハイアングル症例と分類される．このように前歯の被蓋関係と顎態には相関が認められるため，顔貌と口腔内所見が一致するかつねに考察すべきである．

また，下顎第二小臼歯の埋伏あるいは舌側転位を呈する症例は，過蓋咬合症例に多くみられる．過蓋咬合は下顎前歯の舌側傾斜をともなうことで，リーウェイスペースが消失し，下顎第二小臼歯の萌出空隙不足となるためである．

上顎犬歯低位唇側転位症例は，下顎第二大臼歯が埋伏することがある．上顎犬歯は前歯と小臼歯の中で萌出順序が最後であるため，萌出空隙不足の場合，犬歯低位唇側転位となる．同様に，下顎第二大臼歯は第三大臼歯を除くと萌出順序が最後であるため，

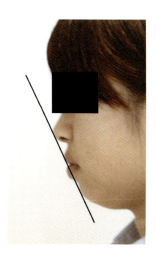

図3 | E-line

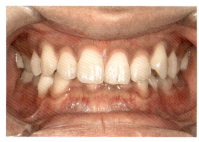

過蓋咬合．

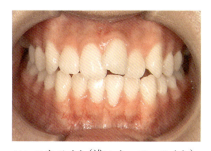

シャロウバイト（浅いオーバーバイト）．

図4 | 口腔内診査の例

ディスクレパンシー症例の場合，埋伏しやすい．

埋伏歯が疑われる場合，埋伏歯の骨内における位置を把握することは重要である．触診で埋伏歯冠の膨隆を触れる場合，埋伏歯の位置は触診歯肉直下であり深度は浅い．一方，膨隆を触れない場合，深度が深いことが予想され，エックス線写真で位置を確認する必要がある．位置を把握できなければ，開窓術の立案を行うことができない．

Angle[2,5,6]は，第一大臼歯の咬合関係に基づいて，咬合異常を3つのクラスに分類した（**図5**）．

側方セファログラムの分析から，Ⅱ級とⅢ級の多くは単なる歯の位置異常ではなく，上下顎関係の異常により生じることが明らかになった．この場合，Ⅱ級はSkeletal Class Ⅱ，Ⅲ級はSkeletal Class Ⅲと分類される．このように側貌と咬合関係，骨格の形態には相関が認められる．

ディスクレパンシーの程度を測る

ディスクレパンシーは，「歯の大きさと歯を配列できる歯槽骨の大きさとの不調和」と定義される[2]．この不調和の程度は，アーチレングスディスクレパンシーと呼び，次の式により表される．

歯列弓周長 − 歯冠幅径総和

ブラスワイヤー法[2]は，アーチレングスディスクレパンシーのひとつの計測方法である．ブラスワイヤー法は，ブラスワイヤーを仮想の歯列に沿わせ，長さを計測する．このブラスワイヤーの長さの間に歯が並ぶ必要があるため，

ブラスワイヤーの長さ − 歯冠幅径総和

が，アーチレングスディスクレパンシーとなる．ただしこの方法はアーチの想定に難があり，誤差が大きいデメリットがある．

また，ブロークンコンタクト法という計測方法もある（**図6**）．ブロークンコンタクト法は，歯の重なりがある部分を−1mmとして，目で見てカウントする．この方法は，ジャラバック[7]によるが，意外に誤差が少ない．ただし，現状のアーチの位置を適正としているため，計測値は，アーチレングスディスクレパンシーではなく，歯列の叢生量である．

さらに，「ブロークンコンタクト法（変法）」という模型分析法もある．ブロークンコンタクト変法は，ブロークンコンタクト法の精度を高める試みである．つまり，叢生のある部位の，

両隣在歯間距離 − 歯冠幅径

を求め，叢生部位のこれらの総和を求める．これは，誤差の少ない歯列の叢生量を表す．

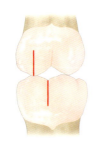
Ⅱ級
下顎大臼歯が上顎大臼歯に対して相対的に遠心に位置する．

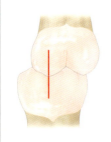
Ⅰ級
上下大臼歯の咬合関係は正常である．

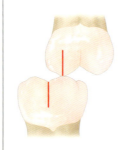
Ⅲ級
下顎大臼歯が上顎大臼歯に対して相対的に近心に位置する．

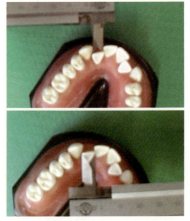
1と3の間の長さから，2の幅径を引くことで叢生量を計測する．

図5 第一大臼歯の咬合分類（イラストの左側が近心，右側が遠心）

図6 ブロークンコンタクト変法

側方セファログラム分析

矯正歯科治療における症例の分析法のひとつに，側方セファログラム（側貌頭部エックス線規格写真）分析がある[2]．側方セファログラムは，軟組織である筋肉を捨象した骨の形態だが，ハイアングル症例やローアングル症例との関係はいかなるものなのか．

ハイアングル症例かローアングル症例かは，前歯の被蓋の程度で分類されるが，これは前歯部に伝播する咬合力，つまり筋肉の強さととらえることができる．一般に骨と筋肉の関係は，骨粗鬆症研究データから，重い物を持つと骨のカルシウム密度が上がることが報告されている．また，たとえば器械体操選手は，背が伸びないといわれるように，子どものころに，筋肉をつけ過ぎると，身長（骨）はあまり伸びないといわれる．したがって，筋肉が骨の形態を決めるようでもある．これは，機能が骨の形態を決定するという Moss の機能母体説[8]と呼ばれる．

一方，顎の形態を変える外科矯正を考えてみよう．骨格性反対咬合に対して外科矯正を行った場合，咀嚼筋は数ヵ月で適応することが報告されている．つまり筋電図を用いた研究から，術後の筋肉の活動が良好になることが示された．したがって，顎骨の形態が決まれば，咀嚼筋が決定されるようにも考えられる．

文献的には，ローアングル症例とハイアングル症例の特徴として，Sassouni[1]は，ローアングル症例は咀嚼筋力が強く，ハイアングル症例は咀嚼筋力が弱いと述べている．

一方，強い咀嚼筋が，顎の成長に関与する可能性があり，顔の形，咬合力，そして噛んだり咀嚼したりしている間の咀嚼筋の筋電図学的記録との間に関係があるという報告もある[3,4,9]．すなわち，咬合力が強く大きい筋活動を有する人は，方形の顔面形態を，弱い人は逆三角形の形態を呈する傾向がある[10]．Bjork[11]もローアングル症例の下顎の成長は前方成分が強く，ハイアングル症例の下顎の成長方向は下方成分が強いことを報告した（**図7**）．この点からも，ローアングル症例は方形の顔面形態を，ハイアングル症例は逆三角形の形態を呈することが裏づけられる．

Sassouni[1]は，方形の形態はローアングル症例に対応し，三角形の形態はハイアングル症例に対応することを考えると，「顎態が咀嚼筋（咬合力）を決定する」と述べている．これに対し後者の報告は，「咀嚼筋（咬合力）が顎態を決定する」と述べている．果たしてこれらは，必要十分条件を満たすのであろうか．

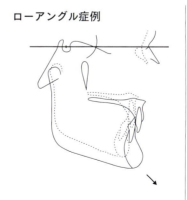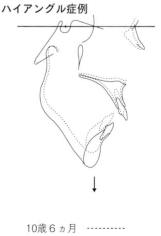

図7｜下顎の成長方向
（参考文献11より引用改変）

ローアングル症例とハイアングル症例で成長方向（矢印）が異なる．

少なくとも，このような関係は無関係ではないと考えられる．しかし Ingervall[3] は，筋の力が，顔の形を決める一次的要因であるのか，それとも顔の形によって二次的に筋の強弱が生じるのかはわからないと述べている．つまり反例があり，ハイアングル症例の顎態でも咬合力が強いことがあるし，また，ローアングル症例の顎態でも咬合力が弱いことがある．特に抗うつ剤の服用で咬合力が弱くなることも報告されている．加えて，顎態と咀嚼筋は無関係であるという統計による報告もある．

つまり骨が筋肉を決めるようにも考えられるし，筋肉が骨を決めるようにも考えられる．これは，骨と筋肉の関係は相互連関関係[12] と考えられる．このことから，「筋骨隆々」というように，骨と筋肉は一体としてとらえるべきであろう．

また，咬筋の触診においても，ローアングル症例とハイアングル症例に違いがある．ローアングル症例では，咬筋に厚みがあり幅が広く，付着部位が下顎角から下顎骨体に達する．これは，咬合力が強く，幅が広いことで筋力が前歯部に伝播されやすいことを意味する．このため，過蓋咬合を呈すると考えられる．一方，ハイアングル症例では，咬筋の幅が狭く，付着部位が顎角に限局する．これは，咬合力が弱く，幅が狭いことで筋力が前歯部に伝達されにくいことを意味する．このことで，シャロウバイトを呈すると考えられる．仮に，このメカニズムで開咬が発生するなら，矯正歯科治療でアンテリアガイダンスを確立することは難しいと考えられる．

側方セファログラム分析の限界

側方セファログラム分析における計測点と代表的な計測線を**図8**に示す．これらの計測角の中で，FMA（下顎下縁平面角）は重要である（**図9**）．ただし，ローアングル症例とハイアングル症例は，FMA の角度で峻別されるものではない．これを論理的に説明すると次のようになる．

前歯の被蓋が深い傾向があり，また矯正歯科治療中に前歯の被蓋を浅くすることが難しく，そして術後に前歯の被蓋が深くなる症例がある．これらの側方セファログラム分析を行った結果，FMA が比較的小さい値を示した．そこで，このような症例をローアングル症例と呼ぶようになった．FMA が小さい症例が，すなわちローアングル症例ではない．

一方，前歯の被蓋が浅い傾向があり，また矯正歯科治療中に前歯の被蓋が深くならない，そして術後に前歯の被蓋が浅くなる症例がある．これらの側方セファログラム分析を行った結果，FMA が比較的大きい値を示した．そこで，このような症例をハイアングル症例と呼ぶようになった．FMA が大きい症例が，すなわちハイアングル症例ではない．

つまり，生体には個人差がある．FMA が大きい値の症例でも，前歯の被蓋が深くなる傾向を示す症例があり，また FMA が小さい値の症例でも，前歯の被蓋が浅くなる傾向を示す症例があるためである．したがって，側方セファログラム分析の精度を上げても，結果を正確に予測できるものではない．

これを矯正歯科治療に当てはめると，側方セファログラム分析の目的は，顎の成長予測の正しさを証明するものでもないし，まして，側方セファログラム分析の緻密さを証明するのではない．側方セファログラム分析は，生体のレスポンスの指標である顎態パターンを確認するために行われる．目的は，一刻も早く治すことである．

しかも，相互連関関係においては，分析をもって結果を予断できない．つまり，側方セファログラム分析の精度を上げても，咀嚼筋の強さを予測できない．症例は，骨と筋肉が無限に波及した結果であるため，治療経過を観て診断を行うべきである．換言すれば，毎回の診療に対して，そのレスポンスを注意深く観察し，レスポンスに応じた診療をしなければならない．これはまさしくフィードバックであり，治療的診断（therapeutic diagnosis）[9] と呼ぶ．

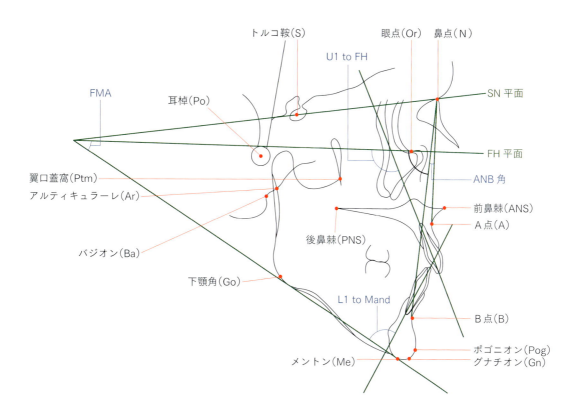

基準平面は，フランクフルト(FH)平面と SN 平面である．これに上顎に関係する直線 N-A と下顎に関係する直線 N-B，下顎下縁平面がある．ANB 角は上下顎の前後的関係を示し，FMA 角は下顎下縁平面と FH 平面の成す角で，上下顎の上下的関係を示す．また，上下顎前歯の歯軸を代表する上顎前歯歯軸と下顎前歯歯軸がある．U1 to FH（上顎中切歯軸角）は眼耳平面と上顎前歯歯軸の成す角，L1 to Mand（下顎下縁平面に対する下顎中切歯軸角）は下顎前歯歯軸と下顎下縁平面との成す角である．

図8 | 側方セファログラム分析における計測点と代表的な計測線・計測角（参考文献15より引用改変）

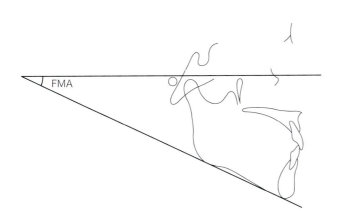

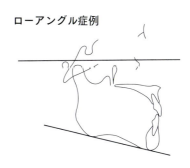

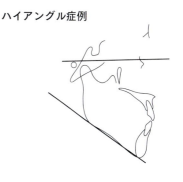

生体には個人差がある．FMA が大きい値の症例が必ずしも前歯の被蓋が浅いわけではなく，また FMA が小さい値の症例が必ずしも前歯の被蓋が深いわけでもない．つまり側方セファログラム分析は，顎の成長予測の正しさを証明するものでも，側方セファログラム分析の緻密さを証明するものでもなく，生体のレスポンスの指標である顎態パターンを確認するために行われる．

図9 | FMA（下顎下縁平面角）

9種類の顎態パターン

Sassouni[1]は，顎態を9種類に分類した（**図10**）．つまり，側方セファログラム分析により，上下顎の水平的(前後的)関係を，上顎前突(Class II)，アベレージ，下顎前突(Class III)の3種類に，上下顎の垂直的(上下的)関係を skeletal deep-bite, average, skeletal open-bite の3種類に分類し，3×3の表にして組み合わせ，顎態パターンとした．なお本書では，上下顎間の前後的関係を「II級」「I級」「III級」，また，上下的関係を「ローアングル(skeletal deep-bite に相当)」「アベレージ」「ハイアングル(skeletal open-bite に相当)」と表記する．

セファログラム分析の用い方

9種類の顎態パターンにおいて，治療に難易度がある．これは，顎態パターンごとに，特徴的な前歯被蓋を呈し，下顎も特徴のある成長パターンを呈するためである．もちろん，個人差があるために，典型的な前歯被蓋や下顎の成長パターンから逸脱する場合もある．このため，治療的診断という手法で，矯正歯科治療は行われなければならない．この点をふまえたうえで，筆者は，治療の難易度について**表1**のように考える．まず，I級症例の難易度が低いわけではない．確かに従来のテキストでは，不正咬合の分類において水平的分類が重要視される．しかし，治療の難易度に対する重みを考慮すると，垂直的分類の比重が大きい．これは，水平的分類は幾何学的問題であるのに対して，垂直的分類は咀嚼筋力の大きさと付着部位の問題であるためである．そして，矯正歯科治療において，この咀嚼筋力が強い，あるいは弱い場合，これらに対処することは難しい．また，治療後の後戻りの問題にも影響する．

つまり，筆者は**表1**のように，II級ハイアングルとI級ハイアングルの治療難易度が最も高いと考える．ただし，ハイアングル症例の中でIII級症例は，臨床上比較的容易である．一方，III級ローアングルは，アンテリアガイダンスの確立と維持という面で治療が難しく，特に，上顎前歯が唇側傾斜するため，

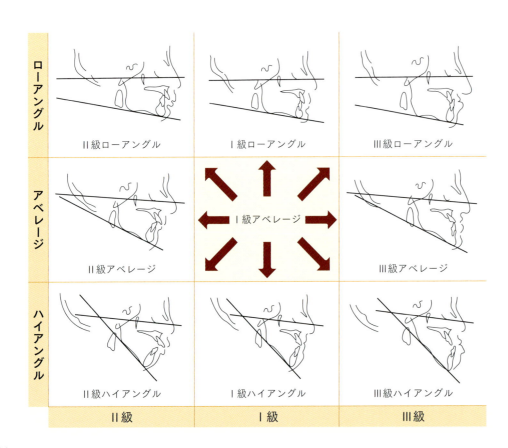

図10 顎態パターン
（参考文献1より引用改変）

術中，術後に咬合性外傷の処置が必要である．II級ローアングルは，アンテリアガイダンスの確立という面で治療が難しい．しかも，保定に咬合挙上を組み込みアンテリアガイダンスの長期の維持を行う必要がある．I級ローアングルもアンテリアガイダンスの長期の維持を行う必要がある．さらに，アベレージ症例は，アンテリアガイダンスの維持は容易であるが，すべての症例に共通する前歯の叢生の再発に留意すべきである．

診断

診断は，叢生量と口唇閉鎖不全の有無，顎態パターンの関係を統合して行われる．**図11**に抜歯治療の診断指標を示す．生体は個体差があり，他にも種々の要因がある．これらに加えて，患者の価値観も考慮する必要がある．したがって，これはあくまでガイドラインであるということは言うに及ばない．

まず叢生量が大きい場合，抜歯治療が選択される可能性が高い．しかし，小臼歯の幅径は約7mmであることを考えると，叢生量が4mmの場合に抜歯治療は考えにくい．2本の小臼歯を抜歯することで14mmの空隙が生じるため，叢生が改善されても10mmの空隙が残存する．抜歯治療と判断するには，10mm以上の叢生量が必要と考えられる．叢生改善後，残存した空隙が4mm以下なら空隙閉鎖は可能であるし，実際にアンカーロスで残存空隙は消失する．

これらの中間である5～9mmの叢生量の場合，非抜歯治療において上下顎前歯は唇側傾斜し，抜歯治療において下顎前歯は舌側傾斜する．したがって抜歯を判断するには，E-lineを考慮する必要がある．

つまり，上下唇がE-lineから後退する場合，非抜歯治療の可能性が高い．一方，上下唇がE-lineより突出する場合は抜歯治療の可能性が高い．

次に，口唇閉鎖時にオトガイ筋の緊張が認められる場合，抜歯治療が選択される可能性は高い．口呼吸の問題や顔貌の審美性による心の問題が発生するからである．このため，上顎前突症例や上下顎前突症例の場合，叢生がほとんど認められなくとも抜歯治療が選択される．上顎前突の場合は片顎抜歯が選択されることもある．

さらに，顎態パターンも考慮する必要がある．アベレージ症例の場合，**図11**の叢生量基準を考慮し，抜歯か非抜歯かを選択する．しかし，ローアングル症例の場合，極力，非抜歯治療を選択すべきである．たとえば上下唇がE-lineより突出しても，口唇閉鎖時にオトガイ筋の緊張が認められない場合，非抜歯治療を選択すべきである．また，ローアングル症例は咬合力が強いため，ポステリアストップを強固にすべきである．一方，ハイアングル症例の場合，前歯の被蓋が浅いことや開咬を改善するため，抜歯

表1｜治療の難易度

1	II級ハイアングル
2	I級ハイアングル
3	III級ローアングル
4	III級ハイアングル
5	II級ローアングル
6	I級ローアングル
7	II級アベレージ
8	III級アベレージ
9	I級アベレージ

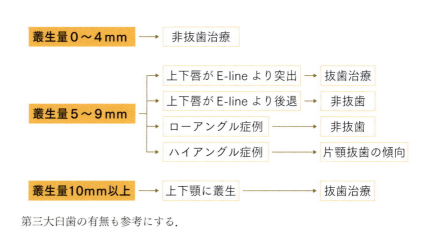

第三大臼歯の有無も参考にする．

図11｜叢生量による抜歯治療の診断指標（参考文献5, 15より引用改変）

治療が選択される可能性が高い．抜歯治療によりアンテリアガイダンスの確立が促される．

　最後に，第三大臼歯の有無も参考にする．小臼歯の抜歯治療により，第三大臼歯の萌出空隙が発生することが多い．しかも筆者は，下顎半埋伏智歯をアップライトしうることを報告した[13-15]．そうであるなら，抜歯治療を躊躇する症例において，抜歯治療が選択されることもあり得る．たとえば，上下唇がE-lineより突出する場合でも，ローアングル症例では非抜歯治療が望まれる．しかし，第三大臼歯がポステリアストップに参加するのであれば，抜歯治療を選択し，口元の改善を行うことも可能である．

　埋伏歯に関しては，埋伏歯の隣在歯が空隙側へ傾斜した場合，萌出空隙が失われる．このような症例において，萌出空隙不足を理由に埋伏歯が抜去されることもある．しかし，埋伏歯を含めた叢生量が0〜4mmの場合はもちろんのこと，5〜9mmであっても上下唇がE-lineより後退している場合，**図11**のガイドラインをもとに埋伏歯保存の矯正歯科治療を行う．

説明義務

　矯正歯科治療が請負契約と見なされ，訴訟で敗訴する場合がある．これは，障害が認められない不正咬合の治療において，審美性が治療の目的となるためである．しかし，医療では，結果を保証する必要はない．ただし，治療で生じ得ることをあらかじめ患者に説明する義務が課される．

　たとえば，非抜歯治療で上下唇がE-lineより若干突出したことで問題となることがある．矯正歯科治療自体の問題はなくとも，顔貌が悪くなり，抜歯治療の説明もないことで，訴訟となる事例が後を絶たない．これは，審美性を目的として，矯正歯科治療を受けるためであろう．もちろん，上下唇がE-lineより突出しても，非抜歯治療を望む患者もいる．また，反対咬合においても，外科矯正歯科治療を望む患者もいれば，拒む患者もいる．

　つまり，患者の価値観は多様であるため，説明義務を果たさなければならない．訴訟事例を勘案すれば，上下唇の突出度は，抜歯治療と非抜歯治療で異なる方向に変化するため，必ず説明する必要がある．特に，抜歯治療でオトガイ筋の緊張は改善するが，完全に消失するとは限らない点の説明も重要である．加えて，抜歯治療と非抜歯治療により生じるベネフィットとリスクも説明すべきである．たとえば，非抜歯治療を行うことで上下唇が突出する傾向があり，症例の中にはオトガイ筋の緊張が発生することもある．このような場合，抜歯治療も視野にいれることを説明のうえ，矯正歯科治療はなされるべきである．またその説明は，文書として保存すべきであることは言うに及ばない．

　さらに，個々の問題として，説明を行わなければならない項目もある（**表2**）．

　裁判所による術前に説明義務がある項目についての判断基準はさらに厳しい．医療訴訟の専門家・金田弁護士は，**表3**の6項目を挙げている[16]．

表2｜治療前に説明をすべきリスク

- う蝕
- 歯髄壊死（変色）
- 歯肉退縮
- 歯根吸収
- 骨吸収
- 骨性癒着
- 前歯の叢生再発
- 上下唇の突出（非抜歯治療）
- 口唇閉鎖時のオトガイ筋の緊張（口唇閉鎖不全）
- 下顎の前方成長不足（上顎前突：抜歯治療の可能性）
- 反対咬合の再発，過成長（下顎前突：外科矯正の可能性）
- 歯周病罹患歯の抜歯の可能性

表3｜術前に説明すべき項目（裁判所の判断基準） （参考文献16，17より引用改変）

1. 症状の説明
2. 治療方法と具体的処置内容の説明
3. 代替（第二案）の治療法の有無と，その利害，特質の説明
4. リスクと成果の説明
5. 放置による予後とその弊害の説明
6. 料金と期間の説明

2 プリアジャスト エッジワイズ装置

埋伏歯治療に用いる汎用性の高い矯正装置

　バンドを半埋伏歯に装着することはできないが，完全埋伏歯においてはなおさらである．このことが，埋伏歯の矯正歯科治療を阻むひとつの壁であったと考えられる．かつて埋伏歯に結紮線を巻いて牽引誘導が試みられたが，著しい骨吸収が発生することもあった．また，床矯正などに用いる可徹式装置はう蝕リスクが低いため，半埋伏歯のアップライトなどに用いられることがあるが，完全埋伏歯への汎用性は乏しい．

　埋伏歯の矯正歯科治療に用いる汎用性の高い装置は，プリアジャストエッジワイズ装置とTi-Niワイヤーであろう．ただし，埋伏歯は露出した歯面が狭いため，小さな装置が必要である．このため，筆者は小臼歯用チューブを開発した(**図12a**)．またボタンも有用で，特にスロットが組み込まれたプラスティック製ボタンは利便性が高い(**図12b**)．むろん術野や接着面が広い場合，ブラケットを用いることも可能である．誘導線は腐敗しないことが必要であり，一般にロープ状としたステンレス結紮線を用いる(**図12c**)．アタッチメントはボンディング剤で接着するため，防湿を確実に行わないと脱離しやすいが，結紮線を直接歯に巻く牽引誘導に比べて，埋伏歯のコントロールは格段に良好である．ボンディング剤が開発されなければ，埋伏歯の矯正歯科治療は不可能であったことを考慮すると，ボンディング剤は埋伏歯の矯正歯科治療という革新をもたらしたことが改めて浮き彫りにされよう．

　埋伏歯の矯正歯科治療期間は，長期となる傾向がある．これは，埋伏歯の深度が深く，根尖の移動量が大きいためである．こうした状況からう蝕リスクが高まるため，ループを組み込んだ複雑な装置は避けるべきである．さらに，術野が狭いためループを組み込むスプリングの使用は困難である．したがって，下顎第二大臼歯や下顎第三大臼歯のアップライトにTi-Niワイヤーを用いる際は，その力学的特性を活かし，0.012インチ，0.014インチ，0.016インチ，0.016×0.022インチのプレーンTi-Niワイヤーを用いる．特に角型Ti-Niワイヤーはアップライトに有効であり，使用のためにはプリアジャストエッジワイズ装置が必要である．

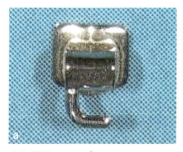
a 小臼歯用チューブ(デンツプライ三金社製)

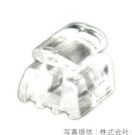
b プラスティック製ボタン
写真提供：株式会社 松風

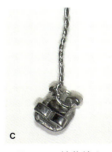
c ステンレス結紮線をロープ状とした誘導線

図12 埋伏歯治療に使用するプリアジャストエッジワイズ装置

プリアジャストエッジワイズ装置は，マルチブラケット装置の一種である．装置はアタッチメントとアーチワイヤー，補助装置からなる[25]．アタッチメントはブラケットとチューブがあり，歯とアーチワイヤーを連結する．ブラケット[5,25]は，スロットとウィング，ベースからなる（**図13**）．

ブラケット

ブラケットは，スロットの幅によりベッグタイプ[15]，シングルタイプ，ツインタイプ（サイアミーズ）の3つのタイプに分けられる（**図14**）[26,27]．ツインタイプのブラケットはアーチワイヤーとの「あそび」がもっとも少ないため，ローテイションが生じにくく，傾斜も生じにくい．加えて，角型アーチワイヤーの捻る力を利用してトルクコントロール（歯根の頬舌的移動）を行うことができる．したがって，補助装置を用いる必要がほとんどない．

スロットのサイズは，0.018インチと0.022インチがある．なお本書では，スロットサイズ0.018インチ，ツインタイプのプリアジャストエッジワイズ装置を用いる．

チューブ

アーチワイヤーの最後臼歯部分は結紮が難しいため，角型のチューブを用いる（**図15**）．バッカルチューブと呼ばれることもある．

歯の形態（幾何学的）情報 [5,25-28,32,35]

プリアジャストエッジワイズ装置は,歯の形態（幾何学的）情報（**図16，17**）[28,29]をブラケットに組み込んでいる．歯の幾何学的情報は，プロミネンス，ティップ，インクリネーション（歯の頬舌的厚み，歯軸の傾き，歯冠頬側面の傾斜）の3つに分類されている．

歯の厚み（プロミネンス）

プロミネンスは，歯の頬舌的厚みを意味する．具体的には,仮想歯列弓に対する歯面の突出量である．装置では，ブラケットのベースからスロットまでの厚みにこの突出量を組み込む．ちなみに，これはスタンダードエッジワイズ装置において，ワイヤーに付与するファーストオーダーベンドに相当する．つまり，プレーンアーチワイヤーを装着すると，オフセットとインセットは付与される．

歯軸の傾き（ティップ）

ティップは基準平面（アーチワイヤーの作る平面,または咬合平面）に対する臨床歯冠軸の近遠心の傾きとして計測される．プリアジャストエッジワイズ装置は，ベースとスロットの成す角にこの傾きを組み込む．つまり，臨床歯冠軸に対してブラケットを装着した場合，スロットには歯種に合わせた角度が付与される．

歯冠の傾斜（インクリネーション）

インクリネーションは,歯冠頬側面の傾斜であり,基準平面に対する垂線とブラケットポジションの接面との成す角である．つまり，基準平面は，理想的に並んでいる上顎または下顎それぞれの歯の切縁または咬頭頂からの距離（ブラケットハイト）で規定される点により作られる．

プリアジャストエッジワイズ装置は，ブラケットベースに対するスロットの角度に，このインクリネーションを組み込む．これはスタンダードエッジワイズ装置において，ワイヤーに付与するサードオーダーベンドに相当する．このため，アーチワイヤーにサードオーダーベンドを付与する必要はない．

このインクリネーションは，商業的には「トルク」と呼ばれるが，これは錯誤であり，注意が必要である．インクリネーションは幾何学的な値である[26,27]一方，トルクは力学的な値である．つまり，プリアジャストエッジワイズ装置において，角型ワイヤーはプレーンな状態で用いるが，それでもトルクが発現する場合がある．たとえば，唇側傾斜した下顎前歯の場合，プレーンな角型ワイヤーは捻られて装着される．この結果，捻ったワイヤーの復元力がトルクとしてはたらき，歯根の唇側移動が行われる（**図18**）．つまり，トルクは角型ワイヤーのエッジワイズ面と，スロットの方向が異なる場合に発現する．

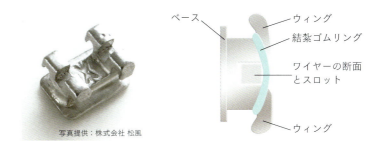

図13 | ブラケットとその模式図（側面観）

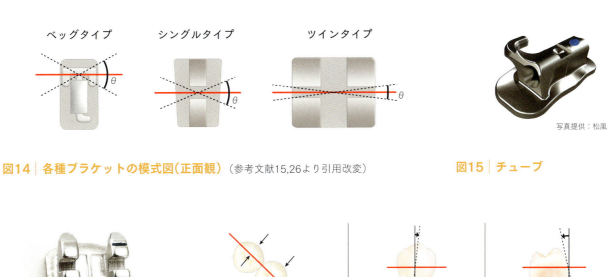

図14 | 各種ブラケットの模式図（正面観）（参考文献15,26より引用改変）

図15 | チューブ

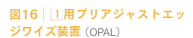

図16 | 1用プリアジャストエッジワイズ装置（OPAL）

図17 | 幾何学的な歯の形態情報が組み込まれたプリアジャストエッジワイズ装置（模式図）
（参考文献5,15,26より引用改変）

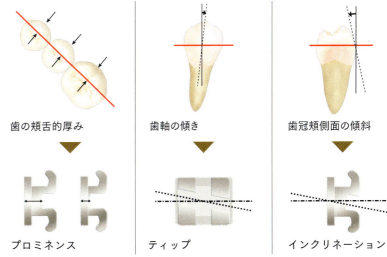

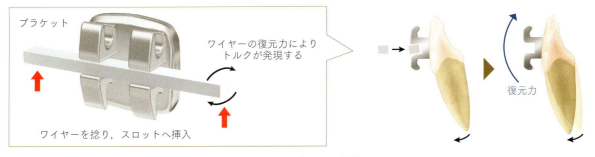

唇側傾斜した下顎前歯の場合，プレーンな角型ワイヤーは捻られて装着される．その結果，捻りの復元力がトルクとしてはたらき，歯根の唇側移動が行われる．

図18 | ワイヤーの復元力による歯根の唇側移動（参考文献15より引用改変）

トルクインフェース設計とトルクインベース設計

プリアジャストエッジワイズ装置は、プロミネンス、ティップとインクリネイションをあらかじめ組み込んだ装置の一般名称である。オリジナルはSWA（ストレートワイヤーアプライアンス、松風）[30,31]で、Andrews[32]が計測した歯の形態情報の平均値を基に開発された。製品には、トルクインベース（torque in base）設計のものとトルクインフェース（torque in face）設計のものがある。なおここではトルクは力ではなく、傾き（インクリネーション）を指す（**図19**）。

前者はブラケットベース基準で、歯の表面の計測点を基準にスロットを設計した装置である。この基準は、Andrewsの計測点[32]と一致するため、誤差は生じない。一方後者は、ブラケットの表面を基準にスロットを設計した。このことからスロット位置がブラケットの厚み分だけずれるため、誤差が生じる。つまりトルクインフェース設計の装置は、若干精度の劣るプリアジャストエッジワイズ装置であると考えられる。たとえば、小臼歯のインクリネーション12°でブラケットの厚みを3mmとした場合、誤差は0.6mmである（**図20**）。

しかし、この誤差は臨床上に大きな問題は発生しないと考えられる。そもそもRoth set upではⅡ級骨格とⅢ級骨格の平均値は捨象して、装置を1種類としている。つまり、RothはⅠ級骨格の装置（Roth set-up）として発表し、この装置がSWAとして世界に普及した[5]。ただし、Ⅰ級骨格の平均値の精度をいくら高めても、Ⅱ級骨格とⅢ級骨格の平均値に近づかない。これは、臨床家がひとつの設計で十分だと認めたとも解釈できる[33]。たとえば、骨格的なⅢ級の場合、上顎前歯を唇側傾斜させるか、あるいは下顎前歯を舌側傾斜させて、アンテリアガイダンスを確立する。明らかに、前歯のインクリネーションは平均値ではない。臨床ではこれらの誤差を、ブラケットとワイヤーの「あそび」が補償する。Proffit[5]も、矯正歯科治療では、歯を自然に咬むところまで移動すれば十分であると述べている。つまり、あそびの効果を考えると、トルクインベース設計とトルクインフェース設計の装置なら、どちらの精度でも十分であることを示唆している。Ferguson[34]も、臨床上の問題はなさそうであると報告した。

ブラケットポジション

プリアジャストエッジワイズ装置では、ブラケットをFAポイント（FACC〔臨床歯冠軸〕の中点、**図21**[28,32,35]）に接着する。しかし本書では、ブラケットを切縁からの距離を基準に装着する[26,27]。

この点に関してMcLaughlin[28]は、臨床ではFAポイントを誤りやすいとして、筆者と同様のゲージを用い、ハイトを基にブラケットを装着する。また歯の大きさも考慮すべきだと報告し、歯の大きさを基にブラケットハイトを決めている。さらに、ABO（The American Board of Orthodontics）とAngle矯正歯科学会に提出された大部分の非抜歯症例でブラケットポジションを検討した結果、上顎小臼歯は中点より0.5mm咬合面側であったという報告[28]もあり、臨床においては、症例に個人差があることを考慮しなければならない。

実際の臨床では正確さを求めるだけでは結果はともなわない。事実、アーチワイヤーがブラケットにより正確に適合し、かつより多くの屈曲を入れることが必要となればなるほど、逆に、緊密には咬合しないということが生じる。この現象はエッジワイズ装置を初めて使った術者が経験し、アーチバウンド（arch-bound）と名づけた[5]。経験豊かな術者はあそびを利用し、自然治癒力を引き出す。Proffit[5]も、「治療の最終段階では、剛性の高いアーチワイヤーを用いなくとも、上下歯は緊密に咬合するような位置まで移動されていなければならない」と述べている。具体的には、治療の最終段階で細い（直径0.016インチ等）ラウンドワイヤーを数週間用いて、緊密な咬合を獲得する方法[5]がある。またワイヤーを外して垂直ゴムを用いる（セトリング）[28]術者もいる。

治療においてもっとも重要なことは、生体の自然治癒力を引き出すことである。多くの治療の成果は

生体の反応によるところであり、また治療の予後も、生体の反応によるところである。したがって、自然治癒能力を引き出すという目的を達成できるなら、手段としての治療術式は簡便であることが、術者にとっても患者にとってもメリットとなる。

ブラケットハイト

装置の装着は、通常1、2回の来院で行われる。ブラケットポジションは、ブラケットハイトとFACC（臨床歯冠軸）で規定される。ブラケットハイトは、切歯の切縁および臼歯の咬頭頂から、ブラケットスロットの中心までの距離である（**図22**）。TweedおよびBooneらは、これらに一定の規準を設けている（**表4, 5**）[2]。ブラケットハイトは、ポジショニングゲージを用いてチェックする。

FACC（臨床歯冠軸）

プリアジャストエッジワイズ装置では、アンギュレーションがすでにブラケットに組み込まれているため、FACCに合わせてブラケットを装着する。

ただし、歯根の彎曲や歯根異形成などの場合、この限りではない。歯根は隣在歯の歯根と接触しないようルートパラレルを確立し、十分な歯槽骨に囲まれなければならない。このため、臨床では歯根を頬側から触診し、位置を確認したうえでアンギュレーションを付与する。この際、上顎側切歯と下顎第一小臼歯に問題が発生しやすいため、留意すべきである。

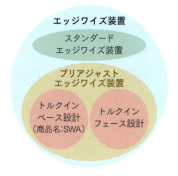

図19｜プリアジャストエッジワイズ装置の概念（参考文献15,26より引用改変）

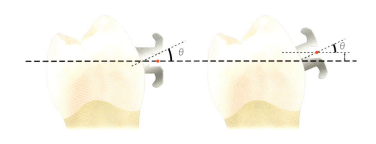

図20｜トルクインベース設計（左）とトルクインフェース設計（右）

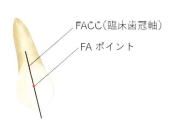

図21｜FACCとFAポイント

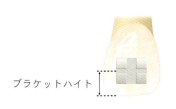

図22｜ブラケットハイト

表4｜Tweedのブラケットハイト（mm）　（参考文献2より引用改変）

歯式	1	2	3	4	5	6	7
上顎	3.5	3.0	3.5	3.5	3.5	咬頭頂より歯冠中央1/3	
下顎	3.5	3.5	3.5	3.5	3.5	咬頭頂より歯冠中央1/3	

表5｜Booneのブラケットハイト（mm）　（参考文献2より引用改変）

歯式	1	2	3	4	5	6	7
上顎	4.5	4.0	5.0	4.5	4.5	4.5	
下顎	4.0	4.0	5.0	4.5	4.5	4.5	4.5

表6｜本書におけるブラケットハイト（mm）

歯式	1	2	3	4	5	6	7
上顎	4.0	3.5	4.5	4.5	4.5	3.5	3.5
下顎	4.0	4.0	4.0	4.0	4.0	3.5	3.5

3 超弾性型 Ti-Ni ワイヤー

超弾性型 Ti-Ni ワイヤーの臨床的特性

　超弾性型 Ti-Ni ワイヤー(トミーインターナショナル社製など)とプリアジャストエッジワイズ装置を組み合わせた治療法により，ループを用いずに歯の配列を行えるようになった[26]．超弾性型 Ti-Ni ワイヤーは長い有効たわみ距離を持ち，永久変形を生じず，発現する力が一定である[29,37,38]．また，プリアジャストエッジワイズ装置に，歯のプロミネンス，ティップ，インクリネーションが組み込まれている[26,32]ためでもある．これらのため，治療の初期段階においても，ワイヤーにループを組み込まずに歯の配列を行うことができる．

　このように超弾性型 Ti-Ni ワイヤーは簡便な装置であることは評価されているが，他の装置にも勝るとも劣らない特性があることは知られているとはいえない．これらの点について言及すると，まず，臼歯のアップライトスプリング特性がある．これにより，従来不可能と考えられた下顎の水平半埋伏第三大臼歯のアップライトが行える．次に歯列の拡大作用がある．この作用はヒューズのようなワイヤーであるため見過ごされるが，叢生がある歯列で有効である．拡大作用はクワドヘリックスに勝るとも劣らず，埋伏歯にも応用できる．最後に，MEAW テクニックと同等の治療効果がある．この特性は，Ⅲ級ハイアングル症例に有効であるが，本書のテーマから離れるため割愛する．

超弾性型 Ti-Ni ワイヤーの力学的特性

ワイヤーの弾性特性

剛性

　剛性はワイヤーの曲げに対する抵抗である．一般に，ワイヤーの変形量に対する荷重の割合として表される．荷重を縦軸，変形量を横軸にしたグラフを，「荷重－変位曲線」と呼ぶ(**図23**)．

　ステンレスワイヤーの場合，荷重と変位に比例関係を呈する応力の範囲がある．この範囲を弾性限界，傾きを剛性と呼ぶ．ただし，剛性はワイヤーの太さと長さを加味した値である．したがって，臨床ではベンドやループなどを加味した剛性を参考にする．

有効たわみ距離・強さ

　「有効たわみ距離」(**図24**)は，ワイヤーが弾性限界内でたわむ最大値である．この変形量内でワイヤーを用いるべきであり，このたわみ最大時のワイヤーが発現する力を「強さ」と呼ぶ．したがって以下の式が成り立つ．

$$強さ＝剛性×有効たわみ距離$$

　有効たわみ距離は，0.1%の永久変形を生じるワイヤーのたわみ量と定義される．つまり，有効たわみ距離が長いことは，大きな変形を与えても元に戻り，永久変形を生じがたいことを意味する．たとえば歯列の叢生量が大きく，しかも捻転がある場合，有効たわみ距離が長いワイヤーを用いる必要がある．換言すれば，ワイヤー研究の歴史は，有効たわみ距離を伸長することであったと述べても過言ではない．超弾性型 Ti-Ni ワイヤーは組成を変えることで，有効たわみ距離を延ばしたものである．

　剛性，有効たわみ距離，強さは，ワイヤーの力学

特性を表す重要な指標であると同時に，臨床状況に応じて，ワイヤーを選択する際の基準データである．

アーチワイヤー

アーチワイヤーは，ワイヤーサイズと金属組成の組み合わせにより種々のものが供給されている．また，断面が円形のラウンドワイヤーと断面が長方形あるいは正方形の角型ワイヤーがある．

ラウンドワイヤー

表7に，一般に用いられるラウンドワイヤーの直径を示す．矯正歯科臨床において，ワイヤーサイズはインチ表示であるが，ミリ単位を併記すると理解しやすい．

ワイヤーの生じる力と，ワイヤーの長さ(L)，直径(R)，変形量(D)の関係は，

$$力は \frac{D \times R^4}{L^3} に比例する.$$

となる[5,25,26]．

したがって，ある変形量(D)を付与した場合，アーチワイヤーの復元力は，ワイヤーの直径の4乗に正比例し，長さの3乗に反比例する．たとえば，直径0.3mmのワイヤーを0.35mmのワイヤーに交換すると，発現する力は直径の比の4乗で，1.9倍(約2倍)となる．つまり，ワイヤーサイズを1サイズアップすると，発現する力はほぼ倍となる．

角型ワイヤー

角型ワイヤー(レクタンギュラーワイヤー)は，断面の縦と横のサイズで表示される．表8に，一般に用いられる角型ワイヤーのサイズを示す．

これらのサイズは，スロットサイズが0.018インチのブラケットに用いられる．さらに，スロットサイズが0.022インチのブラケットには，0.019×0.025インチ等の太いワイヤーが用意されている．これらのワイヤーは，咬合力の強いローアングル症例に用いる．本邦においては，ローアングル症例からハイアングル症例を対象とし，しかもハイアングル症例の治療機会が多いため，0.018インチのスロットが推奨される．

ワイヤー選択の指標は，組成が同じである場合，0.016×0.016インチ角型ワイヤーと0.018インチのラウンドワイヤーの剛性は同程度である．仕上げのアイデアルアーチは，一般に0.016×0.022インチの角型ステンレスワイヤー，あるいは超弾性型Ti-Niワイヤーを用いる．

ただし，角型ワイヤーを使用する場合，過度な力を与える危険性があるため注意が必要である．ま

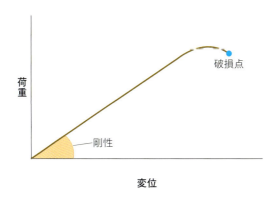

図23｜荷重－変位曲線 （参考文献5,15,25より引用改変）

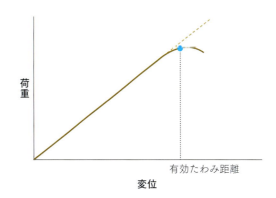

図24｜有効たわみ距離 （参考文献5,15,25より引用改変）

表7｜一般に用いられるラウンドワイヤーの直径

- 0.012インチ(0.3mm)
- 0.014インチ(0.35mm)
- 0.016インチ(0.4mm)
- 0.018インチ(0.45mm)

表8｜一般に用いられる角型ワイヤーのサイズ(縦×横)

- 0.016×0.016インチ
- 0.016×0.022インチ
- 0.017×0.022インチ
- 0.017×0.025インチ

た，曲げに加わり長軸を中心とした回転力も生じるため，ワイヤーの発現する力を議論することは難しい．経験の浅い術者にとって，このような力がどの程度の大きさなのかを評価するのは難しく，予想外の結果を招く可能性があるため注意が必要である．

超弾性型 Ti-Ni ワイヤーの特性

ステンレスワイヤーは最も広く用いられた矯正用ワイヤーである．これは，加熱処理した高張力のもので，アーチワイヤーの素材として適しているうえ，コストパフォーマンスも優れている．

一方，近年 Ti-Ni ワイヤーが登場した．そのヤング率（**表9**）[39]は，ステンレスの約1/3と小さい．したがって，同じ変形を与えた場合，Ti-Ni ワイヤーの発現する力は，同じ太さのステンレスワイヤーの1/3である．

また，Ti-Ni ワイヤーには，加工硬化型ワイヤーと超弾性型ワイヤーがある．加工硬化型ワイヤーは，有効たわみ距離が著しく長い特徴をもつ．これは，Ti-Ni ワイヤーをマルテンサイト相で加工硬化させたためである．ただし，マルテンサイト相は六方稠密格子の金属結晶であるが，結晶構造の変化（変態）しないステンレスワイヤーと同様，変形量と発現する力は比例する．一方，超弾性型 Ti-Ni ワイヤーは，マルテンサイト相とオーステナイト相の結晶構造が可逆的に変化（変態）する．このためワイヤーは変形量と発現する力が比例せず，傾きが平坦で広い領域を有する．元来ステンレスワイヤーでは，この状態を降伏現象と呼び，永久変形を生じるため，ワイヤーの使用は禁忌であった．また，この降伏現象の領域を降伏領域と呼ぶ．

しかし，超弾性型 Ti-Ni ワイヤーは，ステンレスワイヤーにおける降伏現象のように，歪みに対して応力が上がらない現象において，永久変形を生じず弾性を維持する（**図25**）．この現象は，ワイヤーが変形する際，オーステナイト相がマルテンサイト相

表9 | Ti-Ni ワイヤーのヤング率
（参考文献40より引用改変）

	ステンレス鋼	Ti-Ni 合金
ヤング率	21,000	6,000〜7,000

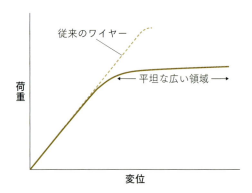

超弾性：従来の弾性を越える領域でも弾性を示す．

図25 | 超弾性型 Ti-Ni ワイヤーの力学特性
（参考文献5,29,37,38より引用改変）

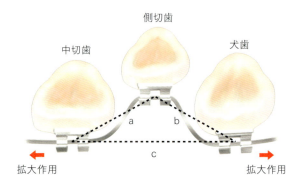

中切歯，側切歯，犬歯に超弾性型 Ti-Ni ワイヤーを装着すると，側切歯でワイヤーは大きくたわんだ状態で装着される．中切歯と側切歯のブラケットが結ぶ直線を a，側切歯と犬歯のブラケットが結ぶ直線を b，中切歯と犬歯が結ぶ直線を c とし，a，b，c をそれぞれ一辺とする三角形を想定する．歯の移動は換言すれば，ワイヤーのたわみの復元力により，ワイヤーが直線に戻ることである．a-b-c の三角形において，ワイヤーが形成する二辺の長さの和（a＋b）は，中切歯と犬歯のブラケットの間の距離（c）より長いという三角不等式を考慮すれば，c は（a＋b）の長さに伸長されることが理解できるであろう．

図26 | 超弾性型 Ti-Ni ワイヤーのレベリングによる拡大作用
（参考文献15,26より引用改変）

に変態し，逆に除荷によりマルテンサイト相がオーステナイト相に変態するために生じる．まとめると，超弾性型 Ti-Ni ワイヤーは変形量によらず一定の範囲の復元力を発現し，著しく長い有効たわみ距離を呈する．臨床的には，歯の移動に際して，一定の範囲の力を負荷しうるという理想的な特徴を有すると考えられる．

　この性質は，通常の弾性領域を越えても，弾性を示す（元に戻る）ことから，「超弾性（super elastic）」と呼ばれる．ちなみにステンレスワイヤーは，0.5％のひずみを与えると永久変形を生じる．ところが，超弾性型 Ti-Ni ワイヤーは，2〜5％のひずみを与えないと永久変形を生じない[26]．つまり，曲げられ

ないわけではないが，ひと桁大きいひずみ量を負荷しなければ永久変形を生じない．

　ここで，0.012インチのステンレスワイヤーと0.014インチの超弾性型 Ti-Ni ワイヤーの発現する力を，同等の変形量を付与し比較した場合，1サイズアップすると発現する力は2倍となる．一方，ヤング率が1/3となるため，全体として2/3となる．つまり，0.014インチの超弾性型 Ti-Ni ワイヤーは，0.012インチのステンレスワイヤーに比して発現する力は弱い．しかも，有効たわみ距離は著しく長いため，治療初期に用いるイニシャルワイヤーに適している．

超弾性型 Ti-Ni ワイヤーとプリアジャストエッジワイズ装置の併用

装置の利点

　プリアジャストエッジワイズ装置に組み込まれた歯の頬舌的厚み（プロミネンス），歯軸の傾き（ティップ），歯冠頬側面の傾斜（インクリネーション）[5,25,26,32]を有効に利用するためには，ツインブラケットを用いるべきである[26]．ツインブラケットは幅が広く，ワイヤーの拘束力が最も強いためである．

　一方，ブラケットの幅が広くなるほど，インターブラケットスパン（ブラケットとブラケットの距離）は短くなる．しかも，ワイヤーの発現する力は長さの3乗に反比例する（47ページ本文中のラウンドワイヤーについての式参照）ため[5,25,26]，インターブラケットスパンの長いシングルブラケットと比較し，ツインブラケットを用いた場合，ワイヤーの発現する力は強い．このため，臨床上，初期の歯の配列を行う場合，ループを組み込みワイヤーの発現する力を弱くする必要がある．つまり，プリアジャストエッジワイズ装置は，ステンレスワイヤーを用いる限り，スタンダードエッジワイズ装置と治療術式は変わらない．

　ところが，超弾性型 Ti-Ni ワイヤー[29,37,38]の出現により治療術式に革新がもたらされた．超弾性型 Ti-Ni ワイヤーは，変形量にかかわらず一定の力を発現するという超弾性特性を有する．このため，インターブラケットスパンが短い場合でも，ループを用いることなく，歯の移動に適切な力を発現するこ

とが可能である．超弾性型 Ti-Ni ワイヤーとの組み合わせにより，プリアジャストエッジワイズ装置は初めてスタンダードエッジワイズ装置と一線を画したといえる．

　この点は，強調してもし過ぎない．従来では，歯列に叢生がある場合，抜歯による空隙を確保しなければ配列は不可能と考えられた．また，埋伏歯も隣在歯の傾斜により空隙が不足することを理由に，抜歯が選択された．しかし，超弾性型 Ti-Ni ワイヤーによるレベリングでは，歯列弓の拡大作用[26,41]があり，このような場合でも歯の配列は可能である．たとえば上顎側切歯の口蓋側転位を想定すると，このような空隙不足の側切歯部にも，超弾性型 Ti-Ni ワイヤーはそのたわみにかかわらず，発現する力が一定であるため装着可能である（**図26**）．歯の移動はこの復元力によるが，幾何学的にも説明される．これが，レベリングによる拡大作用の原理である．

　この拡大作用は，叢生量の多寡にかかわらず適応可能である．たとえば，上顎にシビアな叢生を呈する反対咬合症例は，上顎前歯の唇側傾斜による被蓋改善が期待できるため適応症である．また，水平的な叢生に対して，埋伏歯は垂直的な叢生ととらえられる．しかも，術野が著しく狭いため，埋伏歯の治療こそ超弾性型 Ti-Ni ワイヤーの特性が最大限に活かされる．ただし，口唇閉鎖不全症例は禁忌症である[26]．

超弾性型 Ti-Ni ワイヤーとプリアジャストエッジワイズ装置併用の欠点

万能な装置は存在しない．確かに，超弾性型 Ti-Ni ワイヤーとプリアジャストエッジワイズ装置の組み合わせは，従来のマルチブラケット装置の能力を凌駕する．しかし，欠点がないわけではない．問題は，この欠点が存在することではなく，欠点が予測される場合に，いかに対処すべきかである．

ステンレスワイヤーはループを用いるため，ブラケットが滑走しなくともループの伸縮によってインターブラケットスパンは調整される（**図27a**）．一方，超弾性型 Ti-Ni ワイヤーはループを用いないため，ブラケットの滑走によりインターブラケットスパンは調整される．問題は，回転力を発生させるため強く結紮するとブラケットとワイヤーの摩擦が大きくなり，ワイヤーとブラケットの滑走が困難になることである．このため，ローテーションの改善とアップライト等の歯の移動は困難がともなうことも多い．

ローテーション

スロットにワイヤーを強く結紮することで，ローテーションの対象歯に，回転力が負荷される．しかし，超弾性型 Ti-Ni ワイヤーの場合，強く結紮すると，摩擦力が大きくなり，ブラケットの滑走は妨げられる．つまり，インターブラケットスパンの調整は行われないため，ローテーションは改善しない．

たとえば，遠心ローテーションを呈する第二小臼歯は，歯冠が近心回転することで，ローテーションは改善される．一方，第一大臼歯を強く結紮すると，遠心のインターブラケットスパンは伸長されず，近心への歯の回転を妨げる（**図27b,c**）．

仮に，結紮による摩擦を取り除けば，超弾性型

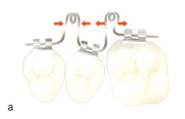 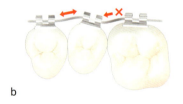 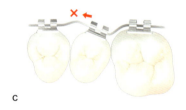

a　　　　　　　　　　　　b　　　　　　　　　　　　c

図27 インターブラケットスパン伸縮によるローテーションの改善

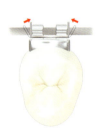 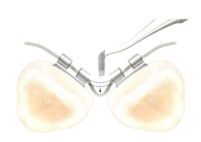

図28 結紮による摩擦の除去　　**図29** 翼状捻転の超弾性型 Ti-Ni ワイヤー処置

（図27〜29：参考文献15,26,27より引用改変）

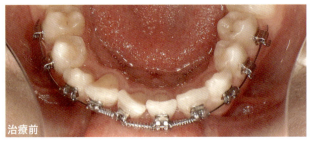
治療前

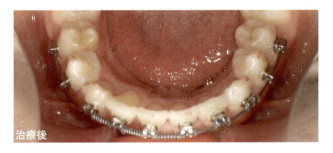
治療後

図30 下顎前歯の翼状捻転改善例

Ti-Niワイヤーによりローテーションの改善が可能である．たとえばステンレス結紮線で，一度強く結紮を行い，ローテーションを改善するモーメントを負荷する．同時に結紮線の張力を除去し(**図28**)[26,41]，ブラケットがワイヤーを滑走させることで，ローテーションは改善する．また，小臼歯用チューブやセルフライゲーションブラケットを用いることで，ローテーションは改善される．これは，結紮による摩擦を発生させずに，回転力を発生させることができるからである．

また，翼状捻転の改善も問題である．翼状捻転は，上顎両側中切歯の近心へのローテーションで，インターブラケットスパンが著しく短い．ちなみに，反翼状捻転の場合，ループを用いずにレベリングは行え，レベリングの拡大効果により容易に歯の配列は行え，空隙が生じることもある．

そこで筆者は，超弾性型Ti-Niワイヤーを用いてこの問題を解決する方法を考察した．つまり，インターブラケットスパンを伸張するという原理に立ち返って考えると次のようになる．0.014インチの超弾性型Ti-Niワイヤーを装着した際，意図的にバンドプッシャーやツイスターで，ワイヤー中央部を押してたわませ，この復元力を用いてインターブラケットスパンを伸長させる方法である(**図29**)．これを1ヵ月行うだけで翼状捻転は改善される症例もある．これは，超弾性型Ti-Niワイヤーの有効たわみ距離が長いからこそ行える方法であり，超弾性型Ti-Niワイヤーはワイヤー自体が良好なスプリングだということの証左である．

さらに，下顎前歯の翼状捻転様の叢生も問題である．下顎前歯のインターブラケットスパンは，上顎前歯より短いために前記の方法も困難な場合がある．特に過蓋咬合症例においては，下顎前歯を舌側傾斜させる咬合力が負荷されるため，叢生の改善は困難である．この点について，下顎前歯に叢生があるから改善できない，と誤解する歯科医師もいる．下顎骨と前歯の大きさに不調和があるから，配列できないと考えるのであろう．しかし，これはディスクレパンシーの問題ではなく，ここまで述べてきたメカニクスの問題である．したがって，メカニクスの対応として，オープンコイルという補助装置を用いる方法が考えられる．翼状捻転を呈する部位に，オープンコイルを装着し拡大することで，下顎前歯叢生を改善できる可能性が高い(**図30**)．

犬歯のアップライト

犬歯が低位唇側転位を呈する場合，同時に近心傾斜をともなう場合も多い．抜歯症例において，このような犬歯のレベリングを行う場合，犬歯と小臼歯間のインターブラケットスパンは短縮される必要がある．

超弾性型Ti-Niワイヤーを用いる場合，結紮を強く行うと，犬歯の近心傾斜は改善しにくい．強い結紮は，ブラケットとワイヤーのロックを起こすため，ブラケットはワイヤーを滑走できず，あるいはワイヤーがたわむことで犬歯のアップライトを妨げる．つまり，犬歯のブラケットはワイヤー上を遠心に滑走する必要がある．あるいは，臼歯部でワイヤー自体が遠心へ滑走する必要がある(**図31**)．いずれの場合でも，インターブラケットスパンの伸縮が生じなければ，ローテーションの改善は行えない．

経験を積んだ術者は，このような場合，チェーン状エラスティック(パワーチェーン等)を併用する．これは，ブラケットとワイヤーの滑走を促すためである．しかし，強い力を用いると犬歯をロールアウト(捻転をともなう頬側転位)させることが多いため，十分経験を積んだうえで行うべき方法である．

チェーン状エラスティックを用いずに遠心傾斜させるには，結紮線により生じる摩擦を解消する必要がある．術式としては，一度結紮を強く行い，そのうえで結紮線の張力を除去することである(**図28**)．また，小臼歯用チューブやセルフライゲーションブラケットを用いることも一法である．

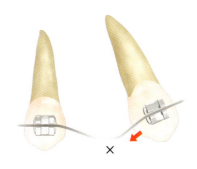

図31 | **犬歯のレベリング** (参考文献15,26,27より引用改変)

超弾性型 Ti-Ni ワイヤーによる歯列拡大症例

問題箇所 正中離開，上顎犬歯低位唇側転位，上顎左側第二小臼歯口蓋側転位

　初診時19歳6ヵ月の女性で，上顎前歯の乱杭歯が主訴だった．ベーチェット病の既往があるが，その他全身状態に特記事項はなかった．口腔内診査では上顎正中離開（3.0mm）を呈し，上唇小帯付着位置異常が疑われた．上顎前歯は反対咬合，上顎両側犬歯は低位唇側転位，上顎左側第二小臼歯は口蓋側転位が認められた．叢生量は上顎13.0mm，下顎5.0mmであった．

　パノラマエックス線写真で，上下両側第三大臼歯の存在を確認したが，萌出スペース不足による埋伏と考えられた．その他の歯において，歯根の異常や歯周病は認めなかった．

　上下唇は E-line より後退し，口唇閉鎖時オトガイ筋の緊張は認められず，非抜歯治療の可能性が示唆された．オーバーバイト，オーバージェットともに0.0mmで，骨格はⅢ級のハイアングルと考えられた．そこで，超弾性型 Ti-Ni ワイヤーによる拡大作用により，上顎歯列の叢生の改善と前歯被蓋改善を行うこととした．ただし，上唇小帯付着位置異常に対し形成術をまず行うこととした．

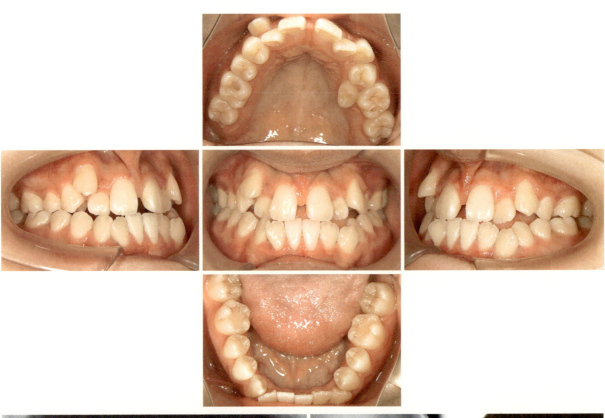
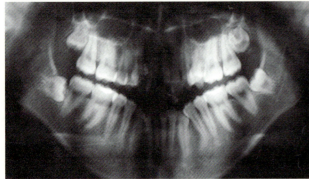
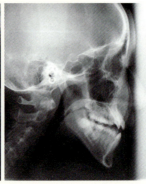
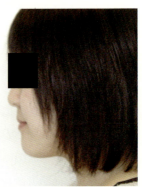

図32 初診時の口腔内写真・パノラマエックス線写真・セファログラム・側貌写真（19歳6ヵ月）

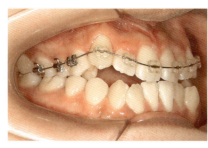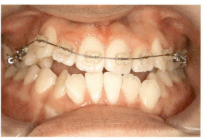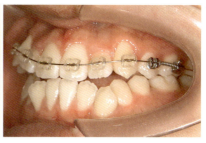

図33｜上顎のレベリング後4ヵ月時の口腔内写真（20歳6ヵ月）

0.014インチTi-Niワイヤーでレベリングを行い，|4－6間にオープンコイルを挿入した．上顎前歯の叢生は改善し，正中離開も改善した．ただし上唇小帯付着位置異常のため，マルチブラケット装着を行う前に上唇小帯形成術を行った．これによって，正中離開改善にともなう歯肉の炎症は発生しなかった．

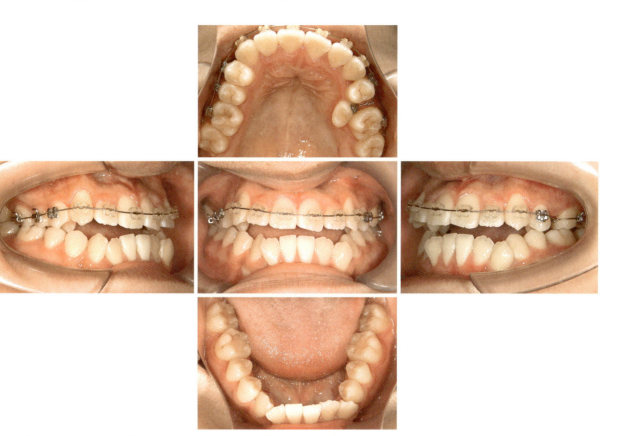

図34｜上顎のレベリング後7ヵ月時の口腔内写真（20歳9ヵ月）

上顎前歯の叢生は改善し，|4－6間にスペースも生じた．|5にブラケットを装着し，0.014インチTi-Niワイヤーによるレベリングを行った．ただし，結紮線をブラケットにかけ，ワイヤーはスロットに入れずたわませた．

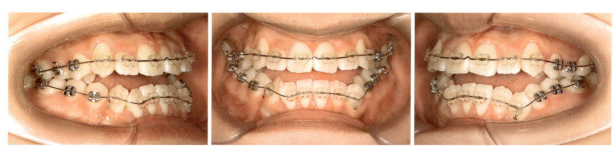

図35｜動的治療開始から13ヵ月時の口腔内写真（21歳3ヵ月）

|5が歯列に配列されたが，前歯開咬となった．下顎にブラケットを装着し，レベリングを開始した．ワイヤーは上顎が0.018インチTi-Niワイヤー，下顎が0.014インチTi-Niワイヤーである．

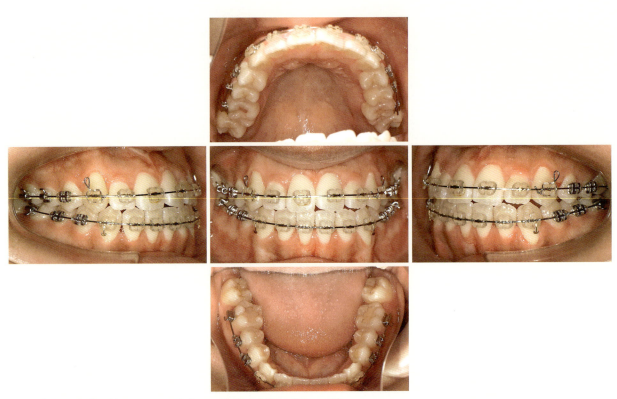

図36｜動的治療開始から22ヵ月時の口腔内写真（22歳0ヵ月）

上下顎に0.016×0.022インチTi-Niワイヤーにてトルクコントロールを行う．3|3 3|3に3/16インチアップダウンエラスティックを用い，前歯開咬の改善を行った．

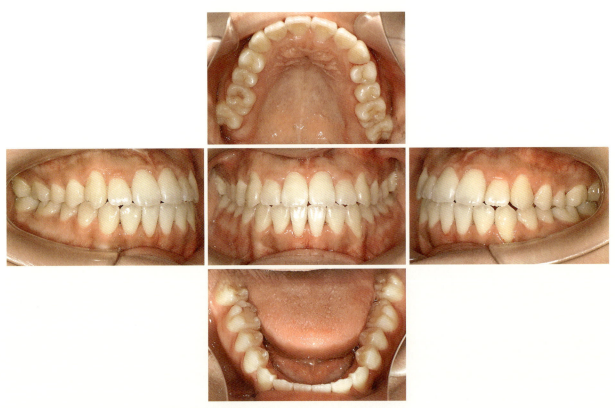

図37｜矯正装置撤去時の口腔内写真（22歳6ヵ月）

上顎の正中離開は改善し，5|の口蓋側転位も改善した．また3|の低位唇側転位も改善し，13.0mmの叢生は改善した．下顎も非抜歯にて配列を行うことができた．

Part2 | 埋伏歯非抜歯治療に必要な知識とメカニクス

考察

　本症例のように叢生量が大きい場合，クワドヘリックスなどの拡大装置が選択されることが多い．Ti-Ni ワイヤーはヒューズのようなワイヤーととらえられ，治療初期のレベリングのみ使われる傾向がある．しかし，このような叢生に対する，Ti-Ni ワイヤーのレベリングによる拡大作用は，強力である．本症例においても，上顎両側犬歯の低位唇側転位を含むシビアな叢生を超弾性型 Ti-Ni ワイヤーにより拡大治療できた．

　特に上顎左側第二小臼歯の口蓋側転位，つまり歯列の側方拡大も行われる点を強調したい．ただし，上顎左側第二小臼歯のイニシャルワイヤーはスロットに挿入できず，ステンレス結紮線によりワイヤーをたわませた．これにより，超弾性型 Ti-Ni ワイヤーの拡大作用は発生するが，これは，ワイヤーがスロットに挿入可能ならこの限りではない．また，リテイナーは当該歯の後戻りが懸念されるため，スプリングリテイナーのクラスプを当該歯の口蓋側まで延ばした．

　従来，埋伏歯は，萌出空隙不足の場合，抜歯が適応されることもある．また，埋伏歯の牽引，あるいは萌出誘導の場合，歯列に萌出空隙を確保するのが鉄則とされる．しかし，埋伏歯の位置は上下的にずれる三次元空間となるが，この場合も同様に超弾性型 Ti-Ni ワイヤーを用いて拡大・配列を行うことができる．叢生は水平的な歯の重なりと考えられるのと同様，埋伏歯は垂直的な歯の重なりととらえられる．つまり，レベリングによる拡大作用を利用すれば，本症例の上顎左側第二小臼歯と同様，空隙を確保しなくとも，埋伏歯は配列が可能である．この点，埋伏歯の保存の可能性が高くなることを考慮すれば，超弾性型 Ti-Ni ワイヤーのレベリングによる拡大作用は，強調してもし過ぎることはない．

　上唇小帯付着位置異常の場合，正中離開を矯正歯科治療すると，当該歯肉部位に炎症が発生する．また，これを放置すると正中離開が再発する．そこで，上唇小帯形成術を矯正歯科治療に先立ち行ったところ，動的治療中，当該部位に炎症は認められなかった．

治療のベネフィットとリスク

ベネフィット	リスク
● 超弾性型 Ti-Ni ワイヤーによる簡便な歯列拡大 ● 3｜3，｜5 を保存できる ● アンテリアガイダンスの改善による慢性歯根膜炎の予防が可能 ● 8｜8 を自家移植のドナーとして保存できる ● 7｜7 が歯根吸収した場合，8｜8 が 7｜7 の代わりに保存可能となる	● 長期治療とう蝕リスク ● 8｜8 による 7｜7 の歯根吸収の可能性がある ● 智歯周囲炎発生の可能性がある

4 スライディングメカニクス

スライディングメカニクスを用いた空隙閉鎖

抜歯症例において，空隙は閉鎖しなければならない．プリアジャストエッジワイズ装置は，スライディングメカニクスを用いて空隙閉鎖を行う（**図38，表10**）[47]．これは，プリアジャストエッジワイズ装置の利点を最大限に活かした方法である．スライディングメカニクスは，1989年に McLaughlin らにより報告されたアーチワイヤーを滑走させて，空隙閉鎖を行う方法である[47]．

しかし，スライディングメカニクスは米国において，その普及に時間を要した．それは，ローアングル症例においてスライディングメカニクスを用いると，被蓋が深くなり過ぎる欠点があるためである[47,48]．加えて，前歯と臼歯の抜歯側への傾斜，およびローテーションが発生することもある．これらの現象が発生しないよう，スライディングメカニクスは調整されなければならない[27,41,47-49]．

プリアジャストエッジワイズ装置は，装置内で角型アーチワイヤーを滑走させることが可能である．

これは，角型アーチワイヤーにファースト，セカンド，サードオーダーベンドを付与しない，なめらかな弯曲のプレーンアーチを用いるためである．スライディングメカニクスは，この滑走を利用し空隙閉鎖を行う．具体的には，アーチワイヤーの前歯部にフックを装着して，大臼歯のブラケットからこのフックにエラスティックやスプリングを掛けることである[27,41,47-49]．

プリアジャストエッジワイズ装置が開発された当初，スライディングメカニクスで空隙閉鎖が行えるかが疑われた．しかし，臨床において，空隙閉鎖が行えることが明らか[28,35]になり，スライディングメカニクスは技術革新となった．スライディングメカニクスは活性化が容易であり，チェアタイムが短縮される．ただし，従来の力の大きさで空隙閉鎖を行うと，歯の傾斜移動が生じやすい．これは牽引力の大きさが，従来の方法より弱い力で十分であるためである．

スライディングメカニクスの術式

スライディングメカニクスには，ワイヤーとスロットサイズの種類により，さまざまな装置の組み合わせがある[27,28,35,41,49]．これらの中から，症例に適した組み合わせを選択しなければならない．

スロットとワイヤーのサイズ

0.018インチのスロットの装置の場合，0.016×0.022インチの Ti-Ni ワイヤー，あるいはステンレスワイヤー，0.022インチのスロットを用いた装置の場合，0.019×0.025インチのステンレスワイヤー

が第一選択である．これは，ワイヤーとスロットには少なくとも200 μm の遊びが必要なため[27,41]である．

たとえばワイヤーサイズを太くした場合，剛性は高くなり，咬合が深くなるというリアクションは抑えられる．しかし，ブラケットとワイヤーの遊びの効果がなくなり，滑走が困難となる．また，ブラケットポジションに錯誤がある場合，スライディングメカニクスは作動しない．

この点に関して，McLaughlin ら[28,35,47,48]は0.022

インチスロットのブラケットを選択し、0.019×0.025インチのステンレスワイヤーを推奨する．しかも，もっと太いワイヤーを用いれば，咬合挙上に有利であるとも述べている．また，「ラウンドワイヤーやサイズの小さい角型ワイヤーを代用することも可能であるが，歯根の移動やオーバーバイトのコントロールは不確実になる」と述べている．つまりコーカシアン（白人）の場合，咬合力の強いローアングル症例が治療対象であるため，咬合挙上に有利な0.022インチのスロットを用いると考えられる．もちろん本邦でも，咬合力の強いローアングル症例と診断された場合は，0.022インチのスロットシステムを選択すべきである．

一方，小坂[49]は0.018インチのスロットのブラケットを選択し，0.016×0.016インチのコバルトクロムワイヤーを推奨する．これは，ブラケットの「あそび」を大きくし，スライディングを妨げる要因を減らす試みである．また本邦において，咬合力が比較的弱いハイアングル症例が治療対象となる傾向がある．ハイアングル症例は前歯被蓋を深くする治療を行うが，剛性の低いワイヤーはこのために有用である．

まとめると，ローアングル症例とハイアングル症例は，スライディングメカニクスといえどもスロットとワイヤーサイズが異なるものを選択すべきであり，しかもワイヤーの調整も異なる．

ワイヤーの調整

ローアングル症例の特徴は，前歯部被蓋が深く，術中に咬合挙上を行うことが難しく，しかも術後に被蓋が深くなることである．一方，ハイアングル症例の特徴は，前歯部被蓋が浅く，術中に被蓋を深く

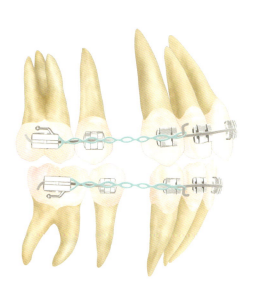

図38｜スライディングメカニクス（参考文献15,26より引用改変）

表10｜スライディングメカニクスの欠点と利点
（参考文献47より引用改変）

欠点

1. 空隙閉鎖に用いる力の大きさの明確なガイドラインがない

2. エラスティックやスプリングにより加える力が大きすぎると，歯を直立する十分な時間が不足し，歯の傾斜を生じやすい

利点

1. ワイヤーベンドを行わないため，チェアタイムが短い

2. 臼歯部スロットを滑るスライディングメカニクスにより，確実に空隙閉鎖を行える

3. 活性化量に制限がない

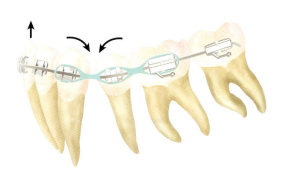

図39｜空隙閉鎖によるスピーカーブ（参考文献15,26より引用改変）

することが難しく(**図39**),しかも術後に,被蓋が浅くなることである.ちなみに,これらの特徴があれば,FMAにこだわらずにローアングル症例,ハイアングル症例と判断する.

したがって,ローアングル症例の治療は,被蓋を浅くすることともいえる.具体的には,剛性の高いワイヤーを用い,上顎にコンペンセートカーブ,下顎にリバースカーブを付与する(**図40**).一方,ハイアングル症例の治療は,被蓋を深くすることともいえる.具体的には,剛性の低い(サイズの小さい)ワイヤーを用い,コンペンセートカーブやリバースカーブは付与しない[27,41].

これらの中間であるアベレージ症例では,0.016×0.022インチのTi-Niワイヤーやステンレスワイヤーをフラットな状態で用いる.あるいは,適宜コンペンセートカーブやリバースカーブを付与するが,ローアングル症例やハイアングル症例ほどのアクティベートは行わない.

フックの装着

スライディングメカニクスは,ワイヤーに装着したフックを後方へ牽引し,空隙閉鎖を行う.このフックの装着は種々の方法があるが,噛み潰しフックが推奨される.Ti-Niワイヤーに装着する場合,噛み潰しフックは滑りにくく,しかも,このフックを口腔内で取りつけられる.つまり,確実性と簡便性を併せ持つ.一方,ステンレスワイヤーに装着する場合,噛み潰しフックは,治療中に位置がずれることがある.これを防止するため,フック遠心にゲーブルベンドを付与したり,フックを装着した後にスポットウェルドすることもある.

矯正力を発現する材料

McLaughlinら[28,35,48]は,空隙閉鎖にエラスティックタイバック(アクティブタイバック)を用いる.その際,エラスティックモジュールを2～3mm引き延ばして活性化すると,1ヵ月に1mmの空隙閉鎖が行われると述べている.

また,小坂[49]は,チェーン状エラスティックを用いる.これは,多様な力を加えやすい利点があり,加えて,大臼歯からワイヤーのフックに掛けたエラスティックは,力の有効たわみ距離が長いという利点もある.このチェーン状エラスティックは外れやすいとの報告もあるが,外れる現象の多くは,ガムなどの粘着性食品を食べたときに起こるため,少なくとも空隙閉鎖の期間中は,ガムなどを食べないよう指示する必要がある.

さらに,超弾性型Ti-Niクローズコイルスプリングを用いる方法もある[27,35].超弾性型Ti-Niのクローズコイルスプリングは,歯の移動による力の減衰が極めて少ない.したがって歯の移動効率がよく,有効な方法である.このスプリングは力の大きさを設定されたものも供給され,これを用いる場合,50gが第一選択である.

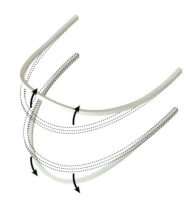

図40 | コンペンセートカーブ(上),リバースカーブ(下)
(参考文献15,27より引用改変)

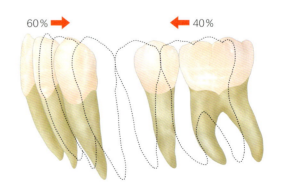

図41 | 空隙閉鎖による歯の移動
(参考文献15,27より引用改変)

チェーン状エラスティックは，通常4週ごとにエラスティックを交換する．空隙閉鎖量は，1ヵ月で1mm程度である[35,48]．ただし，超弾性型Ti-Niスプリングは交換の必要はない．

また，矯正力を強くする，あるいはワイヤーサイズを下げることで，空隙閉鎖を促すこともある．ただし空隙閉鎖を短期間で行うと，好ましくない変化が起こる．この変化は，空隙閉鎖中のトルクやローテーション，ティップのコントロールが失われるために生じ，抜歯部位において軟組織に浮腫性の歯肉炎が発生することもある．したがって，空隙閉鎖の最終段階で，閉鎖が思わしくない場合に行うべきである．

ちなみに，咬合力の弱いハイアングル症例の場合，ローアングル症例よりも空隙の閉鎖は容易である場合が多い．

矯正力の大きさ

McLaughlinら[28,35,48]によれば，適切な矯正力の大きさは，100〜150gである．これは，アベレージ症例からローアングル症例を治療対象としたと考えられる．一方筆者は，50〜150gの力を推奨する[27,41]．この値の大きさは，ハイアングル症例からローアングル症例までを治療対象とすることを考えれば矛盾しない．

臨床上でこの程度の力を用いる場合，咬合が深くなることを防止できるため，スライディングメカニクスが良好にはたらく．仮に矯正力が過大だと咬合が深くなる傾向がある．この場合，スピーカーブが強くなるため，ワイヤーのひずみによりブラケットとワイヤーの摩擦力が大きくなり，スライディングメカニクスは作動しない．

一方，この矯正力の大きさは，従来の概念に反する．つまり，歯の移動に最も適した力である至適矯正力[7]を，中切歯120g，側切歯80gとすると，4前歯の合計で400gとなる．犬歯を180gとし，これを含めると760gとなる．ところが，片側50〜150gの矯正力でスライディングメカニクスは作動する．

この理由は，臼歯部でワイヤーの滑走するスライディングメカニクスを用いる場合，摩擦力が軽減されることにある．したがって，必要とされる矯正力

は小さいと考えられる[27,28,35]．矯正力は歯根膜に負荷される力の大きさであることを考えれば，従来の概念と矛盾しない．

空隙閉鎖の手順

空隙閉鎖には，2つの方法がある．ひとつは，犬歯と4前歯を同時に牽引する1段階の空隙閉鎖法である．もうひとつは，犬歯を単独で牽引し，さらに4前歯を牽引する2段階の空隙閉鎖法である．いずれの方法も，第一小臼歯を抜歯した場合の空隙閉鎖は，60％の切歯の後方移動と40％の大臼歯と第二小臼歯の前方移動で行われると報告されている[5]．ただし，これは一般的な概念であり，加強固定の有無でも異なるし，ハイアングル症例とローアングル症例でも異なり，個人差が大きい．治療では，臼歯の咬合関係を注意深く観察し，適宜対応しなければならない（**図41**）．

スライディングメカニクスは，結紮による摩擦を考慮すると，1段階の空隙閉鎖法が有利である．犬歯は前歯群に位置し，犬歯における結紮による摩擦[50,51]は捨象されるためである．しかし，咬合挙上を考慮すると，前歯と犬歯を圧下しなければならず不利である．加えて，臼歯のⅠ級関係の確立を行うには，臨床経験を必要とする．

一方，2段階の空隙閉鎖法は，治療の再現性が高い．1段階で犬歯の遠心移動を行い，犬歯のⅠ級関係を確立するため，大臼歯のⅠ級関係の確立も再現性が高い．加えて咬合挙上は，4前歯の圧下となるため，比較的容易である．しかし摩擦を考慮すると，犬歯の結紮による摩擦がワイヤーの滑走を抑制するため，不利である．

＋　＋　＋

このように，それぞれ一長一短があるため，これらの点を十分理解し，症例に応じて選択されるべきである．たとえば2段階の空隙閉鎖法は，咬合挙上に有利であるため，ローアングル症例に適している．また下顎の成長を観察するため，非抜歯治療を行うことがある．そして，下顎の成長不足により抜歯治療が選択される場合，歯列配列はすでに終了しているため，必然的に空隙閉鎖は1段階の空隙閉鎖法となる．

スライディングメカニクスの力学的特性

従来のクロージングループを用いた空隙閉鎖の場合, 犬歯に矯正力が集中する傾向にある[52]. これは, ループの前後に力が集中することによる. また, 前歯には後方への力と同時に挺出の力も加わる. この挺出の力は, ゲーブルベンド等をワイヤーに付与することで抑える必要がある.

一方, スライディングメカニクスを用いた場合, 犬歯と4前歯に均等な矯正力が発現する. しかも, 矯正力のベクトルは比較的後方へ向かう成分である[52]. これは, 過大な矯正力を負荷すれば, 容易に空隙を閉鎖できるが, 骨改造が十分に進まず, 抜歯側へ歯が傾斜することを裏づけている.

この点, ローアングル症例においては, 注意が必要である. つまり, 過大な矯正力を負荷すれば, 下顎ではワイヤーがスピーカーブに沿ってたわみ, 被蓋が深くなる. 被蓋が深くなると, ブラケットとワイヤーの摩擦が大きくなり, スライディングメカニクスは作動せず, しかも, 咬合挙上が難しく, スライディングメカニクスの再開に時間がかかる.

これを防ぐには, 矯正力を必要以上強くしないことである. 加えて, 下顎の0.016×0.022インチステンレスワイヤーには, カウンターフォースであるリバースカーブを付与しなければならない. また, たとえば0.017×0.022インチや0.017×0.025インチのステンレスワイヤーにワイヤーサイズを上げる方法もある. あるいは0.022インチのスロットシステムで0.019×0.025インチのステンレスワイヤー等を用いることもある. ここまで考慮しても, スピーカーブを完全に取り除けず, 空隙閉鎖が進まない場合もある. このような場合, 第二大臼歯にチューブを装着しているようなら, スライディングメカニクスから除外する. これにより, 摩擦は軽減され, スライディングメカニクスは作動する. 第二大臼歯は, 空隙閉鎖終了後に改めて, コントロールを行う[41].

上顎でも同様に前歯の挺出が起こり, 被蓋が深くなる. これを防ぐには, 矯正力を必要以上に強くしないことである. また, ワイヤーには, カウンターフォースであるコンペンセートカーブを付与しなければならない. ただし, ワイヤーは0.016×0.022インチのTi-Niワイヤーを用いる.

加えて, ローアングル症例で注意すべきことは, 上顎の空隙が0.5mm程度となると, スライディングメカニクスが停止することがある. このような場合, 一時的に矯正力を300g程度加えることもある. McLaughlinら[28,35,48]も述べているが, これは通常の力で作動しない場合に限り, 2ヵ月程度行うものである. 上顎前歯が咬合力により唇側傾斜する傾向があるが, 特にローアングル症例は咬合力が強いため起こりやすい.

一方, ハイアングル症例の調整は逆で, つまり前歯部の被蓋を深くしなければならない. このため, 下顎の空隙閉鎖では, スピーカーブが強くなることを利用する. つまり, サイズの小さいワイヤーを用いて, 空隙閉鎖を行う. たとえば0.016×0.016インチのコバルトクロム(Co-Cr)ワイヤーや, 0.016×0.022インチのTi-Niワイヤーを用いる. この際, ワイヤーにはリバースカーブを付与せずに, プレーンな状態で使用する. 上顎も同様に, 0.016×0.016インチのCo-Crワイヤーや, 0.016×0.022インチのTi-Niワイヤーを用いる. ただし, ワイヤーにはコンペンセートカーブを付与しない.

ハイアングル症例における空隙閉鎖は, 通常の力より弱い力でスライディングメカニクスが作動する. しかし, 空隙閉鎖には通常の力が推奨される. これは, 下顎では歯の抜歯側への傾斜を促すことでスピーカーブを強くし, 被蓋を深くするためである. また, 上顎についても, 前歯の挺出を促すことで, 被蓋を深くするためである.

小臼歯・大臼歯の近心移動

スライディングメカニクスを応用して，小臼歯と大臼歯の近心移動も可能である．

Ⅰ級抜歯症例において，下顎の第二小臼歯を抜歯する場合がある．この場合，セクショナルアーチスライディングメカニクスを応用できる[27]．大臼歯のブラケットの幅は広く摩擦は小さいため，ブラケットの滑走による近心移動の方法は比較的容易である．

また，下顎第三大臼歯による下顎第二大臼歯歯根吸収の場合，放置すると第二大臼歯歯根は完全吸収され，疼痛を発生することもある．あるいは智歯と口腔内の交通があり，智歯周囲炎やう蝕を発生することもある．このような場合，第二大臼歯を抜去し，第三大臼歯のアップライトと近心移動を行うことで，第三大臼歯は第二大臼歯として保存される．この場合も，スライディングメカニクスを応用することで，近心移動は可能である．他の方法として，第三大臼歯の自家移植もある．

Part2　参考文献

1. Sassouni V. A classification of skeletal facial types. Am J Orthod 1969;55(2):109–123.

2. 川本達雄，葛西一貴，亀田 晃，後藤滋巳，相馬邦道(編)．歯科矯正学 第4版．東京：医歯薬出版，2001．

3. Ingervall B, Thilander B. Relation between facial morphology and activity of the masticatory muscles. J Oral Rehabil 1974;1(2):131-147.

4. Ingervall B. Facial morphology and activity of temporal and lip muscles during swallowing and chewing. Angle Orthod 1976;46(4):372-380.

5. Proffit WR（著），高田健治(訳)．プロフィットの現代歯科矯正学．東京：クインテッセンス出版，1989．

6. Angle EH(ed). Treatment of Malocclusion of the Teeth. 7th ed. Philadelphia:White Dental Manufacturing, 1907.

7. 三浦不二夫，井上直彦．ライトワイヤーテクニック．東京：医歯薬出版，1972．

8. Moss ML.The Functional Matrix. IN:Kraus B, Reidel R(eds). Vistas in Orthodontics. 85, Philadelphia:Lea and Febiger, 1962.

9. Graber TM, Rakosi T, Petrovic AG（著）．柴崎好伸(訳)．機能的矯正装置による顎顔面整形治療 機能的矯正装置：その理論的背景と実践．大阪：東京臨床出版，1999; Ⅶ -ⅩⅤ.

10. Ringqvist M. Isometric bite force and its relation to dimensions of the facial skeleton. Acta Odontol Scand 1973;31(1):35-42.

11. Bjork A. Facial growth in man, studied with the aid of metallic implants. Acta Odontol Scand 1955;13(1):9-34.

12. 小室直樹．日本人のための経済原論．東京：東洋経済新聞社，1998．

13. 野田隆夫，野田雅代．水平半埋伏下顎第三大臼歯のアップライトを行った1例．矯臨ジャーナル 2011;27(9):87-94.

14. 嶋田甚一郎，野田雅代，野田隆夫．水平埋伏第三大臼歯のアップライト．矯臨ジャーナル 2008;24(8):35-40.

15. 野田隆夫．ストマトロジーとしての矯正歯科治療 実践プリアジャストエッジワイズ法．大阪：東京臨床出版，2013．

16. 大野粛英，三河やす代．抜歯とインフォームド・コンセント．IN: 伊藤学而，花田晃治(編)．別冊 the Quintessence 臨床家のための矯正 YEAR BOOK '01. 東京：クインテッセンス出版，2001;286-293.

17. 厚生省健康政策局(監修)，柳田邦男(編集)．元気が出るインフォームド・コンセント．東京：中央法規，1996．

18. Staggers JA, Germane N, Fortson WM. A comparison of the effects of first premolar extractions on third molar angulation. Angle Orthod 1992;62(2):135-138.

19. Elsey MJ, Rock WP. Influence of orthodontic treatment on development of third molars. Br J Oral Maxillofac Surg 2000;38(4):350-353.

20. Güngörmüs M. Pathologic status and changes in mandibular third molar position during orthodontic treatment. J Contemp Dent Pract 2002;3(2):11-22.

21. Saysel MY, Meral GD, Kocadereli I, Taşar F. The effects of first premolar extractions on third molar angulations. Angle Orthod 2005;75(5):719-722.

22. Richardson ME. The effect of mandibular first premolar extraction on third molar space. Angle Orthod 1989;59(4):291-294.

23. Kim TW, Artun J, Behbehani F, Artese F. Prevalence of third molar impaction in orthodontic patients treated nonextraction and with extraction of 4 premolars. Am J Orthod Dentofacial Orthop 2003;123(2):138-145.

24. Schulhof RJ. Third molars and orthodontic diagnosis. J Clin Orthod 1976;10(4):272-281.

25. Williams JK, Cook PA, Isaacson KG（著），高田健治(訳)．わかる矯正歯科治療―固定式矯正装置の原理と応用．大阪：メデジットコーポレーション，1998．

26. 野田隆夫．ループを用いないプリアジャストエッジワイズ法入門．東京：クインテッセンス出版，2000．

27. 野田隆夫．ループを用いない歯の移動法 スライディングメカニクス．大阪：東京臨床出版，2001．

28. Bennett JC, McLaughlin RP（著），古賀正忠（監訳）．プリアジャステッドアプライアンスを用いた矯正治療と歯列のマネージメント．東京：スリーエムユニテック，1998.

29. Miura F, Mogi M, Okamoto Y. New application of superelastic NiTi rectangular wire. J Clin Orthod 1990;24(9):544-548.

30. 三浦不二夫，中川一彦，石崎 正．Direct Bonding System に使われる新しい接着剤 "Orthomite II S" について．日本歯科評論 1975;388:135-143.

31. 茂木正邦．4-META/MMA-TBB レジンの歯科矯正学的研究(II)，メタルに対する接着性について．日矯歯誌 1982;41:272.

32. Andrews LF（著），古賀正忠（監訳），瀬端正之（校閲）．ストレートワイヤー法－基礎理論と装置，東京：医学情報社，1993.

33. Owen AH 3rd. Torque in the base vs. torque in the face. J Clin Orthod 1991;25(10):608-610.

34. Ferguson JW. Torque-in-base: another straight-wire myth? Br J Orthod 1990;17(1):57-61.

35. Bennet JC, Mclaughlin RP（著），高田健治，大西 馨（監訳）．プリアジャストエッジワイズ法 装置とメカニクス．京都：プロスペクト，1996.

36. Begg PR, Kesling PC. Begg Orthodontic Theory and Technique. Philadelphia:WB. Saunders, 1971.

37. Miura F, Mogi M, Ohura Y, Hamanaka H. The super-elastic property of the Japanese NiTi alloy wire for use in orthodontics. Am J Orthod Dentofacial Orthop 1986;90(1):1-10.

38. 大浦好章．超弾性型ニッケルチタン合金線の歯科矯正学的研究 － 第 1 報線材の機械的性質について－．日矯歯誌 1984;43(1):71-80.

39. 長谷川勝也．イラスト・図解シリーズ 確率・統計のしくみがわかる本．東京：技術評論社，2000.

40. 鈴木雄一．工業調査会の実践入門シリーズ 実用形状記憶合金．東京：工業調査会，1987.

41. 野田隆夫．スライディングメカニクス入門 診断と調整法．大阪：東京臨床出版，2002.

42. Miura F, Nakagawa K, Masuhara E. New direct bonding system for plastic brackets. Am J Orthod 1971;59(4):350-361.

43. 三浦不二夫，中川一彦．ダイレクト・ボンディングシステム(DBS)．歯界展望 1972;40:244-260.

44. Noda T, Noda M. Bicuspid tubes. J Clin Orthod 2001;35(4):258-260.

45. Berger JL. Self-ligation in the year 2000. J Clin Orthod 2000;34:(2):74-81.

46. Jones ML, Staniford H, Chan C. Comparison of superelastic NiTi and multistranded stainless steel wires in initial alignment. J Clin Orthod 1990;24(10):611-613.

47. McLaughlin RP, Bennett JC. The transition from standard edgewise to preadjusted appliance systems. J Clin Orthod 1989;23(3):142-153.

48. Bennett JC, McLaughlin RP. Controlled space closure with a preadjusted appliance system. J Clin Orthod 1990;24(4):251-260.

49. 小坂 肇．プレーンアーチ法 新ストレートワイヤー法の理論と臨床．東京：医学情報社，2000.

50. Thurow RC. Letter: Elastic ligatures, binding forces, and anchorage taxation. Am J Orthod 1975;67(6):694.

51. 野田隆夫，相馬邦道．矯正用ワイヤーの摩擦特性－結紮線，ブラケットとの摩擦－．日矯歯誌，1993;52:502-508.

52. 青木昌利，山下道也，波多野麻理，中嶋 昭，納村晋吉．スペースクローズを行った際に上顎歯列弓に生じる矯正力：スライディング・メカニクスおよびノン・スライディング・メカニクスの比較．日大歯学誌 1998;72(5);623-632.

53 Fontenelle A（著），下鳥とよ美(訳)．歯周組織の改造を伴う臼歯支台歯の近心移動．IN: 花田晃治，伊藤学而(編)．別冊 the Quintessence 成人の歯科治療と矯正．東京：クインテッセンス出版，1990;129-145.

54. 根津 浩，永田賢司．歯科矯正学 バイオプログレッシブの臨床 第 4 刷．東京：ロッキーマウンテンモリタ，1997.

Part3 | 埋伏歯矯正歯科治療の実際

1 萌出障害[1, 2]

萌出障害の診査

萌出障害の診査は，学童期，乳歯から永久歯に交換する混合歯列期に行う．つまり，乳歯の動揺を確認し，唇側歯肉を触診し，後続永久歯の発育状態と位置を確認する．たとえば，上顎犬歯は唇側から降りてくることを考慮すれば，唇側歯肉を触診し膨隆を触れない場合や，側切歯の唇側に膨隆を触れる場合，犬歯の口蓋側転位や近心傾斜を疑う．

また，パノラマエックス線写真により，萌出障害が認識されることが多い．パノラマエックス線所見の歯の左右対称性から，萌出や発育状態を確認できる．左右の歯の発育状態や歯軸方向が異なれば，発育障害を疑う．また一般的義務として，う蝕や外傷でエックス線写真を撮る場合，他の歯の状態，特に未萌出永久歯の状態を観察すべきである．

萌出障害の治療

萌出障害の治療は多岐にわたる．たとえば，先行乳歯の抜去，歯牙腫や過剰歯の抜去，歯の開窓，牽引，隣在歯の誘導，保隙などがある．また，ひとつの処置だけで治療が終了することもあるが，重複した処置が行われることも少なくない．野田ら[1]は，1歯に対して平均1.6種類の処置を施行したと報告している．最も頻繁に行われる処置は開窓で，先行乳歯の抜去と埋伏歯の牽引が続く．

萌出障害の処置

a 歯の発育遅延

歯の発育遅延は，上顎側切歯，上下顎第二小臼歯，上下顎大臼歯で認められることがある．特に大臼歯は，片側性で第一・第二大臼歯の発育遅延が認められることが少なくない．発育遅延の場合，経過観察し，自然萌出を待つことが多い．歯の発育遅延の原因のひとつは，歯胚の形成遅延である．

b 先行乳歯の抜去

萌出方向異常を呈する歯に対する処置は，先行乳歯の抜去が第一選択である．先行乳歯の抜去により萌出方向が改善することが多いためである．萌出方向異常が認められない場合でも，反対側に比べて萌出が遅延している場合，先行乳歯を抜去し，数ヵ月の経過観察を行うこともある．

乳歯う蝕の根尖病巣による萌出方向異常の場合も，当該乳歯を抜去することにより，萌出方向が改善し，正常に萌出することが多い．

c 原因の除去

萌出障害の原因は過剰歯や歯牙腫の場合が多く，これらを摘出することにより埋伏歯は萌出する可能性は高い．過剰歯や歯牙腫をともなう上顎中切歯の萌出障害は，過剰歯や歯牙腫を摘出する．萌出しない場合，開窓療法を選択する．

d 開窓

歯根が完成した埋伏歯でも，開窓により歯冠を露出させると，歯は萌出することが多い．つまり，深度が中等度の歯は，開窓後ただちに牽引療法を行なわず，数ヵ月の経過観察を行うことで自然萌出する可能性が高い．開窓時，出血を呈する状態でフックをボンディングすることは困難をともなうし，第一大臼歯の歯根が弯曲しているにもかかわらず，開窓により萌出したとの報告もある．

e 牽引

先行乳歯の抜去，原因の除去，開窓を行っても萌出が認められない場合，牽引を行う．

野田ら[1]は，一般に行われている萌出障害の牽引症例の半分程度は，牽引を行わなくとも自然萌出する可能性を報告している．もちろん，方向異常のある犬歯などは，開窓後，ただちに牽引を開始する．

f 配列のための咬合誘導

萌出障害の歯を萌出させても，歯列に配列できなければ十分ではない．つまり，萌出空隙不足の場合，抜去と診断されることがある．また開窓などの処置で萌出した埋伏歯が，捻転や萌出位置異常を呈した場合，矯正装置でそれらの改善を図ることもある．不正咬合をともなう場合，全顎の矯正歯科治療を行うこともある．

g 濾胞性歯囊胞（含歯性囊胞）[3-10]

野田[1,2]は，発育中の小児の囊胞は成人の囊胞と処置後の経過が異なると述べている．つまり，小児の濾胞性歯囊胞の処置は単純である．該当の乳歯を抜去すると同時に，埋伏歯が確認できる程度の開窓を行う．混合歯列期での開窓は，ドレーンの必要はなく，囊胞下部の囊胞壁の除去や囊胞壁と上皮を縫合する必要もない．開窓後，歯が囊胞を引き連れて萌出する様相を呈し，囊胞は自然消失する．この点は萌出囊胞や混合歯列期の濾胞性歯囊胞が小さいためと考えられる．濾胞性歯囊胞が大きい場合，小児といえどもドレーンなどの処置は必要であり，エナメル上皮腫へ移行する場合もあることが報告されている（**表1**）[1,2]．

表1 | 小児における濾胞性歯囊胞の処置 (参考文献1,2より引用改変)

1 開窓は該当の乳歯を含んで，埋伏する歯が見える程度に大きく行う

2 混合歯列での開窓は，ドレーンなどの挿入の必要はない

3 囊胞下部の囊胞壁の除去や，囊胞壁と歯肉上皮との縫合を行わない

4 開窓部が閉鎖したら，再開窓する

5 リンガルアーチなどによる空隙確保で，誘導が必要なことは稀である

2 埋伏歯

埋伏歯の診査

10代の患者に見られる埋伏歯は，外科的に開窓後，萌出誘導や牽引を行うことで歯列に保存が可能なことが多い[11]．次の項目を診査のうえ，治療方針は決定される．

a 萌出遅延の程度

歯の発育状態を平均年齢と比較し，早いか遅いかを勘案し，当該歯の萌出遅延状態を調べる．

b 歯の発育状態

歯の発育・形成状態の程度を考慮し，挺出や誘導方法を決める．Moorrees ら[12]は，歯根形成度を形成開始期から完成期まで5つに分類した（**図1**）．

c 萌出遅延・埋伏の状態

萌出遅延・埋伏歯の位置，方向，遅延などの形成異常の状態を調べる．神成ら[13]は，開窓・誘導あるいは牽引の目安として，正常歯軸と当該歯軸の角度（以下歯軸傾斜角）と歯根の形成状態を挙げている（**表2**）．つまり，歯軸傾斜角が0〜10°の場合，処置は開窓のみである．また歯軸傾斜角が11〜60°の場合，処置は開窓・誘導である．歯軸傾斜角が61〜90°で歯根形成度が3/4以下の場合，あるいは91°以上で歯根形成度が1/2以下の場合，処置は開窓・牽引である．さらに歯軸傾斜角が61〜90°で歯根形成度が3/4以上の場合，あるいは91°以上で歯根形成度が1/2以上の場合，処置は抜歯である．つ

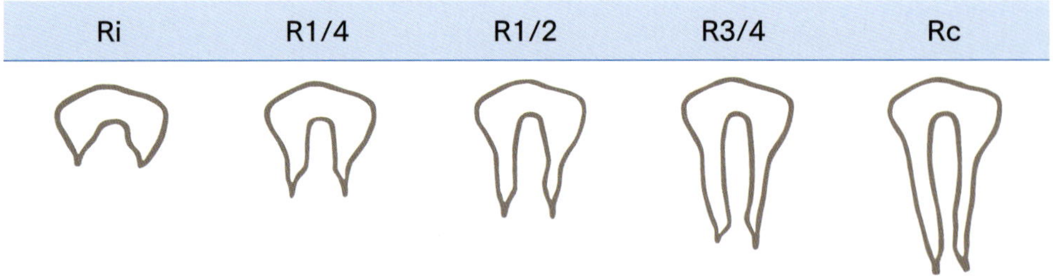

| Ri | R1/4 | R1/2 | R3/4 | Rc |

図1 | **Moorrees らの歯根形成度の分類**（参考文献12より引用改変）

表2 | **歯根形成度と歯軸傾斜角を勘案した埋伏歯の処置**（参考文献11より引用改変）

歯根形成度 ＼ 歯軸傾斜角	0〜10°	11〜60°	61〜90°	91°以上
● R1/2以下	開窓	開窓・誘導	開窓・誘導	開窓・誘導
● R1/2〜3/4	開窓	開窓・誘導	開窓・誘導	抜歯
● R3/4以上	開窓	開窓・誘導	抜歯	抜歯

まり，埋伏歯は，歯根形成度が1/2（R1/2）以下の時期までに，発見されることが望まれる．

d 歯列の状態

萌出遅延・埋伏歯の配列のための空隙が存在するか，空隙を拡大により確保できるか診査する．空隙が存在しない場合でも，拡大治療を勘案し，治療計画は決定される．拡大治療が可能な場合，非抜歯矯正歯科治療により，埋伏歯は保存される．また不可能な場合，小臼歯抜歯矯正も含めた矯正歯科治療を検討すべきである（Part 2：図11「叢生量による抜歯治療の診断指標」〔39ページ〕参照）．

開窓および牽引誘導

成人患者では，骨性癒着の可能性も視野に入れねばならない．また，埋伏した永久歯の治療計画は，次の3つの原則が報告[14]されている．

(1) 歯の移動量と開窓による外科的侵襲の程度が大きいほど，予後は不良である．開窓術で骨性癒着が起きる場合もある．
(2) 開窓時には，歯が歯槽粘膜ではなく，角化組織を破って萌出するよう皮弁を翻転しておくこと．
(3) 埋伏歯を正規の位置に牽引する前に，あらかじめ空隙を確保する必要がある．

この見解は一般論であり，個々の埋伏の状態で予後は異なる．また，皮弁を翻転する歯肉弁根尖側移動術は多くの先達により推奨されている．しかし，Kokichら[15]は，歯肉弁根尖側移動術を行ったものは，歯冠長が長くなり，矯正歯科治療後に再び沈み込む傾向があることを報告した．

また本邦において，上顎犬歯低位唇側転位に遭遇することは稀ではないが，頬側粘膜歯肉に萌出する．しかし，このような犬歯を矯正歯科治療により歯槽頂に配列すると付着歯肉様組織が形成されることがしばしばである[16]．また，乳臼歯が根管充填された場合，小臼歯が頬側歯肉に萌出することも稀ではない．このような場合も，萌出にともない歯頸部に付着歯肉様組織が形成される．これらのことは，必ずしも歯肉弁根尖側移動術は必要なく，牽引という言葉を用いるが，自然萌出させることで付着歯肉の問題は解消することを示唆する．付着歯肉の問題は，自然萌出を妨げる方向への誘導や萌出力以上の力で牽引することに起因して発生すると考えられる．

さらに，ディスクレパンシーによる埋伏歯は，スペースを確保すると自然萌出するが，この場合も付着歯肉様組織が観察される．つまり，埋伏歯の場合，矯正歯科治療といえども，自然萌出を促すことが重要である．加えて，Ti-Niワイヤーの拡大作用を利用する場合，配列と同時に空隙は確保される．したがって，配列空隙が存在しない場合，不定見に抜歯を行うべきではない．

まとめると，思春期や成人期における埋伏歯の治療は，多種多様な問題がともなう可能性がある．いかなる問題にせよ，埋伏歯の治療はそれが重大な後遺症につながる可能性がある．いくつかの要因が重なると，歯槽骨の欠損，歯の喪失，回復不能な審美的問題等につながる可能性がある．それらの問題の多くは，診断ミス，外科手術ミス，矯正歯科治療メカニクスの誤りに起因する[15]．矯正歯科としては，埋伏歯の誘導ミスを根拠に訴訟されることがある．

繰り返すが，埋伏歯の矯正歯科治療の基本は，歯を自然萌出させる，あるいは促すことである[16]．埋伏歯といえども，萌出力を有する場合が多い．この点を理解せずに不定見に牽引すると，埋伏歯は動かず，治療は長期化し，歯槽骨の欠損，歯根吸収などの問題が発生する場合もある．あるいは，牽引という言葉を誤解し，過度の力を付与し，牽引方向を誤るのかもしれない．牽引という言葉は，歯を配列する方向に引くということを想像させる．しかし，埋伏歯に負荷する矯正力は10～20g程度であり[35]，歯軸に対し垂直方向に負荷する．つまり，萌出方向を正常にすることで，自然萌出させることである．たとえば，水平埋伏の場合，牽引ではなく，モーメントを負荷し，歯冠を回転させることである．

また，開窓は埋伏歯の歯冠に到達しやすく，術後，隣在歯や周囲組織の機能に影響を与えにくい部位に切開線を設定する．粘膜・骨膜を剥離し，埋伏歯を被覆する骨を削除することで歯冠を露出する．骨が埋伏歯を被覆しない場合，歯冠を被覆する歯肉粘膜を切除するだけでよい場合もある．

開窓療法だけで萌出しない場合,牽引誘導を行う.埋伏状態により種々の工夫を要するが,埋伏歯が比較的深部にある場合,牽引誘導法の手技の概要は次のようになる[16].

⑴開窓を行い,埋伏歯の歯冠を露出させる.

⑵開窓部に歯面を十分に確認したら,ボタンなどのアタッチメントを接着する.このアタッチメントに歯槽頂まで届く長さの結紮線を装着する.埋伏歯の萌出路に緻密骨や瘢痕組織がある場合,これらを除去することもある.

⑶当該歯の移動状態,歯根形成状態,歯根の弯曲などを,視診やエックス線所見で確認しながら慎重に牽引を行う.牽引のリアクションもあるため,固定源にも注意する.

⑷埋伏歯の歯冠が確認できたら,周囲組織の追随,歯の動揺度,衛生状態に留意して,当該歯の配列を行う.

蛇足ながら,埋伏歯は,かつて結紮線を歯頸部に巻き牽引した.これにより,歯槽骨の欠損が生じた症例などが報告されている.現在では,このような結紮線の用い方は禁忌である点[15],明記する.

一方,埋伏の状態が悪い場合,埋伏歯の自家移植も治療法として考えられる.この点に関して,下地[17]は,智歯は口腔内で機能していない場合,自家移植の donor tooth(ドナー歯)として選択することに最も問題のない歯である,と述べている.ただし,自家移植により,歯根吸収が生じることも稀ではない.移植歯の2/3は5年機能するが,10年間機能する移植歯は1/3であることが報告されている[18].

外科的歯胚回転法[16,19]

歯胚の方向異常による埋伏歯は,歯胚を回転し方向修正することで,自然萌出する可能性が高い.術式は,まず先行歯があれば抜去する.次に,歯胚を覆う歯小囊を除去し,前歯の切端あるいは臼歯の咬合面を露出させる.さらに,回転方向の歯槽骨を除去し,骨膜剥離子やバンドプッシャーを用いて歯胚を適正方向へ回転させ,歯肉を縫合する.

この点に関して,Kokich ら[15]は,歯根がほとんどあるいはまったく形成されていない早期の段階で開窓術を行った場合,その後の歯根形成が停止する可能性があると考えている,と否定的な見解を述べている.しかし,田尻ら[19]は,歯胚回転術は歯根形成開始時期で,かつ歯冠軸傾斜度が90°以内に有効で,

禁忌症である歯根の形成が進んだ場合,歯根の形成不全や歯髄腔の狭窄が発生する可能性がある,と述べている.また,神成[13]も歯軸傾斜角91°以上で歯根形成期 R1/2以上,あるいは歯軸傾斜角61〜90°で歯根形成期 R3/4以上の場合,抜歯適応と述べている.つまり,歯根形成が進んだ場合,保存の可能性は低くなることが示唆される.

筆者の経験からも,矯正歯科治療は歯根形成期Ri〜R1/2が有効である.ただし,矯正歯科治療は自然萌出を促すことであり,適切に行われなければならない.歯根形成不全や歯髄腔の狭窄の原因が,不適切な矯正歯科治療であることもある.実は,矯正による牽引誘導は一種の歯胚回転術である.

Part3 | 埋伏歯矯正歯科治療の実際

3 各論： 前歯の埋伏

上顎前歯

特徴

両側性は5％程度で，片側性が多い．上顎前歯は，萌出障害中の半数近くを占め，特に中切歯が約40％を占めるとの報告[1,2]もあるが，これは小児歯科的視点である．一般に，埋伏の頻度が最も高い[16,20,21]のは，下顎第三大臼歯であり，次いで，上顎第三大臼歯，上顎犬歯，下顎小臼歯，上顎中切歯である．

上顎中切歯は，鼻や口蓋に向く萌出方向異常から，萌出方向は正常で萌出遅延した萌出障害や埋伏歯まで多岐にわたる．上顎中切歯の萌出期に，唇側の歯肉に膨隆を触れない場合や，片側の中切歯が1/2以上萌出したのに当該歯の萌出が認められない場合，エックス線写真で萌出状態を確認する．

原因

a 乳前歯の重度のう蝕

上顎中切歯の埋伏や萌出遅延は，低年齢期の乳前歯の重度のう蝕が関与するものがある．Juli Kurolは，スウェーデンでは上顎中切歯の鼻方向への埋伏は稀で，理由としてう蝕の少ないことを挙げている[1]．

乳前歯の重度のう蝕による上顎中切歯の埋伏は，鼻に向かうものと，口蓋に向かうものがある．これは，中切歯の形成期1〜2歳ごろに，乳前歯の歯根周囲に病巣が発生し，唇側歯肉に膿瘍が発生した場合，歯槽骨が消失し，歯胚は抵抗のない唇側あるいは鼻方向に向かい，一方，膿瘍が発生しない場合，歯胚はその病巣を回避するように口蓋に向かうためと考えられる[1,2]．

b 乳前歯の外傷

上顎中切歯が鼻方向に向かう症例を，乳前歯の外傷による衝撃が原因と説明することがある．しかし乳前歯歯根は中切歯歯冠より前方にあるため，外傷による乳前歯の陥入では，中切歯が口蓋に向かうことこそあれ，鼻に向かうことは考えられない．乳前歯の歯根吸収が進む5〜6歳では，陥入した乳前歯が中切歯の切縁と衝突することがあるが，この場合でも，歯根がある程度完成しているため鼻に向かうことはない．

c 過剰歯

過剰歯は上顎前歯部に多く，発現頻度は2〜3％である．過剰歯は，萌出遅延を発生させることが多く，隣接永久前歯の位置異常や捻転を発生させることもある．ただし，過剰歯が中切歯の萌出路に存在する場合，埋伏を発生させることがある．

萌出した過剰歯は，後継永久歯の位置異常の原因となるため，抜去する．

d 歯牙腫

歯牙腫による上顎前歯の萌出障害の報告は多い．典型的な歯牙腫だけでなく，エックス線写真でかすかにしか確認できない程度の歯牙腫も，萌出を阻害する（次ページ**図2**）．

e 隣在歯の形成遅延

上顎側切歯の形成遅延により，中切歯が萌出遅延を発生することがある．特に，乳中切歯と乳側切歯の癒合歯により，側切歯の形成遅延を発生することが報告され，この場合，中切歯の形成も遅延し，萌

69

出遅延を呈することがある．

f 形成遅延・形態異常

上顎側切歯は，形成遅延により萌出遅延が発生することがある．また，舌側の辺縁隆線から基底結節が大きい樽状の歯や歯冠に大きい過剰結節がある場合，萌出に抵抗があり，萌出遅延となることがある．

g 併発症

上顎中切歯が鼻の方向に向かうと，元来の歯槽骨部位に空隙が生じ，側切歯が近心傾斜することがある．上顎側切歯の形成遅延による中切歯の萌出障害も併発症といえよう．

診断

日本人の上顎中切歯の平均萌出年齢は，男児7歳3ヵ月，女児7歳0ヵ月．側切歯は男児8歳5ヵ月，女児8歳0ヵ月である[22]．しかし萌出年齢の幅が，1年6ヵ月から3年0ヵ月と広いため，個々の症例の歯の発育状態を考慮して，萌出障害は判断される．

萌出間近，上顎中切歯は唇側歯肉に膨隆を触れるため，左右差がないか確認する．極端に膨隆する場合，唇側や鼻に向いている可能性が考えられる．膨隆を触れない場合，萌出遅延か歯軸が口蓋に向いていることが考えられる．萌出障害が疑われる場合，デンタル，オクルーザル，パノラマ，側面頭部，正面頭部などのエックス線写真を撮影する．

下顎前歯

特徴

一般集団における下顎前歯萌出障害の発現頻度は，0.01％である[25]．下顎乳前歯は，う蝕に罹患しにくいことから，重度う蝕の根尖病巣による萌出方向異常は発生しにくい．一方，外傷は乳歯列期，混合歯列期ともに発生しやすい．外傷の後遺症として，歯根弯曲や歯根の骨性癒着，あるいは軽度の方向異常が認められる．

原因

前述のように，下顎前歯萌出障害の原因には外傷，歯牙腫や過剰歯などの石灰化物や濾胞性歯嚢胞（**症例1，3**）[3-5,7-11]も挙げられる．しかし上顎前歯部にみられる逆性埋伏過剰歯は発生しないため，過剰歯による下顎前歯の萌出障害はきわめて稀である．

診断

日本人小児の下顎中切歯平均萌出年齢は，男児6歳3ヵ月±7ヵ月，女児7歳0ヵ月±9ヵ月である[22]．下顎前歯は混合歯列期に最も早く交換する．保護者の関心も高い部位のため，萌出障害発見の機会は多い．1歯単独での発生が多いため，反対側同名歯の歯冠が半分以上萌出したにもかかわらず，当該歯が未萌出の場合，萌出障害を疑う．また，下顎前歯から犬歯にかけて，萌出順序が入れ替わることはありえない．中切歯が未萌出にもかかわらず，側切歯が萌出した場合や，側切歯が未萌出にもかかわらず，犬歯が萌出した場合，萌出障害を疑う．加えて，外傷の既往の有無も参考にする．

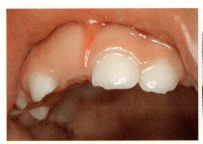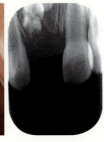

図2 | 歯牙腫

2歳1ヵ月の男児．|A は未萌出で，|A と B|B は萌出し，咬合線に達していた．視診で上唇小帯付着位置異常が認められ，触診で膨隆を確認した．上唇小帯による萌出障害が疑われたが，エックス線写真を撮影したところ集合歯牙腫を確認し，歯牙腫による萌出障害と診断された．本症例では，上顎中切歯萌出年齢まで経過観察を行うこととした．

[症例は北村 新先生（東京都開業）のご厚意による]

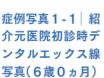

上顎前歯埋伏症例　濾胞性歯嚢胞

当科への紹介患者である．初診時6歳0ヵ月の男児．上顎左側乳切歯の疼痛を主訴に紹介元医院に来院した．う蝕を疑いデンタルエックス線写真を撮影したものの，当該歯の歯髄に問題を認めなかった（**症例写真1-1**）．また，上顎左側側切歯の歯小嚢壁と上顎左側側切歯歯冠の間隔には遠心で拡大された透過像が認められるが，正常の範囲と考えられる．さらに，歯軸も正常であった．

8歳0ヵ月，上顎左側第一乳臼歯の咬合痛を主訴に紹介元に再来院した（**症例写真1-2**）．デンタルエックス線写真を撮影，当該歯の歯髄に問題を認めず，咬合調整を行った．ただし，上顎左側側切歯のエックス線所見では歯軸に問題はなかったが，歯小嚢壁と歯冠の間隔は4mmで濾胞性歯嚢胞が疑われる．

8歳10ヵ月，上顎右側中切歯が乳歯の裏から生えたことで再々来院した．パノラマ・デンタルエックス線写真を撮影（**症例写真1-3**）したところ，パノラマエックス線所見で，上顎左側中切歯に80°の遠心傾斜と上顎左側側切歯の水平埋伏を認めた．デンタルエックス線所見では，上顎左側中切歯は30°の遠心傾斜を呈していた．この際，上顎両側乳中切歯を抜去したとのことであった．エックス線所見では，境界明瞭な透過像は増大し，中切歯から小臼歯に広がった．この拡大にともない，上顎左側中切歯と側切歯は回転し，遠心傾斜したと考えられる．

9歳3ヵ月，上顎左側前歯の歯胚方向異常による萌出障害の疑いで，当科が紹介された（次ページ**症例写真1-4**）．この時点のパノラマエックス線所見では上顎左側側切歯はさらに回転し，傾斜角が90°を超えた．5ヵ月間に境界明瞭な透過像はさらに拡大した．9歳4ヵ月の当科初診時には，境界明瞭な透過像の拡大進行が速いため，上顎洞への侵入が懸念された．デンタルエックス線所見（**症例写真1-5**）で，境界明瞭な円形の透過像を確認し，ただちに当該歯の保存を目的に，総合病院口腔外科に開窓治療を依頼した．ただし，生検によるエナメル上皮腫との鑑別診断も依頼した．

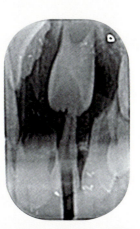

症例写真1-1 | 紹介元医院初診時デンタルエックス線写真（6歳0ヵ月）

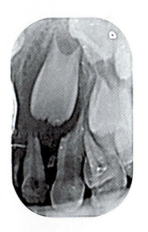

症例写真1-2 | 紹介元医院再来院時デンタルエックス線写真（8歳0ヵ月）

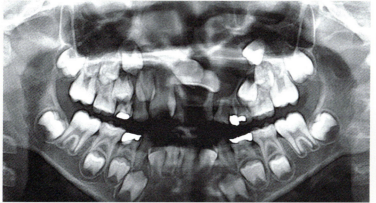
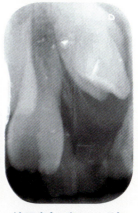

症例写真1-3 | 再々来院時パノラマエックス線写真・デンタルエックス線写真（8歳10ヵ月）

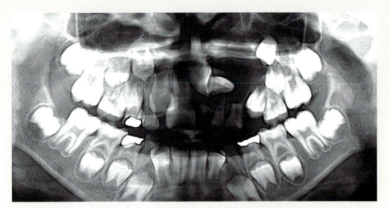

症例写真1-4｜紹介時パノラマエックス線写真（9歳3ヵ月）
2の萌出方向異常のため，当科へ紹介された．当該歯周囲に巨大な透過像を認めた．

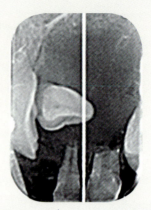

症例写真1-5｜当科での治療前デンタルエックス線写真（9歳4ヵ月）
3の歯冠と囊胞を疑う透過像，囊胞壁を疑う白線を確認した．

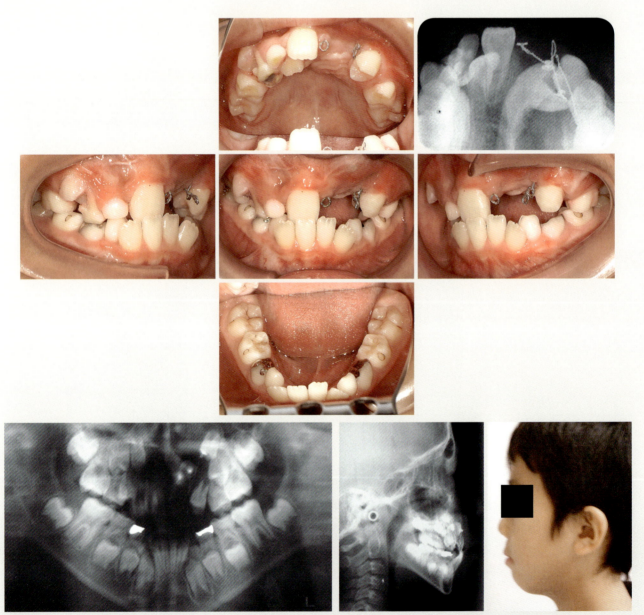

症例写真1-6｜開窓術後口腔内写真・エックス線写真・セファログラム・側貌写真（10歳0ヵ月）
1-3にボタンを接着し誘導線を装着した．誘導線の先はループ状とし歯槽頂に露出させた．2の歯軸は30°の逆性を呈し，歯根形成期はRiで深度は深かった．1の歯軸は15°遠心傾斜し，歯根形成期はRcで深度は深かった．
［開窓術は木津英樹先生（立川病院歯科口腔外科・東京都）による］

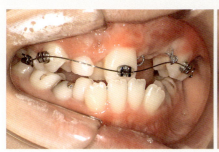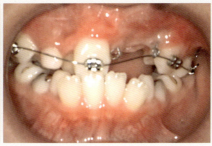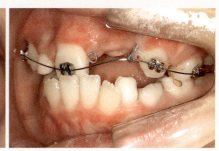

症例写真 1-7｜矯正装置装着時口腔内写真（10歳2ヵ月）

E 4 1|4 E に装置を装着し，0.014インチ Ti-Ni ワイヤーを挿入した．緊急性の認められる|2 の誘導線の端を釣り針状にし，アーチワイヤーにかけ歯胚の回転を開始した．|3 も同様に処置したが，歯軸に問題はないため，ワイヤーにかけただけであった．|1 は歯軸傾斜角15°のため，経過観察とした．

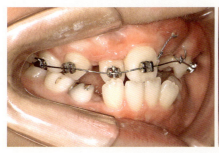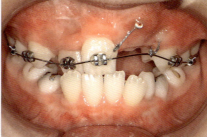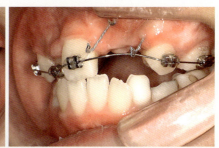

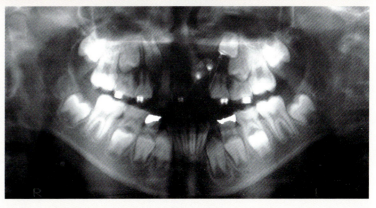

症例写真 1-8｜矯正装置装着後5ヵ月時口腔内写真・パノラマエックス線写真（10歳7ヵ月）

|2 の歯軸が15°の逆性を呈したため，引き続き歯槽頂方向に力を付加し歯胚回転を行った．|1 は遠心傾斜傾向であったため，1|方向に力を負荷し歯軸の改善を行った．

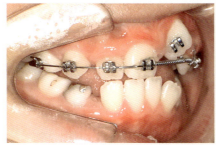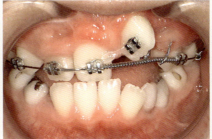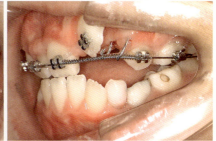

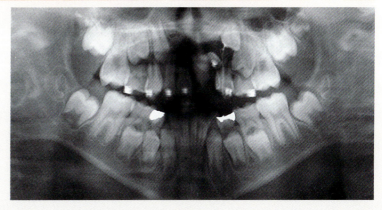

症例写真 1-9｜矯正装置装着後10ヵ月時口腔内写真・パノラマエックス線写真（11歳0ヵ月）

|2 の歯軸が水平を呈したため，引き続き歯槽頂方向に力を付加し歯胚回転を行った．ただし歯根形成期は R1/2 となり，歯根の弯曲が認められた．|1 は遠心傾斜傾向と捻転を呈したため，オープンコイルを用いて空隙を確保しつつ，1|方向に力を負荷し歯軸と捻転の改善を行った．

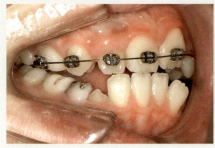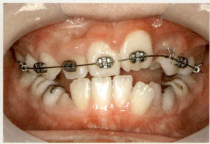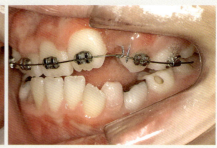

症例写真1-10｜矯正装置装着後12ヵ月時口腔内写真（11歳2ヵ月）

|1は萌出し，|2は切端を触診で頬側歯肉に触れたが，歯軸の改善は継続しなければならない．|3は緊急性を認めないため，経過観察とした．

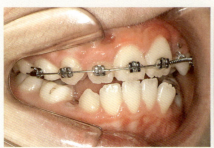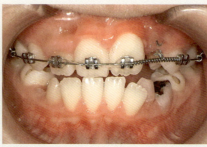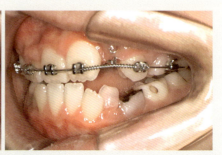

症例写真1-11｜矯正装置装着後15ヵ月時口腔内写真（11歳5ヵ月）

|1－4間にオープンコイルを挿入し，|2の萌出空隙の確保を行うと同時に，|2の回転術を継続した．触診では，|2に装着したボタンを歯槽頂歯肉直下に触れた．

考察

　生検の結果は濾胞性歯囊胞であった．また，濾胞性歯囊胞は急速に拡大を続けていた．鼻腔に侵入する恐れもあり，この場合，感染の可能性があり，感染すれば全部摘出する必要がある[7]．また，上顎左側中切歯は濾胞性歯囊胞により，移動したと考えられた．さらに，側切歯自体も移動し，水平位となり，歯胚が回転したことがわかる．神成ら[13]の報告によれば，歯軸傾斜角が90°を超えた場合，歯根形成期がR1/2を超えると抜歯適応である．したがって，上顎左側側切歯を保存するためには，歯根形成期がR1/2となるまでに歯胚回転術が必要であり，緊急性が認められた．

　牽引の方向を歯軸に垂直にすることで，歯胚は抵抗中心の周りに回転する．したがって，牽引は一種の歯胚回転術である．上顎左側側切歯は30°の逆性であったため，歯槽頂方向が垂直となる．7ヵ月後，歯胚回転術により15°逆性に改善した．12ヵ月後，水平埋伏に改善したが，歯根形成期がR1/2となり歯根弯曲を呈し，神成の報告による抜歯のボーダーラインまで改善したが，予断は許さない．

　また，上顎左側中切歯のように深い場合，垂直方向に力をかけることは不可能である．このような場合，隣在歯に接触しなければ，歯槽頂方向に力をかける．10～20g程度の弱い力[35]を負荷し注意深く観察を行い，移動距離も長いため徐々に方向を改善する．

　濾胞性歯囊胞は巨大であったが，再発は認められなかった．これは，誘導線がドレーンとしてはたらいたことも一因であったと考えられた．

治療のベネフィットとリスク

ベネフィット	リスク
●濾胞性歯囊胞の治療	●長期の治療とう蝕リスク
●|1－3の抜去時の外科的侵襲の回避	●骨癒着，歯根吸収，骨吸収，歯肉退縮の可能性
●|1－3の保存による審美性の回復	●濾胞性歯囊胞の再発
●アンテリアガイダンスの確立による慢性歯根膜炎の予防	

| 上顎前歯埋伏症例 | 上顎側切歯と犬歯の移転歯[24,25] |

　乱杭歯を主訴に来院した20歳3ヵ月の女性である(**症例写真2-1**)．上顎側切歯と犬歯の歯冠は，視診で近遠心的に同位置であった．触診およびパノラマエックス線所見においても，歯根の位置は近遠心的に同位置であった．上顎正中が左側へ偏位し，左側の臼歯のラテラルオーバージェットが大きいため，上顎左側第一小臼歯，あるいは第二小臼歯を抜去し，上顎の正規配列を行うこととした．ただし，上顎側切歯と犬歯の不完全型移転歯の可能性もあるため，まずは非抜歯治療を行うことで抜歯部位を確定することとした(**症例写真2-2～2-6**)．

　なお，下顎両側第二大臼歯は低位で，しかも左側は近心傾斜を呈していた．

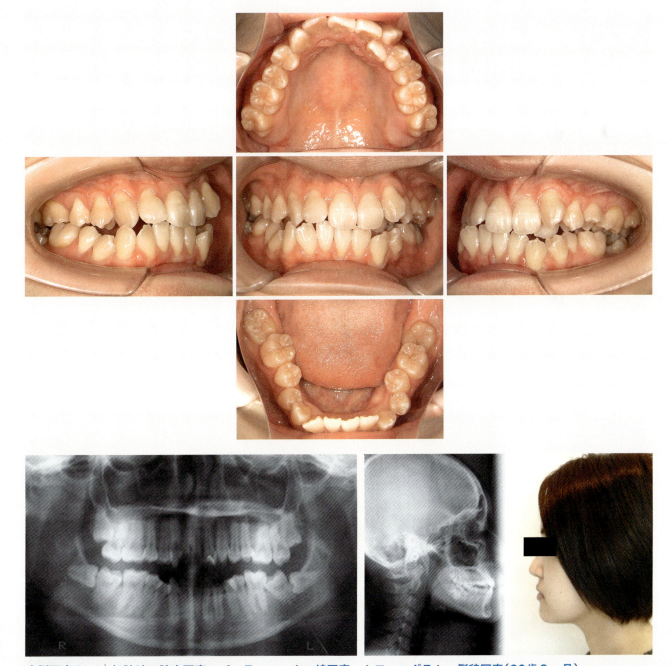

症例写真2-1｜初診時口腔内写真・パノラマエックス線写真・セファログラム・側貌写真(20歳3ヵ月)

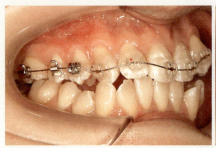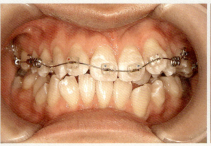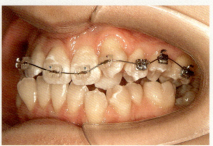

症例写真2-2｜レベリング開始時口腔内写真（20歳9ヵ月）
0.014インチ Ti-Ni ワイヤーにてレベリングを開始した．

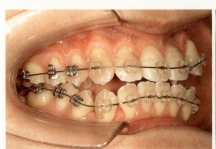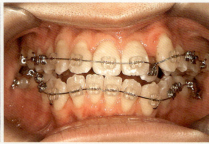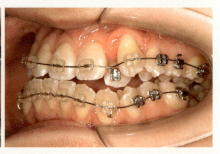

症例写真2-3｜レベリング開始後6ヵ月時口腔内写真（21歳3ヵ月）
|2 にブラケットを装着し，レベリングによる拡大作用による配列を開始した．下顎も0.014インチ Ti-Ni ワイヤーにて 7|7 の挺出とアップライトを開始した．

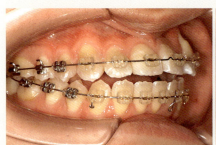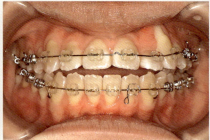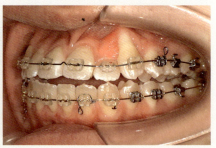

症例写真2-4｜レベリング開始後13ヵ月時口腔内写真（21歳10ヵ月）
|3 の頬側歯肉の裂開と |2 の口蓋側に歯肉退縮が発生した．しかも歯の移動期間は13ヵ月であったため，移動歯が疑われた．7|7 の低位は改善した．

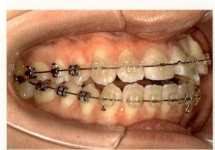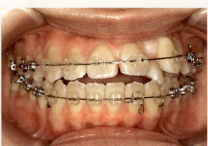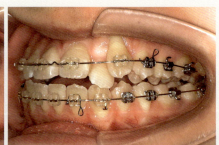

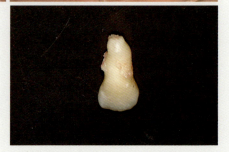

症例写真2-5｜レベリング開始後16ヵ月時口腔内写真（22歳1ヵ月）
|2 のブラケットを外したところ，挺出をともない後戻りした．動揺度3で咬合性外傷も認められ，歯根吸収が懸念されたため，当該歯の抜去を診断した．当該歯は根尖の歯根吸収が認められた．

76

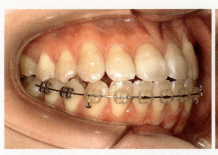
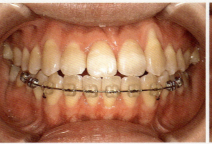
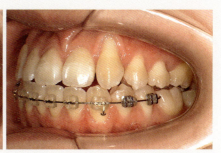

症例写真2-6｜レベリング開始後27ヵ月時口腔内写真（23歳0ヵ月）
空隙閉鎖を終了し，装置を撤去した．|3の歯肉退縮は若干改善し，付着歯肉様歯肉が認められた．

考察

歯根が入れ替わる完全型の場合，移転歯の診断は容易であるが，歯根が重なる不完全型の場合，容易ではない．エックス線写真で確認しようにも，シャーピー線維を確認することはできない．歯の移動を行わなければ診断できないため，治療的診断を行うこととなる．移転歯は，骨性癒着と異なり移動する．ただし，歯の移動は遅く，歯肉の裂開が発生する．これは経験的で文章で詳細に表現できないが，歯が動きにくく，移動すると同時に歯肉の裂開が発生した感があった．

本症例は当初，上顎小臼歯抜去治療を考えたが，小臼歯抜去を行った場合，歯肉退縮と根尖の歯根吸収した上顎側切歯を保存しなければならない．治療的診断を行ったことで，上顎側切歯の抜去治療となり，上顎左側犬歯に歯肉退縮が発生したものの，問題のない上顎小臼歯を保存できた．

後知恵になるが，犬歯の歯肉退縮を防ぐには，移動しにくい段階での診断が必要である．この診断は経験的なところによるため，矯正歯科専門医でも迷うことが多く，移転歯症例を十分経験した矯正歯科医に相談する必要がある．発生率は三叉神経痛の3倍程度であり，歯科医師1人が生涯に移転歯3症例に遭遇する計算である．

治療のベネフィットとリスク

ベネフィット	リスク
● 治療的診断による移転歯の確定診断 ● 誤抜歯の予防 ● アンテリアガイダンスの確立による慢性歯根膜炎の予防 ● 叢生の改善による歯周病の予防	● 長期の治療とう蝕リスク ● 骨癒着，歯根吸収，骨吸収，歯肉退縮の可能性

下顎前歯埋伏症例　濾胞性歯嚢胞

　下顎左側側切歯が萌出しないことを主訴に当科へ紹介された患者である．紹介元での初診時(7歳10ヵ月)，下顎中切歯の萌出が見られた(**症例写真3-1**)．下顎右側側切歯は先天性欠損，左側同歯は，歯軸は正常でR1/2であった．

　8歳5ヵ月時，下顎右側犬歯は萌出した一方，下顎左側側切歯は未萌出のため萌出障害が疑われたが，経過観察を行った(**症例写真3-2**)．

　8歳10ヵ月時，年齢を考慮すると萌出障害のため，エックス線写真を撮影し経過観察を行うこととした．画像所見では歯冠と歯小嚢壁の間隔が3mm以上あり，濾胞性歯嚢胞が疑われた(**症例写真3-3a**)．

　9歳3ヵ月時，エックス線写真を撮影したところ，嚢胞腔の拡大が確認されたため，当科に矯正歯科治療が依頼された(**症例写真3-3b**)．矯正歯科治療は可能であるが，必ずしも保存が可能とは限らない．骨性癒着の可能性もあり，自家移植という方法もあることを伝えた．治療は，まず開窓および萌出誘導を行うこととした(**症例写真3-4，3-5**)．

[症例は榎澤宗司先生(千葉県開業)のご厚意による]

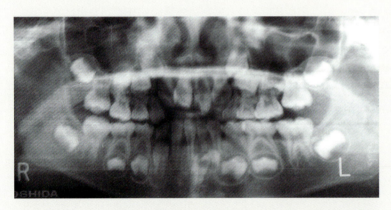

症例写真3-1｜初診時パノラマエックス線写真(7歳10ヵ月)
1|1の萌出．2|は先天性欠損，|2はR1/2とみられた．

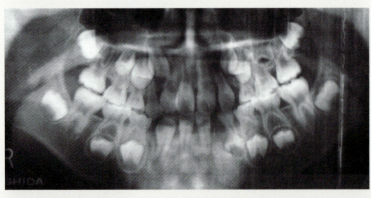

症例写真3-2｜経過観察時パノラマエックス線写真(8歳5ヵ月)
|3は萌出したが，|2は未萌出のため，萌出障害が疑われた．

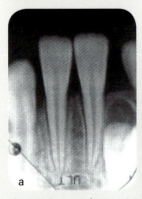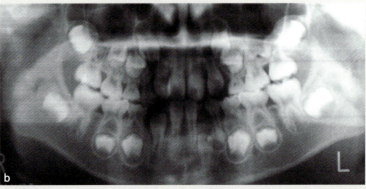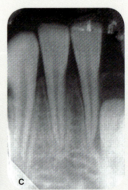

症例写真3-3｜矯正歯科治療開始前のエックス線写真(a：8歳10ヵ月，b：9歳3ヵ月，c：9歳6ヵ月)
8歳10ヵ月時，画像所見で歯冠と歯小嚢壁の間隔が3mm以上あり，濾胞性歯嚢胞が疑われた(a)．9歳6ヵ月時，デンタルエックス線を撮影したところ，嚢胞腔の拡大を確認した(c)．

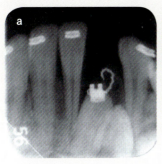 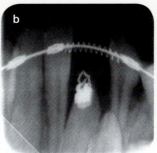 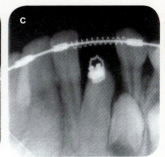 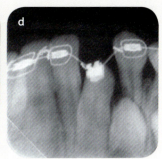

症例写真3-4｜矯正装置装着後の変遷
a：10歳0ヵ月時，開窓と同時にアタッチメントを接着し，牽引線を装着した．
b：10歳2ヵ月時，牽引線にエラスティックをかけて，10g程度の力で萌出誘導を行った．
c：10歳5ヵ月時．
d：10歳7ヵ月時，矯正ワイヤーにてレベリング中．

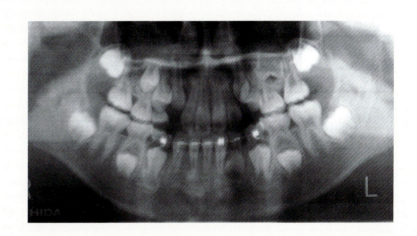

症例写真3-5｜動的矯正歯科治療終了時パノラマエックス線写真（10歳10ヵ月）
歯根形成期はRc，歯根長は正常であった．

考察

　本症例は萌出方向異常をともなわないため，開窓療法のみで萌出する可能性もあった．しかし，歯肉が再び覆うことで，再開窓を行う可能性，あるいは濾胞性歯嚢胞の再発の可能性もある．一方，ボタンを装着し誘導線を取りつければ，誘導線はドレーンとして機能するため，再開窓の可能性は消失し，濾胞性歯嚢胞の再発も予防すると考えられる．
　萌出誘導や牽引という言葉を用いるが，埋伏歯といえども基本的に自然萌出力をもつため，牽引に100g程度の力を用いるべきではない．通常，10〜20g程度の弱い力[35]で，経過観察すべきである．牽引というより，萌出方向が異常の場合，萌出方向の修正のため力を負荷すると考えるべきである．力が大きすぎると，歯根形成不全や骨の喪失，付着歯肉の喪失の原因となることがある[15]．

治療のベネフィットとリスク

ベネフィット	リスク
● 下顎前歯部萌出空隙の確保	● 長期の治療とう蝕リスク
● 下顎前歯部の保存	● 骨癒着，歯根吸収，骨吸収，歯肉退縮の可能性
● 前歯をアンテリアガイダンスとして機能させ，慢性歯根膜炎を予防する	● 濾胞性歯嚢胞の再発
● 濾胞性歯嚢胞の治療	

下顎前歯埋伏症例　下顎側切歯と犬歯の移転歯[23,24]

　初診時10歳7ヵ月の女児で，下顎前歯の叢生を主訴に来院した（**症例写真4-1**）．下顎右側側切歯は舌側転位し，捻転を呈した．歯冠の近遠心位置は下顎右側第一小臼歯と同じであったが，パノラマエックス線所見において，側切歯歯根は犬歯歯根の遠心に位置していた．下顎右側第一小臼歯の歯冠は歯根軸に対して遠心に彎曲し，犬歯歯根尖と下顎右側第一小臼歯歯根尖の間隔が広いものの，当時下顎の移転歯の報告はほとんどなかったため，移転歯を疑わなかった．治療としては，Ti-Niワイヤーによる拡大作用により，正規配列を図ることとした．上下顎関係と上顎歯列に問題はなかったため，下顎のみの治療とした（**症例写真4-2〜4-5**）．

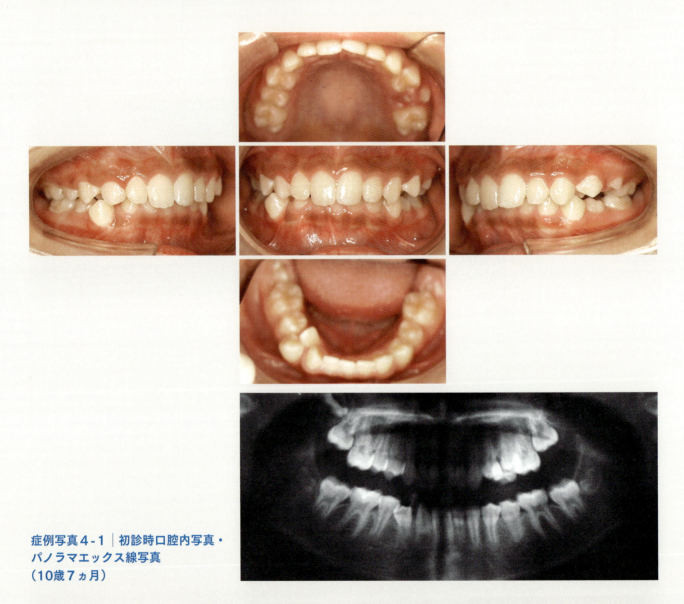

症例写真4-1│初診時口腔内写真・パノラマエックス線写真（10歳7ヵ月）

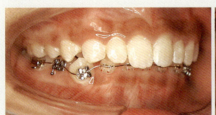
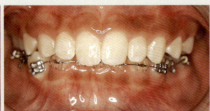
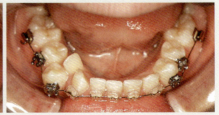

症例写真4-2│レベリング開始時口腔内写真（10歳10ヵ月）
0.014インチTi-Niワイヤーのレベリングによる拡大作用を利用して，治療を開始した．

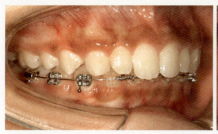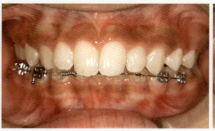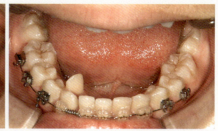

症例写真4-3｜レベリング開始後7ヵ月時口腔内写真（11歳5ヵ月）

4̲ の移動と配列に7ヵ月かかった．また，2̲ の空隙を確保するため，オープンコイルを挿入した．

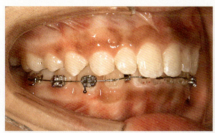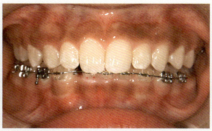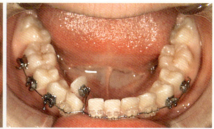

症例写真4-4｜レベリング開始後9ヵ月時口腔内写真（11歳7ヵ月）

空隙を確保したため，2̲ にブラケットを装着し，レベリングによる拡大で配列を開始した．

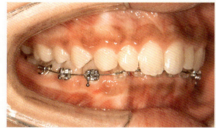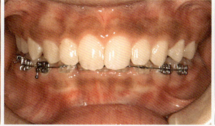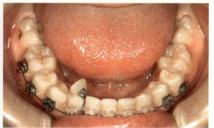

症例写真4-5｜レベリング開始後11ヵ月時口腔内写真（11歳9ヵ月）

レベリングによる拡大作用は効果がないどころか，確保した空隙が閉鎖した．

考察

非常に稀な症例である．移転歯の発現頻度は0.035〜0.358％[26,27]であるが，これらのほとんどが上顎犬歯と側切歯，第一小臼歯の移転歯である．エックス線所見では，シャーピー線維の走行は確かめられず，移転歯を診断することは現在のところ不可能である．したがって，矯正歯科治療を行い，治療的診断を行うしか方法はない．ただし，下顎の典型的な移転歯[28]がこの症例の形態である点は，留意すべきである．

本症例では，下顎右側第一小臼歯のレベリングに7ヵ月を要した．通常，このようにレベリングに時間がかかることはない．しかも，一度確保した下顎右側側切歯の空隙が，拡大治療を行っているにもかかわらず閉鎖した．つまり，これらのような通常とは異なる歯の移動が認められた場合，移転歯と診断される．歯胚の交換による移転歯の場合，正常位置への配列は不可能である．

この点に関して，葉山ら[29]は，正常の位置に配列を行うと，歯肉の裂開および歯根の露出のリスクがあると述べている．視点を変えれば，移転歯において，骨と歯根を繋ぐシャーピー線維も逆転していることがわかる．したがって，正規の配列は困難であり，下顎右側犬歯，下顎右側側切歯，下顎右側第一小臼歯の順に配列すべきであった．

治療のベネフィットとリスク

ベネフィット	リスク
● 治療的診断により移転歯の確定診断ができる	● 長期の治療とう蝕リスク
	● 骨癒着，歯根吸収，骨吸収，歯肉退縮の可能性

4 各論：犬歯の埋伏

上顎犬歯

特徴

　一般集団において，智歯を除く萌出障害の発現頻度は4％で，上顎犬歯の萌出障害の発現頻度は0.8〜2.9％である[30]．野田ら[1]によると，萌出障害症例中の上顎犬歯の発現頻度は上顎中切歯の38.6％に次いで多く，15.4％である．埋伏した犬歯尖頭の位置は，開窓を行ううえで重要であるが，コーカシアン（白人）は口蓋側に位置する頻度が高く，唇側に位置するものは15〜30％である．一方日本人小児は，唇側に位置するものが36％，唇舌的中央に位置するものが38％で両者の発現頻度が高く，口蓋側に位置するものは26％である[1,2]．

原因

　上顎犬歯の萌出障害は，歯胚の方向や位置の異常が原因である場合が多いが，原因不明なものも多い．乳歯の重度う蝕や外傷による術後経過不良による根尖病巣は，歯胚の位置が高いことから，犬歯の萌出障害の原因となることは考えにくい．人種差が認められ，同一家系内での発生率が高いことから，遺伝的要因の関与が疑われる．また，側切歯の先天欠如や矮小歯も原因となりうる．犬歯は，顎骨内で側切歯歯根遠心面を萌出ガイドとし萌出する．先天欠如や矮小化は，萌出ガイドとしての機能を喪失することもあり，この場合犬歯萌出方向異常が発生しうると考えられる．過剰歯や歯牙腫による萌出障害は10％で比較的少ない．被覆粘膜の肥厚[1,2]（粘液線維性過形成症 myxofibrous hyperplasia）や萌出空隙不足も原因として挙げられる．

併発症

　埋伏した上顎犬歯を放置すると，側切歯や中切歯の歯根を吸収することがある．Ericsonら[31,32]によれば吸収部位は歯根中央部82％，歯頸部13％，根尖部5％，小嶋ら[33]によれば歯根中央部50％，歯頸部40％，根尖部10％でいずれも歯根中央部の吸収の頻度が最も高い．表面吸収であれば埋伏犬歯を牽引して吸収窩から離すことで歯根吸収部は自然修復される．しかし吸収が象牙質に及ぶ場合，歯内療法を行い外部吸収の進行を抑制することも考慮する．吸収が歯髄に達した場合は，抜歯せざるを得ないこともある．Ericsonら[31,32]は「吸収の原因となる埋伏歯は圧倒的に上顎犬歯が多く，隣在歯の根の吸収中は無症状で，隣在歯の動揺に気づくころには歯根のほとんどが吸収されているため注意が必要」「10歳未満はないが10歳以降に側切歯の歯根吸収が歯髄まで及んだ症例があることから，10歳ごろには触診やエックス線検査などで上顎犬歯の方向と位置を確認するべき」と述べている．有馬ら[34]は，隣在歯の歯根吸収の予防策を次のように挙げている．

(1) 定期的にパノラマエックス線写真を撮影し，犬歯の位置，萌出方向をチェックする
(2) 乳犬歯を抜去し，犬歯を萌出誘導させるための余地を作る
(3) 骨格性の異常がない症例にのみ適応されるが，連続抜去法を用いて，異所萌出が予測される犬歯の萌出方向の修正を図る
(4) すでに犬歯の歯根が完成し，自然萌出力が期待できない場合には，埋伏歯の牽引や萌出誘導を通常より早めに開始し，積極的にその萌出方向の改善を図る

長期埋伏による歯根の骨性癒着（置換性吸収）の可能性も指摘されているが，野田ら[1]によると，歯根が完成した犬歯でも牽引に反応することから，骨性癒着を発生する症例は極めて少ないと考えられる．ただし骨性癒着が発生した場合，亜脱臼や再植，摘出する可能性（歯槽骨ごとに埋伏歯を切り出し再植する等）があるため，患者に事前に説明しておく．

診断

上顎犬歯の平均萌出年齢は，男児10歳10ヵ月（±

1年1ヵ月），女児10歳2ヵ月（±11ヵ月）である[22]．これらの年齢になっても上顎犬歯が未萌出の場合，萌出障害が疑われる．また犬歯萌出開始の1年〜1年6ヵ月前から上顎犬歯部の頬側歯肉に膨隆を触れるため，男児で10歳，女児で9歳（小学3〜4年相当）時点で片側しか膨隆を触れない場合，エックス線診査の必要がある．これは，上顎犬歯の萌出障害のうち，両側性に発現する頻度が15％であるためである．たとえば，片側のみの乳犬歯が残存する場合，動揺の有無を確認し，動揺のない場合は萌出障害を疑う．

下顎犬歯

特徴

下顎犬歯の萌出障害の発現頻度は0.05〜0.4％[36]で，上顎犬歯の発現頻度0.8〜2.9％に比べかなり低く，萌出障害歯に占める割合も3.5％である．両側性は10％以下との報告があり，ほぼ片側性である．ただし上顎犬歯と同様に性差があって女児での発現頻度が高く，男女比は1：1.5である．また下顎犬歯の移転歯は稀であるが，発生しないわけではない．

下顎犬歯は近心に傾斜し正中を越え反対側まで顎骨内を移動することがある（transmigration）[1]．これは移動距離の短い移転（transposition，migration）[16]とは区別される．原因不明で，下顎犬歯以外にも下顎切歯や下顎小臼歯にも見られると報告されている[37]．

原因

歯胚の萌出方向・位置異常による萌出障害が多い．この中にはtransmigrationも含まれる．濾胞性歯嚢胞は稀ではあるが，発生することもある．歯牙腫や過剰歯などの石灰化物による埋伏は約40％で，上顎犬歯の割合約10％に比べて多い．

診断

下顎側方歯群は，犬歯から第一小臼歯，第二小臼歯と順に交換することが多いため，犬歯の萌出障害の診断は比較的容易である．第一乳臼歯が脱落した

にもかかわらず，隣接する犬歯の頬側歯肉に膨隆が認められない場合，萌出障害を疑う．また日本人小児の下顎犬歯平均萌出年齢は，男児10歳2ヵ月±11ヵ月，女児9歳3ヵ月±9ヵ月である[22]ことから，この年齢で下顎犬歯の萌出が認められない場合，視診と触診を行う．診断にはパノラマエックス線写真も有用で，犬歯尖頭の位置の左右差，歯軸の傾斜異常，歯小嚢の大きさをチェックする．

歯の骨内移動（transmigration）[1]

非常に稀ではあるが，下顎犬歯が水平位で埋伏した場合に下顎骨内移動（transmigration）することがある．埋伏歯の尖頭が正中線付近あるいはそれを越えない場合，開窓療法と矯正歯科治療により牽引・配列できる可能性がある．しかし正中線を越える場合，一般に摘出することが多い．上顎永久歯での発現は少ないが，これは上顎には鼻腔や上顎洞があり，上顎骨内での距離の長い移動は制限されるためと考えられる（次ページ図3，4）．

摘出する場合，神経支配は元の部位であるため，局所麻酔は留意すべきである．摘出が可能な場合，移植も治療法のひとつである．

長期観察例として，18年間経年的に追跡し，下顎犬歯が反対側の下顎骨体下縁まで移動を続けた報告[37]がある．しかし患者はこの大移動にもかかわらず自覚的・他覚的症状を示さなかった（図4の下顎骨内移動症例も自覚症状を示していない）．

transmigration ではシャーピー線維が伸長されるが，数十年単位の移動である．矯正歯科治療ではこのような歯の移動は行われず，短期間で治療が終了するため，大きな移動は困難であろう．つまり，埋伏歯において傾斜角度が大きい場合，根尖の移動量が大きく移動が困難で，抜歯が選択されることがある．

しかし，transmigration の移動量を勘案し，萌出力程度の力をかけ続ければ，歯の移動は可能とも考えられる．つまり Ti-Ni ワイヤーは，埋伏歯の移動に最も適した力を発現するワイヤーであると考えられる．

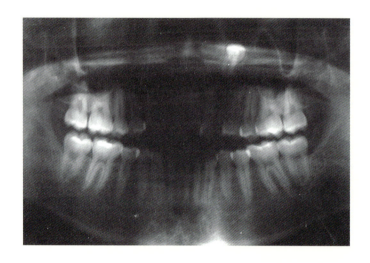

図3｜上顎の migration
初診時19歳2ヵ月の男性．|3 が逆性埋伏であり，頬骨弓内に移動した．犬歯歯冠に自覚症状はなく，歯小囊の囊胞化も認められない．触診で埋伏歯は確認できず，自覚症状も他覚症状も認められず，本人の希望により経過観察することとした．下顎の犬歯において，歯の骨内移動（transmigration）を発生することがある．そのなかでも稀ではあるが下顎犬歯が水平位で埋伏し，埋伏歯の尖頭が正中線を越える場合がある．一方，上顎歯の transmigration は非常に稀と報告され，これは上顎の骨の構造が複雑で長距離の移動ができないためと考えられている．本症例では，頬骨弓まで移動し，緻密骨で停止したと判断された．

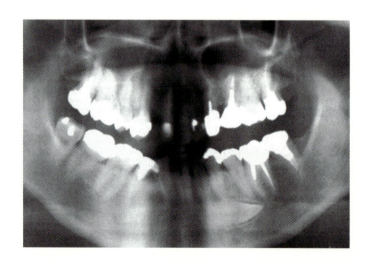

図4｜下顎骨内移動（transmigration）
初診時48歳3ヵ月の女性．3| が正中を越えて，|4 5 下方まで移動している．自覚症状はなく，歯小囊の囊胞化も認められない．触診では，頬側歯肉に尖頭を触れたが，本人の希望により経過観察とした．パノラマエックス線写真所見からは，3| の顎骨内移動．その尖頭は，|6 近心根の下方までの移動が確認される．自覚症状はなく，歯小囊の囊胞化は認められない．

上顎犬歯埋伏症例　両側犬歯の萌出方向異常（R1/4）

　上顎前突を主訴に来院した9歳9ヵ月の男児．全身状態として軽度の精神遅滞があった．上顎前歯の正中離開を呈するものの，上顎には叢生が認められた．下顎にはほとんど叢生は認められず，リーウェイスペースが存在した．上顎両側乳犬歯は喪失していたが，上顎前歯の萌出にともなうもので，側方歯群の交換は開始していない．ただし，上顎両側犬歯の尖頭を触診で中切歯と側切歯間の頬側歯肉に触れた．パノラマエックス線所見で根尖の位置に異常を認めず，移転歯ではなく，歯軸傾斜30°の萌出方向異常と考えられた．歯根形成期は両側ともにR1/4であった．

　第一大臼歯関係はII級で，上顎小臼歯抜歯治療が考えられた．一方，上顎両側犬歯を放置すると，上顎中切歯と側切歯に歯根吸収が発生する可能性がある．また，犬歯歯根が完成すると治療期間が遅延する可能性もある．上顎前突改善のためには小臼歯抜歯治療が必要と考えられるが，両親は本人に精神遅滞があるため，前歯歯根吸収の回避のみを希望した．上顎前突あるいは八重歯が改善しないことは同意のうえ，埋伏歯の治療を開始した．

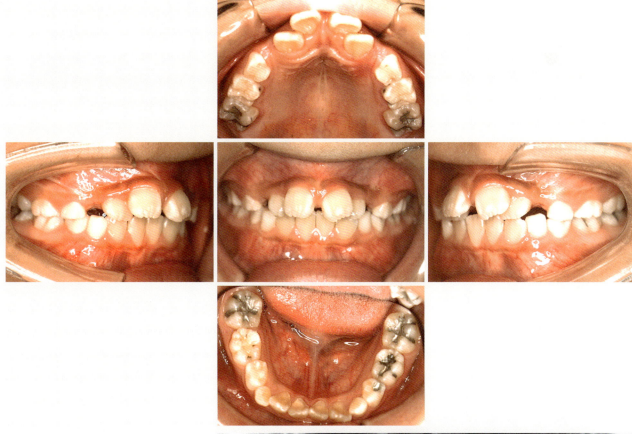

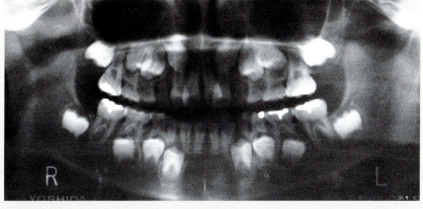

症例写真5-1｜初診時口腔内写真・パノラマエックス線写真（9歳9ヵ月）

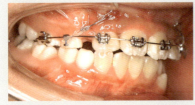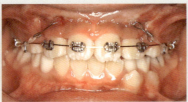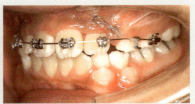

症例写真 5-2 | レベリング開始後 4 ヵ月，開窓後 1 週間，牽引開始時の口腔内写真（10 歳 6 ヵ月）

3|3 の牽引を始める．まず E 2 1|1 2 E のレベリングを 0.016×0.022 インチ Ti-Ni ワイヤーで行い，リングレットをかけるために誘導線の先を釣り針状とした．牽引方向を歯軸に垂直とするため，ワイヤーに噛み潰しフックを装着して牽引する．歯冠を遠心に，歯根を近心に回転する方法で萌出方向をコントロールした．

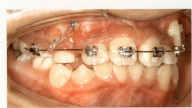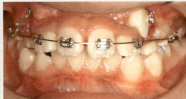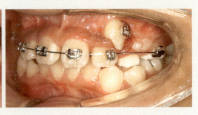

症例写真 5-3 | 牽引開始後 7 ヵ月時口腔内写真（11 歳 1 ヵ月）

歯軸が改善してきたため，歯軸と直角方向とすることを目的に，E|E から直接牽引することとした．

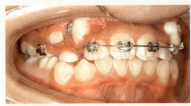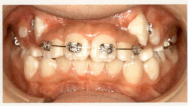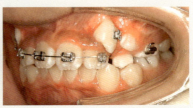

症例写真 5-4 | 牽引開始後 10 ヵ月時口腔内写真（11 歳 4 ヵ月）

歯軸の改善が認められたため牽引を中止し，自然萌出の経過観察とした．

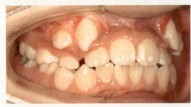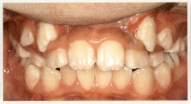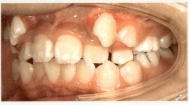

症例写真 5-5 | 牽引開始後 13 ヵ月時口腔内写真（11 歳 7 ヵ月）

口腔衛生状態が良好でなく歯肉炎を認めたが，当該歯の付着歯肉様組織が確認された．

考察

埋伏した上顎犬歯の牽引は，歯軸の垂直方向に力を負荷する．配列する場所から牽引すると，犬歯は側切歯歯根に衝突し移動しない．これは，自然萌出する力と牽引力の合力方向に歯は移動するためである．歯は自然萌出するため，この現象を阻害することは禁忌であり，この現象を利用することで付着歯肉の問題も解決する[15,16]．

歯軸に垂直方向に牽引することで，歯根は抵抗中心の周りに回転する．これは一種の歯胚回転術である．本症例では，埋伏歯の歯根形成度が R1/4 であったため，歯冠の回転はスムーズであった．付着歯肉様歯肉の形成が観察されたことから，牽引方向と力の大きさに問題はないと考えられる．また治療期間は，歯根形成開始期に開始した場合は 10 ヵ月との報告[35]があり，本症例もそれに準じ 13 ヵ月であった．

治療のベネフィットとリスク

ベネフィット	リスク
●上顎前歯部歯根吸収の予防	●長期の治療とう蝕リスク
●埋伏歯の嚢胞化の予防	●骨癒着，歯根吸収，骨吸収，歯肉退縮の可能性

上顎犬歯埋伏症例　右側犬歯の萌出方向異常（R3/4）

患者は初診時9歳11ヵ月の男児で，前歯反対咬合を主訴に来院した．上顎右側中切歯と側切歯はクロスバイトで，下顎前歯に空隙が認められた．側方歯群の交換は開始していないが，上顎右側犬歯の尖頭を触診で中切歯と側切歯の間の頬側歯肉に触れた．

パノラマエックス線所見で，根尖の位置に異常を認めず，移転歯ではなく，正常歯軸に対して傾斜15°の異所萌出と診断された．歯根形成度はR3/4で左側も同様の状態だったものの，歯軸に異常は認めなかった．

下顎前歯の唇側傾斜による歯性反対咬合と診断されたため，Ti-Niワイヤーによる拡大作用で上顎のクロスバイトの改善を図り，同時に上顎右側犬歯の歯軸改善を行う．これを放置すると，上顎右側中切歯と側切歯に歯根吸収が発生する可能性がある．また，歯根が完成すると術後に歯肉退縮や付着歯肉の問題も発生することもあり，特に，治療期間の長期化が予想される．

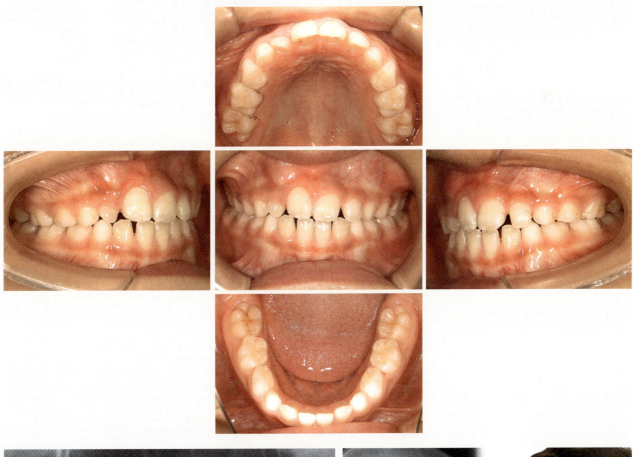

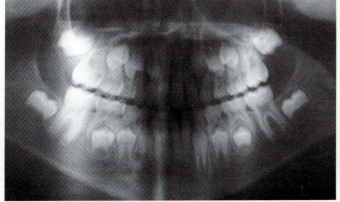 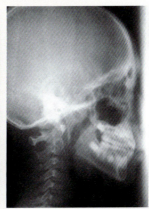 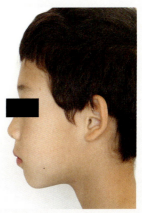

症例写真6-1 ｜ 初診時口腔内写真・パノラマエックス線写真・セファログラム・側貌写真（9歳11ヵ月）

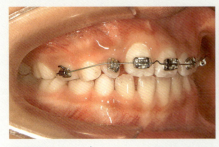 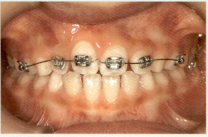 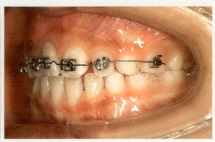

症例写真6-2｜レベリング開始時口腔内写真（10歳2ヵ月）
0.014インチ Ti-Ni ワイヤーの拡大作用により，上顎前歯部の唇側傾斜を図った．う蝕リスクを最小限に留めるため，D 2 1｜1 2 Dに装置を装着した．

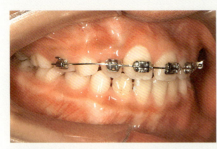 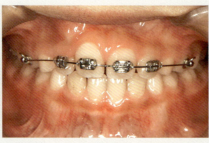 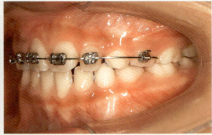

症例写真6-3｜レベリング開始後2ヵ月時口腔内写真（10歳4ヵ月）
0.016×0.022インチ Ti-Ni ワイヤーを用いて上顎前歯部のトルキングを行う．被蓋関係は改善し，下顎前歯部の空隙も改善した．

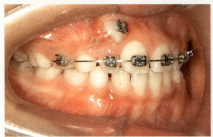 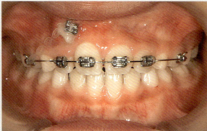 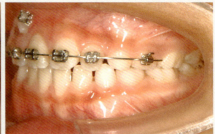

症例写真6-4｜レベリング開始後3ヵ月時口腔内写真（10歳5ヵ月）
3｜を開窓し，ブラケットを装着して歯軸改善を開始した．牽引は回転を目的とし，適宜，歯軸に垂直方向とした．

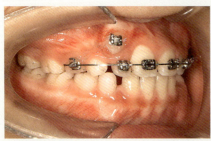 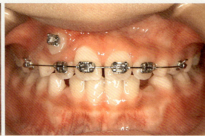 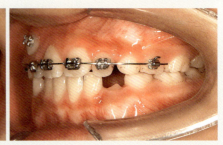

症例写真6-5｜レベリング開始後5ヵ月時口腔内写真（10歳7ヵ月）
歯軸は改善したが，遠心傾斜傾向であった．自然萌出も認められた．

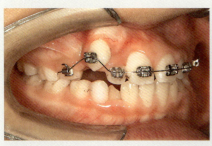 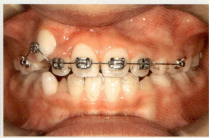 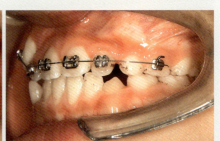

症例写真6-6｜レベリング開始後8ヵ月時口腔内写真（10歳10ヵ月）
0.014インチ Ti-Ni ワイヤーにて，3｜遠心傾斜の改善と，歯列への配列を開始した．

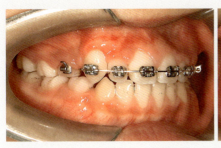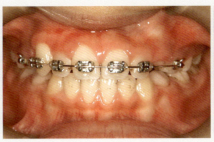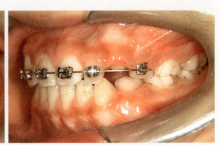

症例写真6-7｜レベリング開始後15ヵ月時口腔内写真（11歳5ヵ月）
0.016×0.022インチ Ti-Ni ワイヤーにて，3|の歯根の平行性を確立した．

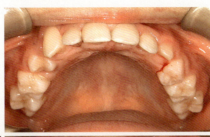
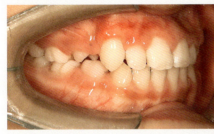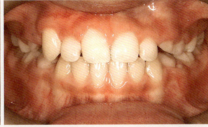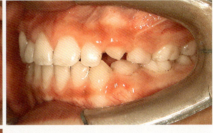
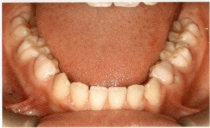

症例写真6-8｜レベリング開始後16ヵ月時口腔内写真（11歳6ヵ月）
3|はⅠ級関係が確立され，歯頸部に付着歯肉様歯肉が観察された．下顎前歯は空隙歯列が改善した．

考察

　上顎右側犬歯の牽引は，歯軸の垂直方向に力を負荷する．歯は自然萌出するため，この現象を阻害することは禁忌であり，この現象を利用することで付着歯肉の問題も解決する[15,16]．これにより，症例5と同じく歯根は抵抗中心の周りに回転する．
　本症例では，埋伏歯の歯根形成度がR3/4であったため，歯冠を回転した際，回転中心が形成された歯根の中央になることに加えて，シャーピー線維も形成され，移動が困難になったと考えられる．このため，歯冠回転術を試みたが，遠心傾斜となった．ただし，付着歯肉様歯肉の形成が観察されたことから，牽引方向と力の大きさに問題はないと考えられる．また，治療期間は16ヵ月を要したが，これも歯根形成度がR1/2を過ぎてR3/4であったためと考えられる．歯根形成開始期に開始した場合，10ヵ月との報告[11]がある．

治療のベネフィットとリスク

ベネフィット	リスク
●犬歯をアンテリアガイダンスとして機能させ，慢性歯根膜炎を予防する ●上顎前歯部歯根吸収の予防 ●埋伏歯の囊胞化の予防	●長期の治療とう蝕リスク ●骨癒着，歯根吸収，骨吸収，歯肉退縮の可能性

| 上顎犬歯埋伏症例 | **異所萌出**（RC） |

　初診時12歳6ヵ月の男児，上顎右側犬歯が上顎右側中切歯の歯根と側切歯歯根の間に生えてきたことが主訴であった．上顎右側乳犬歯のみが残存し，当該歯の尖頭を触診で中切歯と側切歯の間の頬側歯肉で触れた．パノラマエックス線所見で，根尖の位置は第一小臼歯根尖相当部で正常と考えられるが，正常歯軸に対して45°程度傾斜した異所萌出と診断された．歯根形成度はRcで，左側も同様の状態だが，歯軸に異常は認めなかった．

　放置すると，上顎右側中切歯と側切歯に歯根吸収が発生する可能性がある．また，歯根が完成すると，術後歯肉退縮や付着歯肉の問題も発生することもあり，治療期間の長期化が予想される．

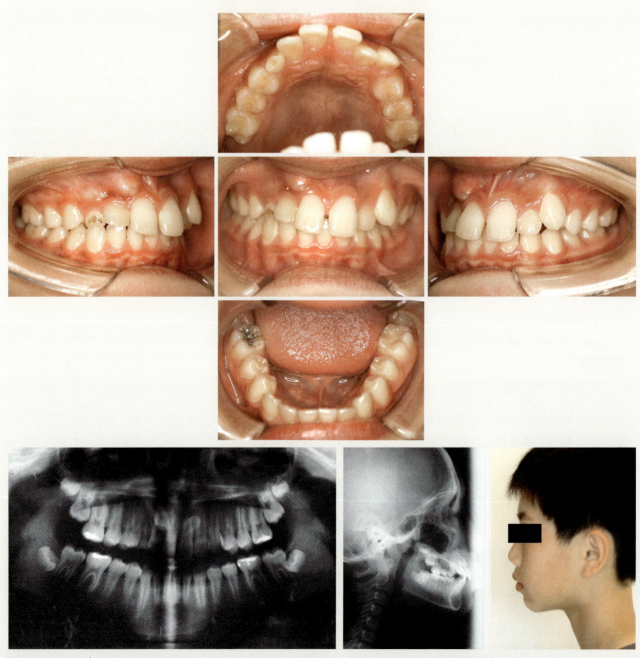

症例写真7-1 | 初診時口腔内写真・パノラマエックス線写真・セファログラム・側貌写真（12歳6ヵ月）

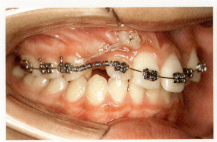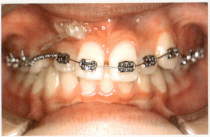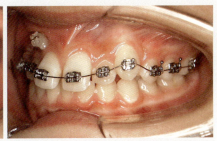

症例写真7-2｜レベリング開始時口腔内写真（12歳10ヵ月）
上顎に0.014インチTi-Niワイヤーを装着し，4|と2|の間にオープンコイルを挿入したうえで，3|の歯軸に対し垂直方向にチェーン状エラスティックを用いて，牽引を開始した．

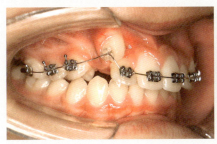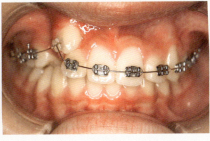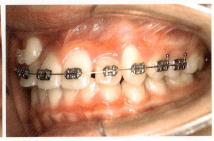

症例写真7-3｜レベリング開始後3ヵ月時口腔内写真（13歳1ヵ月）
3|の歯軸が直立したため，0.014インチTi-Niワイヤーによるレベリングを開始した．

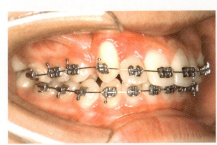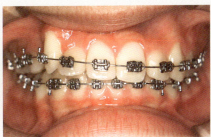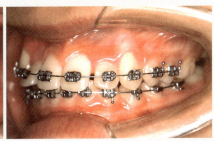

症例写真7-4｜レベリング開始後5ヵ月時口腔内写真（13歳3ヵ月）
3|のレベリング終了時．3|はⅡ級咬合で，遠心に空隙が発生した．

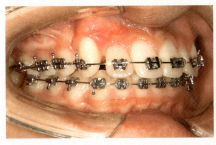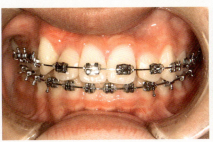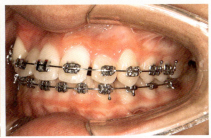

症例写真7-5｜レベリング開始後13ヵ月時口腔内写真（13歳11ヵ月）
3|の1歯対2歯の関係を確立するため，遠心移動を行った．

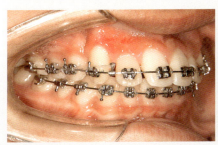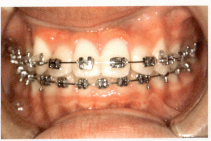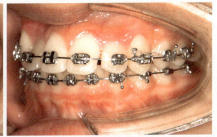

症例写真7-6｜レベリング開始後14ヵ月時口腔内写真（14歳0ヵ月）
上顎に0.016×0.022インチTi-Niワイヤー，スライディングメカニクスにて空隙閉鎖を開始した．

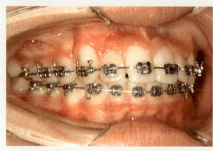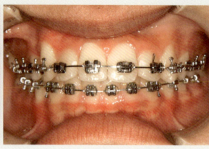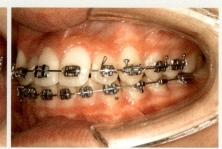

症例写真7-7｜レベリング開始後17ヵ月時口腔内写真（14歳3ヵ月）
上顎空隙閉鎖を終了し，5/16インチのエラスティックを用い，ミッドラインコレクションを開始した．

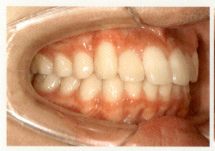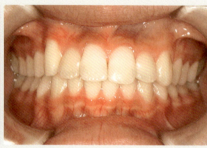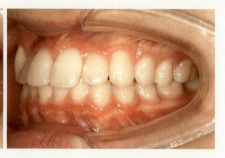

症例写真7-8｜保定開始後4ヵ月時口腔内写真（14歳9ヵ月）
3|の臨床歯冠は若干長かったが，付着様歯肉の形成が認められた．上下顎正中は2mm程度ずれているが，患者は気にならないとのことで，動的治療を終了した．

考察

神成ら[13]は，歯根形成期Rcで歯軸傾斜角が60°を超える埋伏歯の場合，歯の配列は困難であることを報告した．本症例は，歯根が完成し，傾斜角が45°で，保存は可能だが，シビアな症例だと考えられる．これは，歯の萌出方向を改善する際，歯軸の垂直方向に力をかけるが，歯冠は力の方向へ移動し，根尖は逆方向に移動する．この回転中心は，歯根が完成した場合に歯根の中央部となるため，歯軸の改善を行うと犬歯は近心位となるはずである．加えて，歯根と歯槽骨にシャーピー線維が形成され，歯の回転にともないシャーピー線維が伸長され，このリアクションが回転を妨げる．

つまり，歯根が完成し，歯軸傾斜角が大きい場合，保存し得たとしても，左右の対称性が損なわれやすい．このため，上下顎正中のずれが発生したと考えられる．

本症例においては，3|を回転させて萌出方向を改善（アップライト）した後，レベリングを行った．この際，当該歯は|3と1歯対1歯の近心位となり，遠心に空隙を認めた．このため犬歯の遠心移動を行い，さらに空隙閉鎖を行う必要が生じた．またこのような，摘出か保存かの選択に迫られるシビアな埋伏歯を扱う場合，専門的な矯正歯科治療を用いることで，保存しうる可能性は高まる．

治療期間は19ヵ月であったが，ベネフィットは大きいと考えられる．

治療のベネフィットとリスク

ベネフィット	リスク
● 3|萌出空隙の確保 ● 犬歯をアンテリアガイダンスとして機能させ，慢性歯根膜炎を予防する ● 上顎前歯部歯根吸収の予防 ● 埋伏歯の嚢胞化の予防	● 長期の治療とう蝕リスク ● 骨癒着，歯根吸収，骨吸収，歯肉退縮の可能性

下顎犬歯埋伏症例　萌出方向異常

　初診時13歳1ヵ月の男性で，下顎右側犬歯の埋伏が主訴であった．反対側の犬歯の歯根形成度はRcで萌出していた．つまり，当該歯は30°近心傾斜し歯根形成度はRcで，萌出方向異常による埋伏の疑いと診断された．神成ら[13]によれば，保存可能な状態であるが，治療期間の遅延が予想された．触診で，歯冠の膨隆を舌側に触れたが，下顎の正中は3mm右側にずれ，萌出空隙不足も認められた．

　一般に，萌出方向異常と萌出空隙不足を呈した場合，抜歯適応である．放置すれば，隣在歯の歯根吸収の可能性もある．しかし，矯正歯科治療により萌出誘導と拡大配列は同時に行うことができる．また，患者は当該歯の保存のみを希望したため，最小限の矯正歯科治療を勘案した．ただし，下顎歯列の拡大を最低限行わなければならないため，下顎歯列の矯正歯科治療を計画した．また，骨性癒着の場合，脱臼や自家移植などの方法もある．これらの点を説明し，同意のうえ治療を開始した．

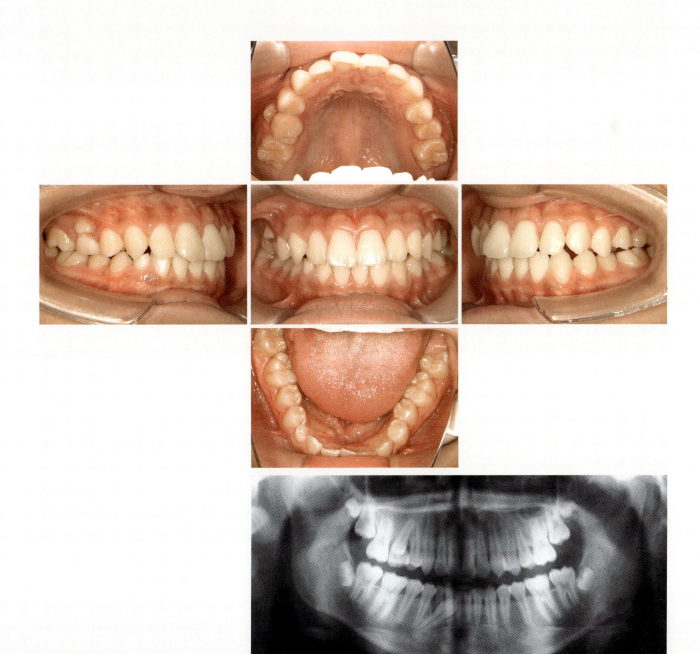

症例写真8-1　初診時口腔内写真・パノラマエックス線写真（13歳1ヵ月）

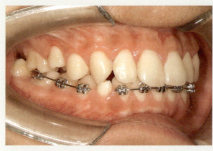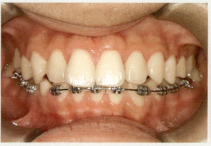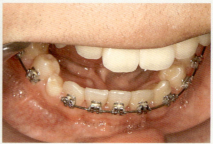

症例写真 8-2 | レベリング開始後 2 ヵ月時口腔内写真（開窓依頼時，13 歳 5 ヵ月）
3|の牽引のリアクションを抑えるため，開窓・牽引前に 0.016×0.022 インチ Ti-Ni ワイヤーまでサイズアップした．

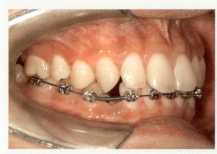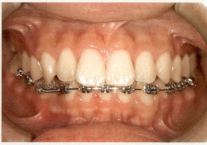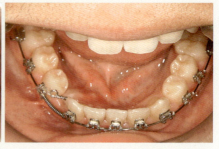

症例写真 8-3 | レベリング開始後 6 ヵ月時口腔内写真（13 歳 9 ヵ月）
方向は近心傾斜を考慮し，遠心方向で歯軸に垂直とする，|4 からの萌出誘導を開始した．力の大きさは 10〜20 g 程度とした．なお，牽引のリアクションを抑えるため，|4 と |2 の間にオープンコイルを装着した．

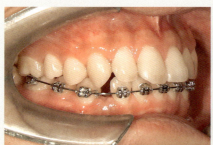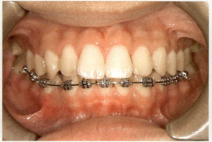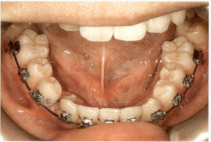

症例写真 8-4 | レベリング開始後 9 ヵ月時口腔内写真（14 歳 2 ヵ月）
チェーン状エラスティックにより萌出誘導を継続中である．舌側部に視診で尖頭を確認した．

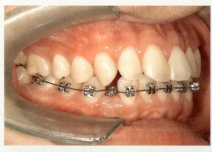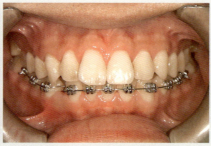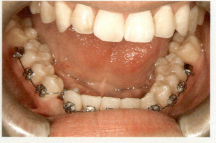

症例写真 8-5 | レベリング開始後 15 ヵ月時口腔内写真（14 歳 8 ヵ月）
ブラケットを装着し，ワイヤーによる拡大作用を利用した配列を開始した．ワイヤーは 0.016 インチ Ti-Ni ワイヤーを用いた．

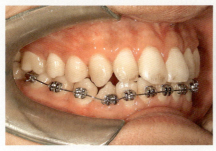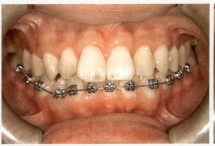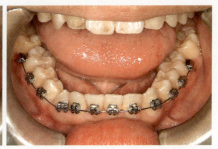

症例写真 8-6｜レベリング開始後18ヵ月時口腔内写真（14歳11ヵ月）
ブラケットは2回目の再装着で，正常位置に装着できた．0.014インチ Ti-Ni ワイヤーにて，レベリングを継続している．

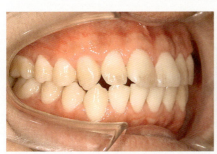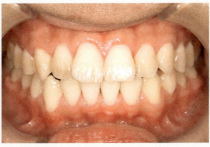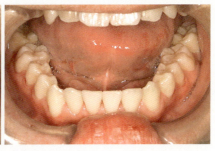

症例写真 8-7｜レベリング開始後28ヵ月，矯正装置撤去2ヵ月時口腔内写真（15歳9ヵ月）
付着様歯肉組織は形成され，歯周ポケットは認められない．3|は対合歯である犬歯と咬合接触した．当該犬歯の配列とともに下顎歯列は拡大され，これにともない下顎正中のずれはほぼ改善した．

考察

本症例での埋伏の深度は浅く，傾斜角度が30°であった．治療の難易度は高くないと考えられたが，歯根形成度が Rc のため，アップライトに時間がかかることが予想された．通常の舌側転位歯であれば，レベリングによる歯の配列に6ヵ月は要さないが，本症例では26ヵ月を要した．これは，歯根と歯槽骨をつなぐシャーピー線維が形成されたためと考えられる．歯根形成開始期であれば，傾斜角度が90°でも配列に要する期間は10ヵ月程度の症例もある．これは，シャーピー線維は形成されず，歯冠の回転が容易であるためであろう．

歯槽骨や付着歯肉の喪失，歯根吸収などの問題は，開窓法や牽引方法に原因があることが指摘されている[15,16]．これは牽引という言葉に，自然萌出という概念がつながらないためと考えられる．牽引では，方向の誤りや力が大き過ぎることで，問題が発生する．牽引は自然萌出を促すことであり，萌出が認められる場合，力を負荷しないのが原則である．萌出方向の異常で，隣在歯が栓のような状態となっている場合，萌出方向を正常にしなければならない．正しい牽引方向は歯軸に垂直であり，力の大きさは10～20ｇ程度[35]，これは萌出する力を越えない大きさと考えている．萌出方向が正常になれば，牽引力は負荷せず，経過観察となる．

本症例では，当該歯の付着歯肉は形成され，歯周ポケットも認められなかった．萌出力を越えない力を負荷することで，問題を回避することができる．

治療のベネフィットとリスク

ベネフィット	リスク
● 3|萌出空隙の確保	● 長期の治療とう蝕リスク
● 犬歯を保存し，アンテリアガイダンスとして機能させる	● 骨癒着，歯根吸収，骨吸収，歯肉退縮の可能性
● 下顎前歯部歯根吸収の予防	
● 埋伏歯の囊胞化の予防	

下顎犬歯埋伏症例　移転歯・濾胞性歯嚢胞（RC）

　本症例は，米国での矯正歯科治療の継続を，帰国後に依頼されたものである．初診時14歳11ヵ月の男性で，下顎右側犬歯の埋伏が主訴であった．当該歯は10°遠心傾斜し，歯根形成期は Rc であった．歯冠と歯小嚢の間隔が3mmあり，濾胞性歯嚢胞[3-5,7-10,38]が疑われた．治療継続依頼書には，0.022インチのスロットプリアジャストエッジワイズ装置をトランスボンドで装着したうえで，上下顎0.017×0.025インチ Ni-Ti ワイヤーを着けている，とあった．下顎右側側切歯と第一小臼歯の間にオープンコイルが装着され，当該歯を正規配列予定であったと考えられた．オーバーバイト0mm，オーバージェット0.5mm で前歯部開咬を呈し，顎態パターンはⅠ級ハイアングルであった．

　パノラマエックス線所見では，下顎右側犬歯の根尖の近遠心的位置は第一小臼歯より近心であった．しかし，当該歯の歯冠は第一小臼歯と第二小臼歯の間にあった．下顎右側犬歯は不完全移転歯[23,24]の可能性があり，この場合，正規配列は禁忌である．しかしシャーピー線維の走行は不明で，治療的診断を行う必要があった．濾胞性歯嚢胞の問題は開窓療法を行い，ボタンに誘導線を装着すればドレーンとしてはたらくため，再発の可能性は低いと考えられた．

　移転歯として配列する可能性もあるが，正規配列する方針として，治療的診断を行うこととした．ただし骨性癒着の場合，脱臼や自家移植などの方法もある．これらの点を説明し，同意のうえ治療を開始した．

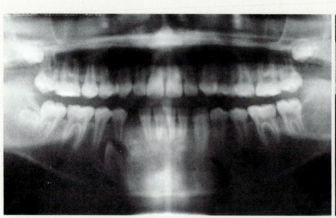
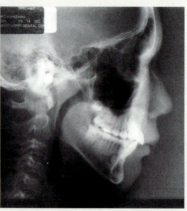

症例写真9-1｜米国での初診時のパノラマエックス線写真・セファログラム（14歳3ヵ月）

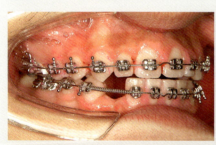
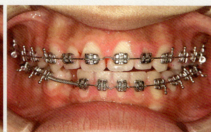
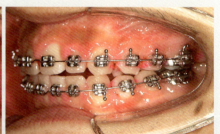
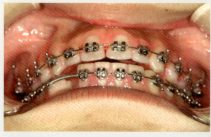
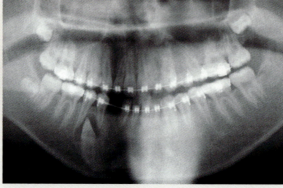
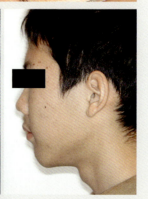

症例写真9-2｜当院初診時の口腔内写真・パノラマエックス線写真・側貌写真（14歳11ヵ月）

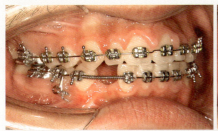
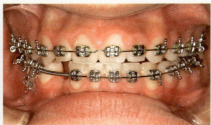
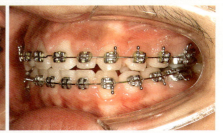

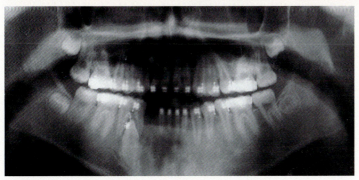
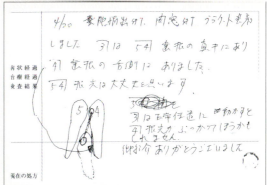

症例写真9-3｜開窓術後1ヵ月時口腔内写真・パノラマエックス線写真・口腔外科からの報告書（15歳5ヵ月）

開窓術の報告書から5̲―3̲とシャーピー線維が形成されていると考えられる．移転歯として配列することとし，頬側へ牽引を開始した．
［開窓術は木津英樹先生（東京都・立川病院歯科口腔外科）による］

開窓術依頼先からは，「4/20囊胞摘出術，開窓術，ブラケット装着しました．3̲は5̲4̲歯根の真中にあり，4̲歯根の舌側にありました．5̲4̲歯根は大丈夫だと思います．3̲は正常位置に動かすと4̲根尖がぶつかってしまうかもしれません」とのコメントであった．

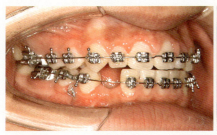
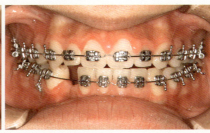
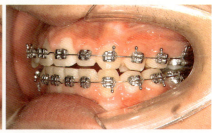

症例写真9-4｜開窓術後3ヵ月時口腔内写真（15歳8ヵ月）

5̲4̲の間にオープンコイルを挿入し，4̲の近心移動を開始した．

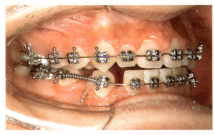
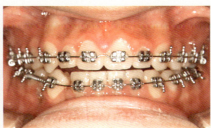
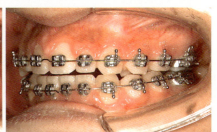

症例写真9-5｜開窓術後8ヵ月時口腔内写真（16歳1ヵ月）

3̲の萌出空隙を確保しながら，牽引を継続した．触診で3̲の膨隆を確認した．

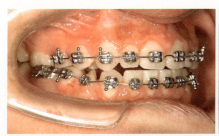
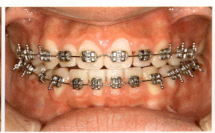
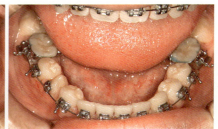

症例写真9-6｜開窓術後19ヵ月時口腔内写真（17歳0ヵ月）

3̲は萌出したが，遠心捻転を呈していた．

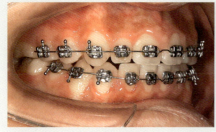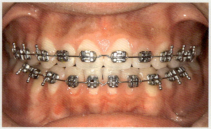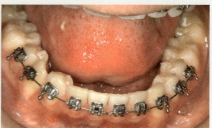

症例写真9-7｜開窓術後21ヵ月時口腔内写真（17歳2ヵ月）
3̲に歯肉裂開は発生しなかった．

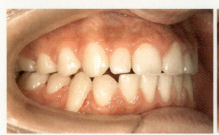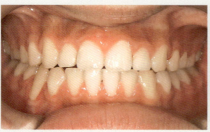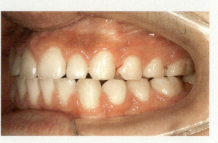

症例写真9-8｜開窓術後25ヵ月時口腔内写真（17歳6ヵ月）
3̲の臨床歯冠は，若干の歯肉退縮，付着歯肉様組織が認められた．

考察

本症例の埋伏の深度は深く，傾斜角度は10°であった．また，下顎犬歯と下顎小臼歯の歯冠は交換していた．つまり不完全型の移転歯の可能性があったが，下顎は移転歯の発生頻度は低く，下顎側切歯と犬歯の移転歯のみが報告されている．つまり本症例は極めて稀な下顎移転歯症例であった．このような場合でも治療的診断を行うことで，歯肉の裂開を防ぐことができる．

歯根形成度はRcであったため，アップライトに時間がかかることが予想された．通常の舌側転位歯であればレベリングによる歯の配列に6ヵ月は要さないが，本症例では24ヵ月を要した．これは，歯根と歯槽骨を繋ぐシャーピー線維が形成されたためと考えられる．

本症例では，当該歯の付着歯肉は形成され，歯周ポケットも認められなかった．萌出力を越えない力を負荷することで，このような問題を回避することができる．

治療のベネフィットとリスク

ベネフィット	リスク
●治療的診断による歯肉裂開の予防	●長期の治療とう蝕リスク
●3̲萌出空隙の確保	●骨癒着，歯根吸収，骨吸収，歯肉退縮の可能性
●犬歯を保存し，アンテリアガイダンスとして機能させる	●濾胞性歯囊胞再発の可能性
●下顎前歯部歯根吸収の予防	
●埋伏歯の囊胞化の予防	

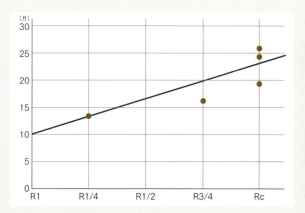

図5｜歯根形成期と治療期間

グラフは，症例5〜9の歯根形成期と治療期間の関係を表している．横軸が歯根形成期，縦軸が治療期間（月）である．歯根形成期R1/4の症例は，歯軸傾斜角30°で治療期間は13ヵ月であった．また歯根形成期R3/4の症例は，歯軸傾斜角15°で治療期間は16ヵ月であった．歯根形成期Rcの症例は歯軸傾斜角が10°，30°，45°で，それぞれ治療期間が24，26，19ヵ月であった．明らかに右肩上がりのグラフであり，歯根形成が進むほど治療期間は長期となる．これは神成[13]の報告を裏付ける結果である．つまり，萌出方向異常の埋伏歯は，歯根形成期RiからR1/2に治療を行うと短期で容易であり，歯根形成期Rcでは治療が長期で困難であることが示唆される．

Part3 | 埋伏歯矯正歯科治療の実際

5 各論：小臼歯の埋伏

上顎小臼歯

特徴

上下顎小臼歯の萌出障害の発現頻度は0.5％で，上顎第二小臼歯の発現頻度は0.1〜0.3％である[36]．

野田ら[1,2]は，萌出障害症例中の発現頻度は，第一小臼歯で1.5％，第二小臼歯で4.4％，また片側性のものが80％，両側性が20％であると報告している．上顎中切歯や犬歯に見られるような性差はない．

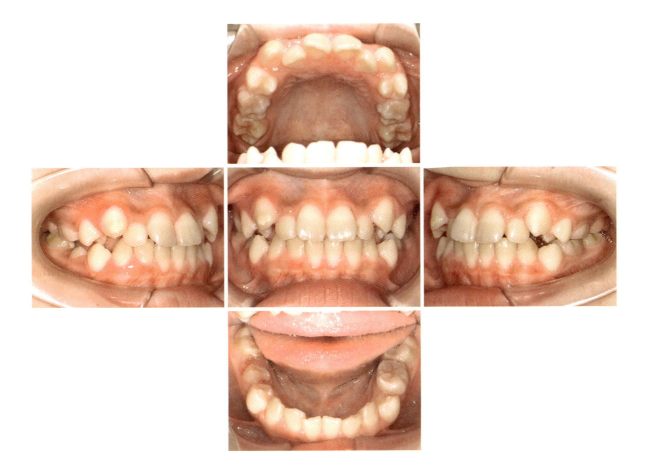

図6｜萌出遅延
初診時13歳7ヵ月の男性．上顎の八重歯を主訴に来院した．5|5 は未萌出で，平均萌出年齢11歳1ヵ月（±1歳4ヵ月）を2年過ぎている．初診時の口腔内写真を見ると，|5 は交換直後と考えられ，5| は未萌出である．未萌出小臼歯は年齢から萌出遅延と診断され，患者と通院コストやう蝕リスクなどを説明・相談のうえ，経過観察することとした．上下顎のマイナークラウディングは，床拡大装置なども考えられるが，小臼歯の萌出遅延で治療期間が長期化し，コストがかかるうえう蝕リスクも高まる．一方，萌出後，Ti-Niワイヤーの拡大作用を用いた非抜歯治療による予想治療期間は10ヵ月程度である．う蝕リスクも通院コストも低くなる．治療方法はこれらを勘案し，患者に説明のうえで決定すべきである．

萌出障害の頻度は，歯胚の方向・位置異常によるものが最も高いが，上顎第一小臼歯は，隣接する犬歯歯胚と位置が交換する移転が発生することもある[23,24,27,40,41].

次に萌出遅延（前ページ**図6**）[1,2]で，歯胚の形成遅延による萌出障害が多い．歯胚形成遅延は上顎第一・第二小臼歯ともに認められるが，第一小臼歯は，多数歯の先天欠如や他の歯の異常にともなって発生することが多い．

第二小臼歯の歯胚形成遅延は，片側性で単独に発生することが多い．10歳を過ぎてから歯胚の石灰化が開始する歯胚形成遅延もあり，先天欠如と誤認しないよう留意すべきである．

原因

萌出障害の原因のひとつは歯胚の方向・位置異常であるが，歯胚の形成遅延などの原因不明なものが多い．濾胞性歯嚢胞も萌出障害の原因となるが，上顎小臼歯は稀であり，第二小臼歯にわずかに発生する．上顎第一小臼歯は上顎犬歯の位置異常や第二小臼歯の形成不全に起因するものが多い．石灰化物の発生も原因のひとつとなるが，歯牙腫[38,42]は稀である．

診断

上顎第一小臼歯の平均萌出年齢[22]は男児10歳0ヵ月（±1年1ヵ月），女児9歳4ヵ月（±1年0ヵ月）であり，第二小臼歯は男児11歳1ヵ月（±1年4ヵ月），女児10歳7ヵ月（±1年3ヵ月）である．これらの年齢において小臼歯が未萌出の場合，萌出障害が疑われる．上顎小臼歯の萌出障害の原因に歯胚の方向・位置異常が多いことを考慮すれば，う蝕などの何らかの理由でエックス線写真を撮る際，同時に未萌出歯の診査を行うことで早期発見できる．

下顎小臼歯

特徴

小臼歯の中では，下顎第二小臼歯の萌出障害の頻度が最も高い．新潟大学小児歯科における下顎小臼歯の萌出障害症例中の発現頻度は12.4％で[43]，上顎小臼歯5.9％の2倍であり，上顎より下顎に発現することがわかる．小臼歯には，萌出障害に次いで萌出方向や形成位置異常の発現頻度が高い．また同程度の頻度で嚢胞が発現する．そのうち濾胞性歯嚢胞[3-8]は，下顎第二小臼歯に発生することもある．なお上顎小臼歯の濾胞性歯嚢胞は稀で，上顎前歯と下顎第三大臼歯が好発部位である．

さらに下顎第二小臼歯は，萌出空隙不足で半埋伏となりやすく，その頻度は低くない．

原因

下顎第二小臼歯の遠心方向への形成異常[44]により，萌出障害が発生することがある．これは発生学上，発生初期の第二小臼歯の歯胚が乳臼歯の咬合面上に位置するためと考えられている[45]．つまり第二乳臼歯の萌出の際，第二小臼歯歯胚の近心を通過し，接触することで歯胚を遠心回転させるためと推察される．

また乳歯の重症う蝕に関連して，萌出障害を発生することがある．重症のう蝕にともなって唇側に発生した膿瘍は，小臼歯歯冠を膿瘍の方向に成長させるほど，抵抗がなくなるまでに歯槽骨を破壊するため，方向異常となる．

濾胞性歯嚢胞も萌出障害の原因となる．濾胞性歯嚢胞は，重症う蝕や歯内療法，特にFC断髄の既往のある乳歯の後継永久歯において，発生することも報告されている[44]．

歯牙腫・過剰歯による萌出障害は，上顎小臼歯より下顎小臼歯に多い．特に，下顎犬歯と小臼歯の間に発生する歯牙腫・過剰歯が報告されている[1,2]．

下顎第二小臼歯は舌側転位し，鞍状歯列を呈することがある．特に，ローアングル症例と呼ばれる過蓋咬合症例において発生しやすい．これは，ローアングル症例は咀嚼筋群の力が強く，混合歯列交換期に下顎前歯が上顎前歯に押されて舌側傾斜し，過蓋咬合となってリーウェイスペース[14]が消失し，さら

に第二小臼歯の萌出空隙が不足するためである.

診断

下顎の小臼歯の平均萌出年齢において小臼歯が未萌出の場合,萌出障害が疑われる.下顎小臼歯は上顎小臼歯より萌出障害の頻度が高いため,疑いがある場合にはパノラマエックス線写真を撮影すべきである.下顎小臼歯の萌出障害には,歯胚の方向や位置異常,囊胞が多いことを考慮すれば,診断は比較的容易である.下顎第二小臼歯の半埋伏も視診で容易に確認できる.

併発症

位置異常・方向異常で歯列が乱れるとともに,囊胞や隣在歯の歯根吸収が発生することがある.下顎の濾胞性歯囊胞を放置すると,外傷による骨折の可能性がある.

歯の骨内移動(migration)

一般に,歯は歯冠方向へ移動する性質があるが,埋伏歯も同様に顎骨内で移動する.

Stafine[46]によると,未萌出歯の顎骨内移動は下顎小臼歯に最も多く,次いで下顎犬歯,下顎第二大臼歯に多い.また,小臼歯の中でも下顎第二小臼歯が,第一小臼歯に比してはるかに多い.竹村ら[37]も,下顎第二小臼歯と下顎犬歯が多く,下顎第二小臼歯が水平位で遠心に向かい尖頭が下顎枝まで至った症例を報告した.Sutton[47]らは,未萌出の下顎第二小臼歯の62症例中58例が遠心方向であったことを報告し,移動方向は歯胚の形成方向により決定されると推察した.つまり発生学上,第二小臼歯の発生初期の歯胚が,乳臼歯の咬合面上に位置するためと考えられる[45].一方下顎犬歯は,近心傾斜するため,反対側へ transmigration する傾向があると考えられる.

このような migration は,無症状に経過することが多いが,感染,歯根吸収,囊胞形成,下顎歯槽神経の圧迫による疼痛などを発生することもある.患者には存在様相を説明したうえで,長期にわたる経過観察が必要である.

ポステリアストップと前歯被蓋の深さ

本書において,「ポステリアストップ」とは臼歯の咬合力の支持機能を意味する.ポステリアストップは臼歯の数が多いほど強力になり,臼歯の数が寡少となると脆弱になる.

次ページ以降の症例中,症例15,16,17において,治療にともない前歯被蓋が浅くなったのは,埋伏歯や転位歯,シザーズバイト歯を配列保存することで,ポステリアストップが強固となったためと考えられる.視点を変えれば,臼歯の喪失が進むと前歯被蓋は深くなり崩壊しやすい.この点は,喪失した臼歯に負荷されていた咬合力を,前歯も負担せざるを得ないことを考えれば明らかである.つまり,前歯被蓋の深さはポステリアストップに関連し,ポステリアストップが強固なほど前歯被蓋は浅く,脆弱なほど深い傾向がある.

蛇足ながら,過蓋咬合を呈するローアングル症例は非抜歯治療を,開咬や浅い被蓋を呈するハイアングル症例は小臼歯抜歯治療を模索するのは,このような理由からである.

上顎小臼歯埋伏症例　移転歯・萌出遅延

初診時12歳4ヵ月の男児．上顎両側犬歯の移転歯症例で，第一小臼歯との完全型の交換が認められた．上顎両側犬歯は上顎第一大臼歯とコンタクトし，第二小臼歯歯胚は深部に位置していた．男児の平均萌出年齢11歳1ヵ月（±1年4ヵ月）を過ぎているが，これは萌出空隙不足が原因と考えられた．E-lineに対して上下唇は前方に位置し，上唇の膨隆感が認められ，口唇閉鎖時にオトガイ筋の緊張が認められた．第一大臼歯臼歯関係はⅡ級で，上顎右側中切歯のオーバーバイト5.0mm，オーバージェット5.0mmであった．過蓋咬合症例とも分類されるが，顎態はⅡ級アベレージで，抜歯治療は可能と考えられた．

治療としては，上顎両側第一小臼歯の抜歯治療により，移転歯である上顎犬歯を保存し，第一大臼歯はⅡ級咬合とし，アンテリアガイダンスを確立する．さらに，口唇閉鎖時のオトガイ筋の緊張も改善する．加えて，抜歯治療により上顎両側第三大臼歯の萌出空隙を確保することで，当該歯を保存する予定とした．

これらのベネフィットとリスクを患者に説明し，矯正歯科治療を開始した．また，治療期間は一般に抜歯治療で2年程度であると説明した．

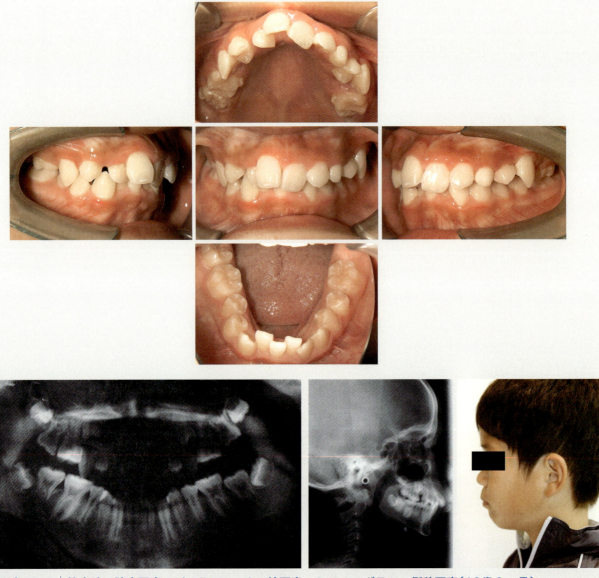

症例写真10-1｜検査時口腔内写真・パノラマエックス線写真・セファログラム・側貌写真（13歳2ヵ月）
4 3|3 4 の移転歯．エックス線所見から，歯根の位置が交換したことが確認される完全型である．このような症例は，正常位置への配列は不可能である．また 5|5 は埋伏歯であった．上下唇はE-lineより突出し，上唇の膨隆感が認められた．口唇閉鎖時，オトガイ筋の緊張が認められた．顎態パターンは，Ⅱ級アベレージと分類された．

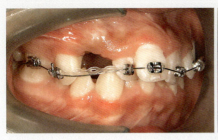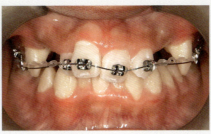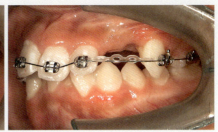

症例写真10-2｜レベリング開始時口腔内写真（13歳5ヵ月）
移転歯である 4|4 を抜歯し，0.014インチ Ti-Ni ワイヤーにてレベリング開始した．同時にチェーン状エラスティックを用いて，3|3 の近心移動を開始した．

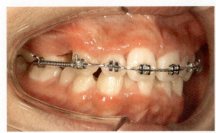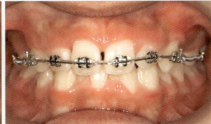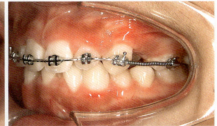

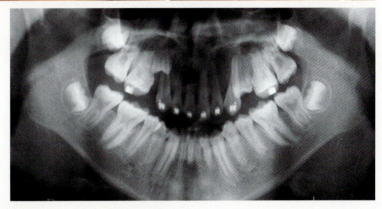

症例写真10-3｜3|3 近心移動終了時口腔内写真・パノラマエックス線写真（14歳2ヵ月）
|5 は13歳11ヵ月時に視診で萌出が認められたが，パノラマエックス線所見より，|5 の深度は依然として深く当該歯の萌出遅延と考えられた．

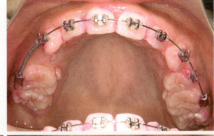

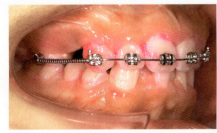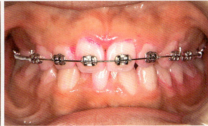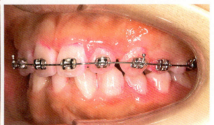

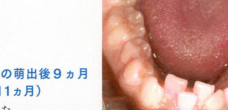

症例写真10-4｜|5 の萌出後9ヵ月時口腔内写真（14歳11ヵ月）
|5 の萌出を視診で認めた．

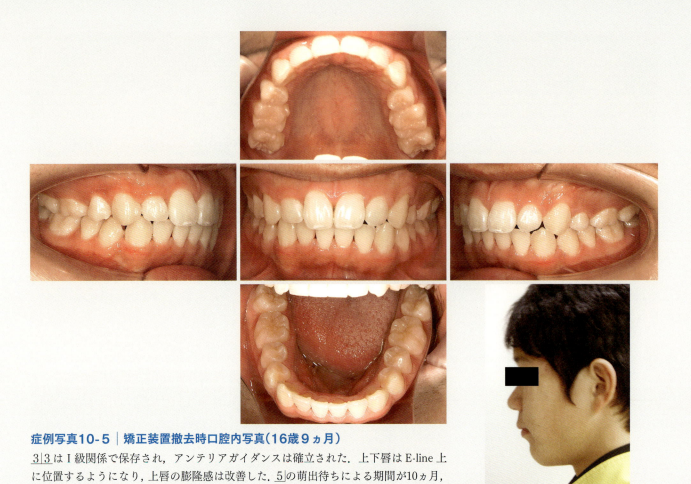

症例写真10-5｜矯正装置撤去時口腔内写真（16歳9ヵ月）

3|3はⅠ級関係で保存され，アンテリアガイダンスは確立された．上下唇はE-line上に位置するようになり，上唇の膨隆感は改善した．5|の萌出待ちによる期間が10ヵ月，治療期間は3年3ヵ月であった．

考察

上顎犬歯の移転歯は，片側性で単独で発生することが報告されており[23,24]，本症例は両側性の移転歯という稀なケースである．移転歯を正規位置に配列した場合，著しい歯肉退縮（歯肉の裂開）が発生し，後戻りも顕著である[24]．したがって，非抜歯治療による配列は不可能である．また本症例はⅡ級であったため，上顎第一小臼歯の抜歯治療により犬歯のⅠ級関係を確立した．

上顎両側第二小臼歯は，初診時に平均萌出年齢を越えていたが，萌出空隙不足で埋伏したと考えられた．そこで犬歯を近心移動して空隙を確保し，自然萌出を促した．しかし上顎右側第二小臼歯は，萌出空隙を確保後12ヵ月の14歳4ヵ月時に萌出した．こ

れは明らかに歯胚の形成遅延である．一方，上顎左側第二小臼歯は，萌出空隙確保とともに13歳11ヵ月で萌出した．両側性移転歯の割合は20％であることから，萌出空隙不足であったと考えられた．

上顎右側第二小臼歯の萌出遅延を予測しなかったため，患者の両親に治療予定期間2年を過ぎた時点より，治療の早期終了を促されることがしばしばであった．しかしディスクレパンシーによる萌出障害歯の歯根形成と類似しているため，初診時のパノラマエックス線所見から歯胚の形成遅延の予測は不可能と考えられる．したがって，上顎第二小臼歯の萌出遅延は，治療開始時にその可能性を説明すべきである．

治療のベネフィットとリスク

ベネフィット	リスク
●犬歯Ⅰ級関係の確立 ●アンテリアガイダンスの改善による慢性歯根膜炎の予防 ●5|5埋伏歯の保存 ●上下唇のE-lineに対する位置と口唇閉鎖時のオトガイ筋の緊張の改善	●4|4の喪失 ●長期の治療とう蝕リスク ●骨性癒着，歯根吸収，歯肉退縮，歯槽骨吸収の可能性

下顎小臼歯埋伏症例　水平完全埋伏

　初診時15歳3ヵ月の男性，下顎右側第一小臼歯の未萌出を主訴に来院した．下顎右側第一乳臼歯が残存するが，上下顎第二大臼歯まで萌出した永久歯列であった．上下顎第三大臼歯は存在するが，萌出空隙不足と考えられた．口唇閉鎖不全は認められず，全身状態に特記事項はなかった．

　エックス線所見では，下顎右側第一小臼歯は水平位，歯根完成期はRcであった．しかも根尖の彎曲も認められ，根尖は第二小臼歯と重なり，不完全型移転歯の可能性も考えられた．

　一方，歯冠は触診で舌側に触れ，萌出空隙も認められた．ただし骨性癒着の可能性もあり，また移転歯の場合，正規配列は不可能である．これらはエックス線所見では診断不可能であり，治療的診断が必要である．つまり，矯正歯科治療で正規配列しうる可能性もあるが，自家移植を行う必要性も高い．これらの点を患者に説明し同意のうえ，まずは矯正歯科治療による治療的診断を行うこととした．

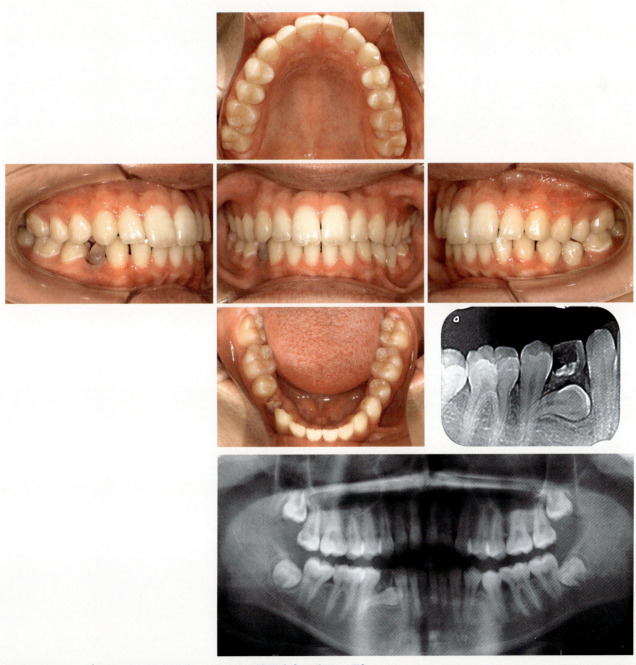

症例写真11-1 初診時口腔内写真・エックス線写真（15歳3ヵ月）

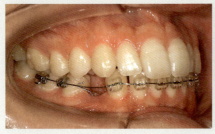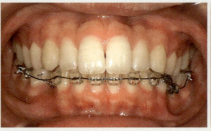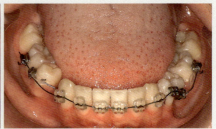

症例写真11-2｜レベリング開始時口腔内写真（15歳8ヵ月）
開窓後，ボタンを装着し誘導線をかけてパワーチェーンにてアップライトを開始した．牽引方向は歯軸の垂直方向である $\overline{5|}$ からとした．これにより，歯根の抵抗中心に歯が回転することを利用しアップライトが行われる． ［開窓術は原口孝之先生（東京都開業）による］

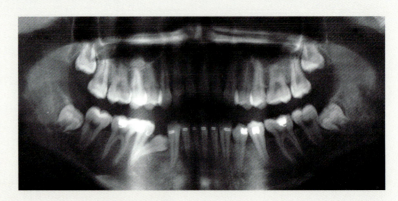

症例写真11-3｜レベリング開始1ヵ月時パノラマエックス線写真（15歳9ヵ月）
$\overline{4|}$ の歯冠は遠心に，根尖は近心に移動する回転が認められた．

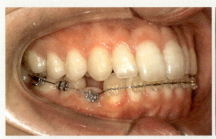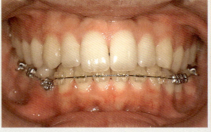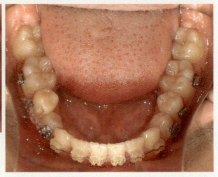

症例写真11-4｜レベリング開始8ヵ月時口腔内写真（16歳4ヵ月）
視診で歯槽頂に $\overline{4|}$ の歯冠を確認した．

> **考察**
>
> 神成ら[13]の報告によれば，歯根完成期はRcで歯軸傾斜角が90°の場合，抜歯適応である．抜歯した場合は骨欠損が予想され，補綴処置も必要になる．また骨性癒着の場合，自家移植が適応である．さらに移転歯の場合，矯正歯科治療による保存の困難性は増す．そこで矯正歯科治療による治療的診断を行った．
>
> 3ヵ月後，パノラマエックス線所見で歯軸傾斜角は45°に改善した．つまり，移転歯と骨性癒着は認められず，矯正歯科治療による保存の可能性は高いと考えられた．また，当該歯の歯根形成期はRcにもかかわらず，移動は短期間であると考えられた．これは，患者が思春期でシャーピー線維の形成が十分に完成していなかったことためと考えられる．ただし，歯尖の移動量が大きいため，治療期間は2，3年を予定している．憶測の域を出ないが，下顎第一小臼歯が近心傾斜したのは，第二乳臼歯が第一小臼歯と第二小臼歯の間を萌出する際，第一小臼歯の歯胚に接触し近心回転した可能性が考えられる．

治療のベネフィットとリスク

ベネフィット	リスク
● 埋伏歯を保存し，ポステリアストップとして機能させる ● 隣在歯の歯根吸収の予防 ● 埋伏歯の囊胞化の予防 ● 補綴処置は不要	● 長期の治療とう蝕リスク ● 移転歯，骨性癒着，歯根吸収，骨吸収，歯肉退縮の可能性

下顎小臼歯埋伏症例　半埋伏

　初診時49歳4ヵ月の女性，全身状態に特記事項はなかった．他院からの紹介患者で，下顎右側第一小臼歯の遠心に隣接面う蝕の疑いがあった．「この処置は難しいため，当該歯を抜去し，下顎右側第二小臼歯を矯正歯科治療で保存することは可能か」との紹介元医院の依頼であった．

　上下顎右側犬歯は1歯対1歯の関係で，オーバージェット7.0mm，オーバーバイト8.0mmで，上下唇ともにE-lineより後退し，口唇閉鎖時オトガイ筋の緊張は認められなかった．

　下顎右側第二小臼歯を抜去すると骨欠損が大きくなるリスクがあり，第一小臼歯を抜去すれば外科的侵襲は比較的少ないが，いずれもアンテリアガイダンスの改善は行えない．したがって，Ti-Niワイヤーによる拡大作用により第二小臼歯を配列すれば，両歯ともに保存したうえでアンテリアガイダンスが改善できる．ただし，口元の膨隆感が発生する可能性がある．一方，第二小臼歯が骨性癒着している場合，第二小臼歯の抜去が最適であると考えられる．

　これらは，エックス線所見では診断不可能であり，治療的診断が必要である．つまり矯正歯科治療で正常に配列しうる可能性も，抜歯の可能性もある．これらを患者に説明し同意のうえ，まずは矯正歯科治療による治療的診断を行うこととした．

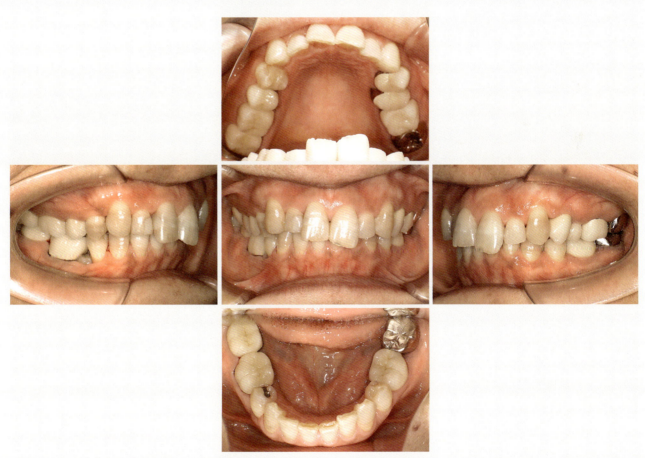

症例写真12-1｜検査時口腔内写真（49歳6ヵ月）

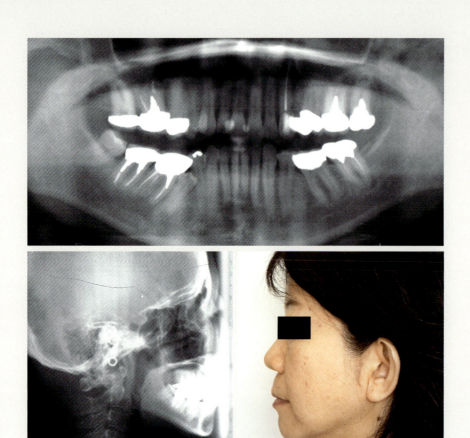

症例写真12-2｜検査時パノラマエックス線写真・セファログラム・側貌写真（49歳6ヵ月）

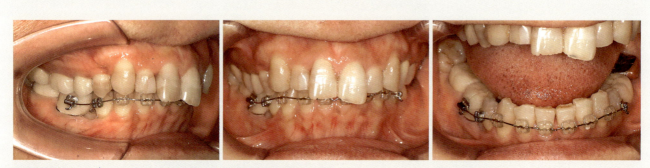

症例写真12-3｜レベリング開始時口腔内写真（49歳8ヵ月）
6̄ 4̄ー1̄|1ー5̄に装置を装着し，0.014インチ Ti-Ni ワイヤーを挿入した．

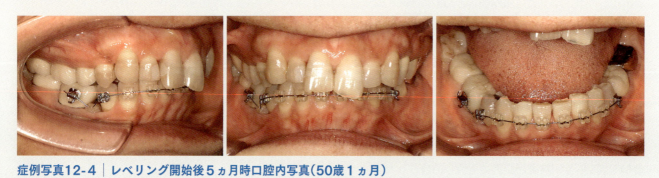

症例写真12-4｜レベリング開始後5ヵ月時口腔内写真（50歳1ヵ月）
5̄の挺出が認められ，前歯被蓋が若干浅くなったためボタンを装着した．Ti-Ni ワイヤーによる拡大配列を行うこととした．

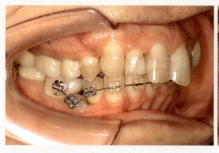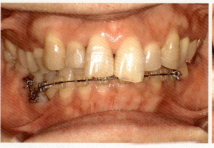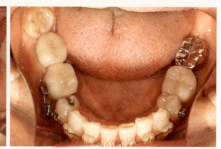

症例写真12-5｜レベリング開始後11ヵ月時口腔内写真（50歳6ヵ月）
5の歯冠頬側を視認できるほどに萌出したため，ブラケットを装着した．

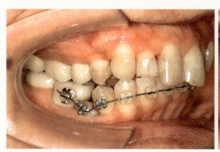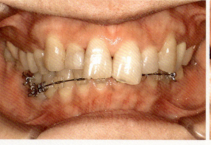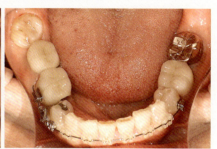

症例写真12-6｜レベリング開始後12ヵ月時口腔内写真（50歳7ヵ月）
5はTi-Niワイヤーによる拡大配列を継続中である．

考察

5ヵ月間の治療において，下顎右側第二小臼歯の歯冠の挺出から，骨性癒着の可能性は否定された．そこで埋伏歯にボタンを装着し，非抜歯治療を開始した．また前歯被蓋が浅くなったことは，下顎前歯の唇側傾斜を意味し，萌出空隙が発生していると考えられた．したがって，当該歯は矯正歯科治療により保存可能と考えられるが，成人矯正であるため，長期の治療を要することに加えて，歯肉退縮の発生も考えられる．

下顎右側第二小臼歯が埋伏した原因は，過蓋咬合にともなって下顎前歯が舌側傾斜し，リーウェイスペースが消失したことに加えて，第一大臼歯も近心傾斜し，当該歯の交換が最後であったことである．したがって原因療法としては，前歯の唇側傾斜により空隙を確保すると同時に，第一大臼歯をアップライトして空隙を確保することである．これによりアンテリアガイダンスの改善も行われる．

こうした治療は，矯正歯科治療の介入により可能であることが改めて認識されよう．

治療のベネフィットとリスク

ベネフィット	リスク
● 治療的診断による保存歯の的確な選択 ● 埋伏歯萌出空隙の確保 ● 埋伏歯を保存し，ポステリアストップとして機能させる ● アンテリアガイダンスの改善による慢性歯根膜炎の予防 ● 原因療法	● 長期の治療とう蝕リスク ● 骨性癒着，歯肉退縮，歯根吸収，骨吸収の可能性

下顎小臼歯埋伏症例　萌出方向異常(1)

　初診時12歳0ヵ月の男児．パノラマエックス線所見で，下顎右側第二小臼歯は水平完全埋伏であった．下顎左側第二小臼歯の歯根形成期はR3/4で，先行乳歯との交換が間近であった．一方，当該歯の歯根形成期はR1/4であった．歯根形成度の違いが，歯胚の形成遅延なのか，空隙不足による形成遅延なのかは不明であった．歯冠は第一大臼歯の歯根と接触し，歯小囊と歯冠の間隔は正常で，9ヵ月間経過観察を行ったが歯軸に変化はなく，萌出方向異常による萌出障害と診断された．

　正常歯軸と，埋伏した下顎右側第二小臼歯の歯軸との角度は80°であり，歯根形成期はR1/4であることから，開窓と牽引の適応症と考えられた．矯正歯科治療による歯根吸収・弯曲や，外科処置による感染などの可能性もあるが，放置した場合，第一大臼歯歯根吸収のリスクもある．一方，抜歯は歯の喪失と歯槽骨欠損の可能性が考えられるため，保存できた場合のベネフィットは大きい．

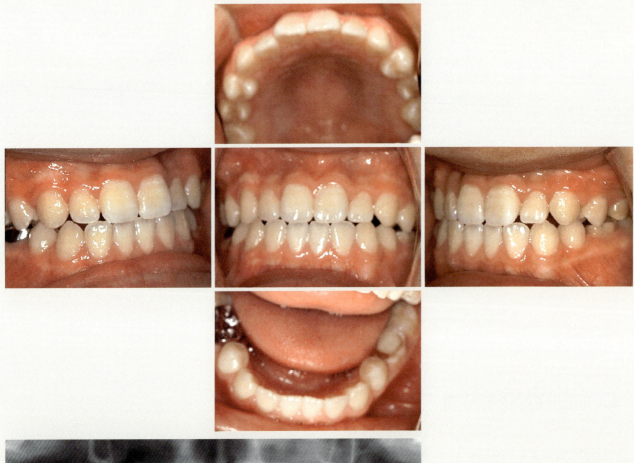

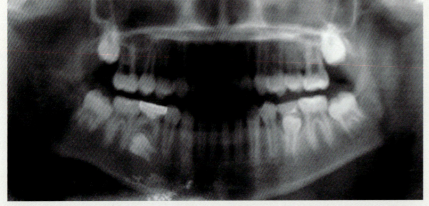

症例写真13-1｜初診時口腔内写真・パノラマエックス線写真（12歳0ヵ月）

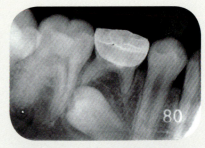

症例写真13-2 ｜経過観察時デンタルエックス線写真（12歳9ヵ月）

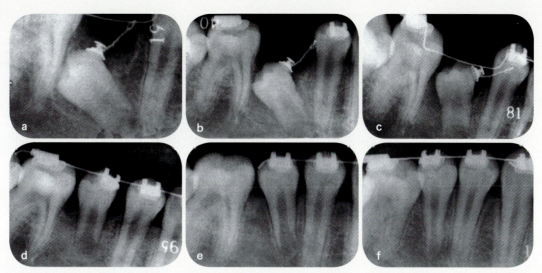

症例写真13-3｜レベリング開始後デンタルエックス線写真（12歳10ヵ月〜13歳6ヵ月）

開窓後，牽引開始時（a），2週後（b），1ヵ月後（c），2ヵ月後（d），4ヵ月後（e），8ヵ月後（f）．牽引方向は歯軸に垂直とすることで，歯冠は近心に歯根は遠心に回転する．ただし牽引力は20gであった．

症例写真13-4｜レベリング開始後8ヵ月時パノラマエックス線写真（13歳6ヵ月）

ブラケットを再装着し，歯根の平行性の確立を試みた．

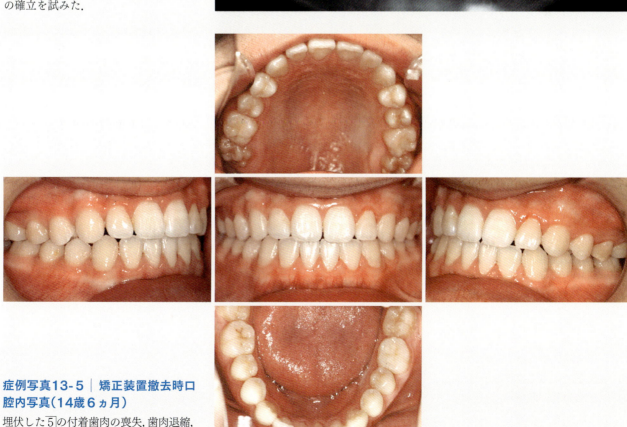

症例写真13-5｜矯正装置撤去時口腔内写真（14歳6ヵ月）

埋伏した5の付着歯肉の喪失，歯肉退縮，歯周ポケットは認められなかった．

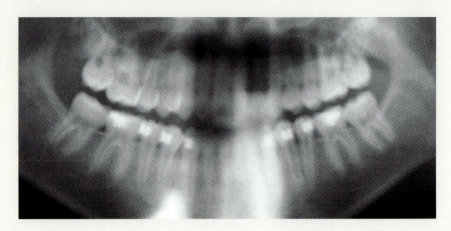

症例写真13-6｜矯正装置撤去時パノラマエックス線写真（14歳4ヵ月）

根尖の長さに左右差や，歯槽骨の喪失は認められない．

考察

　下顎第二小臼歯は，遠心あるいは舌側方向への萌出方向異常が多い．先行乳歯の重度う蝕による萌出方向異常と異なり，発生当初より歯軸が傾斜したもので，先行乳歯の抜去で萌出方向は改善しない．また，本症例での埋伏当該歯は形成遅延が懸念された．しかし，アップライト直後に歯根形成が進み，12ヵ月で根尖が完成したことを考えれば，萌出障害による形成遅延であったと考えられた．

　歯根未完成歯の歯胚回転術のリスクとして，歯根形成不全や歯髄狭窄が報告されている．これを防ぐためには，歯根形成開始期で歯冠傾斜度が90°以内の症例を選ぶべきであると報告されている[37,46,47]．本症例は歯根形成期R1/4，歯冠傾斜度80°であり，歯胚回転術の禁忌症と考えられるが，歯根形成不全や歯髄狭窄は発生しなかった．これは矯正歯科治療による力の大きさと方向が適正で，自然萌出を阻害しなかったためと考えられる．

　また，歯肉退縮や付着歯肉の喪失も認められなかった．これも，自然萌出を促す矯正歯科治療を行ったためと考えられる．つまり当初，矯正力は歯軸に垂直に負荷し，大きさは20g程度であった[35]．これは歯冠を近心に，歯根を遠心に移動する回転である．牽引・誘導といえども，矯正歯科治療は一種の歯胚回転術[16,19]である．この歯胚回転術は，歯根形成期がR1/4であれば，シャーピー線維の形成はほとんどないため，容易に行える．神成[13]は，「歯根形成期がR1/2以上であると牽引・誘導は困難である」と報告しているが，シャーピー線維の形成がその理由であると考えられる．このように歯胚回転術に矯正歯科治療を組み合わせることで，埋伏歯保存の可能性が高まると考えられる．

　本症例は，歯胚が近心位であったため，根尖が近心方向に弯曲せずに形成された．仮に，歯根が3/4形成（R3/4）された症例において，ブラケットを正規ポジションに装着し，歯根の平行性を確立した場合，すでに形成された歯根は平行性になるが，根尖部分の1/4は近心に屈曲する．これは，歯根が歯胚方向に形成されるためである．方向異常の埋伏歯は，歯胚方向に歯根が向くようにブラケットを装着し矯正歯科治療を進め，歯根が完成した後，改めて歯根の平行性を確立すべきという原則がうかがわれた．ただし，治療期間は遅延し，う蝕リスクも高まる．加えて，根尖の弯曲の程度も影響する．したがって，これらを勘案して治療は決定されるべきである．また，筆者は，歯根形成開始期の埋伏歯は歯胚を容易に回転でき，治療期間を著しく短縮すると感じており，神成の報告は臨床的に再現性が高いと考えられた．

治療のベネフィットとリスク

ベネフィット	リスク
●埋伏歯を保存し，ポステリアストップとして機能させる ●抜歯時の骨欠損の回避 ●隣在歯の歯根吸収の予防 ●補綴処置は不要	●長期の治療とう蝕リスク ●骨性癒着，歯根吸収，骨吸収，歯肉退縮の可能性

下顎小臼歯埋伏症例　濾胞性歯嚢胞

初診時11歳4ヵ月の男児．パノラマエックス線所見で，歯槽骨内に下顎右側第二小臼歯の歯冠を中心に含有する縦25mm，横18mmの卵円形の透過像を認めた．咬合面が確認できることから，萌出方向異常が認められた．口腔外科に対診したところ，生検で濾胞性歯嚢胞と確定診断された．

正常歯軸と当該歯軸の傾斜は舌側に10°程度であり，歯根形成開始期(Ri)であることから，開窓と牽引の適応症と考えられた．矯正歯科治療による歯根形成不全・歯髄狭窄や外科処置による感染などの可能性もあるが，歯も含めて摘出した場合，歯の喪失と骨欠損の可能性が考えられるため，保存できた場合のベネフィットは大きい．そこで，開窓および牽引を行うこととした．

[症例は神前 亘先生(香川県開業)のご厚意による]

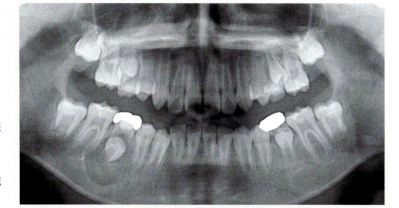

症例写真14-1│初診時パノラマエックス線写真(11歳4ヵ月)
歯槽骨内に 5| の歯冠を中心に含有する縦25mm，横18mmの卵円形の透過像を認め，濾胞性歯嚢胞が疑われた．

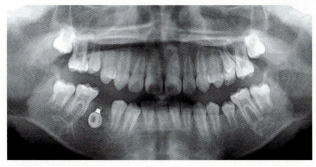

症例写真14-2│開窓時パノラマエックス線写真(12歳5ヵ月)
開窓後，生検で濾胞性歯嚢胞の確定診断がなされた．5|の透過像は改善している．5|歯冠にボタンを装着すると意図せず歯冠が回転した．Riの時期は歯胚回転術が有効であることがわかる．

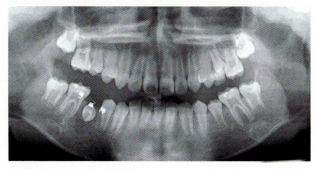

症例写真14-3│開窓後2ヵ月時パノラマエックス線写真(12歳7ヵ月)
歯冠周囲の透過像は不透明となり，嚢胞の消失がうかがえた．

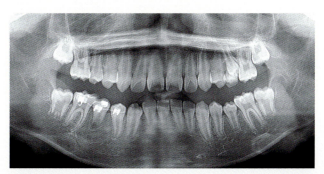

症例写真14-4│開窓後6ヵ月時パノラマエックス線写真(12歳11ヵ月)
歯胚に向かい，歯根が形成された．

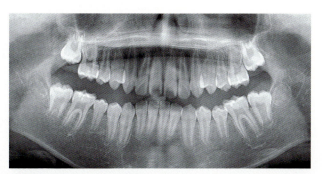

症例写真14-5│開窓後11ヵ月時パノラマエックス線写真(13歳4ヵ月)
歯根形成が継続されている．

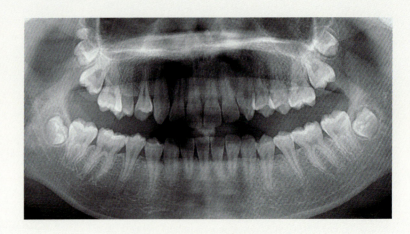

症例写真14-6｜開窓後14ヵ月時パノラマエックス線写真（13歳7ヵ月）
歯根完成，弯曲は認められない．

考察

本症例のように濾胞性歯嚢胞が大きい場合は，嚢胞摘出とともに埋伏歯が抜去されてしまうことが多い[16]．濾胞性歯嚢胞は上顎小臼歯では稀であるが，下顎小臼歯に発生することがある．なお一般的な濾胞性歯嚢胞の好発部位は，上顎前歯，犬歯，下顎第三大臼歯である．濾胞性歯嚢胞は，開窓療法の適応以外は摘出とされるが，技術的な問題で摘出が適応されることが多い．たとえば松村ら[4]は，「保存されて萌出しても歯列を乱したり，変位のために矯正歯科治療を必要としたり，抜歯しなければならない場合もある．その最大の原因は，埋伏歯萌出空隙の狭小化にあると思われる」と述べている．つまり，隣在歯の傾斜による萌出空隙不足や萌出方向異常による未萌出・異所萌出が抜歯の根拠として挙げられる．換言すれば，濾胞性歯嚢胞における抜歯の根拠は，濾胞性歯嚢胞自体ではない．したがって，矯正歯科治療により保存できる埋伏歯は多いと考えられる．

本症例は，エックス線所見で嚢胞内に歯全体が含まれ，歯軸は舌側傾斜する方向異常を呈していた．しかもエナメル上皮腫[10]も疑われたため，嚢胞性エナメル上皮腫との鑑別診断を行った．

濾胞性歯嚢胞ならば，矯正歯科治療により歯の保存は可能と考えられる．矯正歯科治療は誘導線をボンディングするが，摘出に比べて外科的侵襲は軽微である．しかも，歯を歯列に保存し，咬合力支持機能が強固になるベネフィットは大きい．

歯根形成方向異常の矯正歯科治療は，歯根形成不全や歯髄狭窄，歯槽骨の喪失，付着歯肉の喪失が懸念される．しかし，矯正歯科治療により歯根形成不全が発生する症例は稀である．このような症状を呈する原因は，開窓術の誤りや，矯正歯科治療の力の方向と大きさの誤りが指摘されている．本症例では，歯胚の方向異常があった．そこで一種の歯胚回転術である矯正歯科治療として，牽引という言葉から発想されるような力は負荷しなかったところ自然萌出が認められたため，そのまま経過観察した．こうした処置により，本症例では歯根形成不全，歯槽骨の喪失，付着歯肉の喪失が認められなかったと考えられる．さらに，牽引線はドレーンとなるため，濾胞性歯嚢胞の再発も予防されると考えられる．

また，歯根は歯胚方向に形成される．位置が適正であったため，根尖の弯曲はなく，正常に形成された．一方，歯胚の位置が近心あるいは遠心にずれている場合，矯正歯科治療で歯根の平行性を確立しようとしても，根尖は歯胚方向に形成され屈曲するため，留意すべきである．

治療のベネフィットとリスク

ベネフィット	リスク
● 嚢胞摘出時の埋伏歯抜去を回避	● 長期の治療とう蝕リスク
● 埋伏歯を保存し，ポステリアストップとして機能させる	● 骨性癒着，歯根吸収，骨吸収，歯肉退縮の可能性
● 濾胞性歯嚢胞の治療	● 濾胞性歯嚢胞再発の可能性
● 補綴処置は不要	

下顎小臼歯埋伏症例　萌出方向異常(2)

　初診時42歳0ヵ月の女性．パノラマエックス線所見で，下顎左側第二小臼歯は完全水平埋伏であった．萌出空隙は存在せず，正常歯軸と当該歯軸の角度は，80°であり，歯根形成期はRcであった．オーバージェットは5.0mm，オーバーバイトは6.0mmで過蓋咬合であった．下顎右側第一大臼歯には，LindheとNymanの分類で1度の根分岐部病変があった．口唇閉鎖時，オトガイ筋の緊張はなく，上唇はE-line上にあった．

　したがって，下顎両側第二小臼歯を保存しても，口唇閉鎖不全は発生せずにアンテリアガイダンスを改善できる．ただし歯根尖の移動量が長く，治療期間の長期化，歯根吸収や歯肉退縮などが懸念される．また骨性癒着の可能性も否定できない．一方，埋伏当該歯の抜歯を行い，下顎左側第一大臼歯～第三大臼歯を保存する方法も考えられる．この場合，外科的侵襲が大きく，歯の喪失にともない歯槽骨欠損の可能性が考えられる．また，アンテリアガイダンスの改善を行うことができないという問題があるため，治療しないという選択も考えられる．ただし，下顎左側第一大臼歯は近心傾斜しているため，歯周病の罹患リスクが高い．

　これらの点を患者に説明し，保存を念頭に治療的診断を行うこととした．つまり，下顎左側第一小臼歯～第一大臼歯間にオープンコイルを挿入し，当該歯の動きを観察する．移動が認められたら，保存のために配列を行い，認められなければ，抜歯あるいは経過観察することとした．

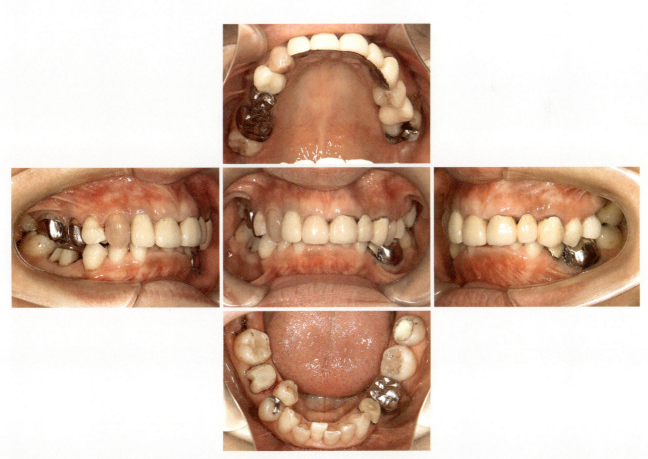

症例写真15-1 │ 初診時口腔内写真（42歳0ヵ月）

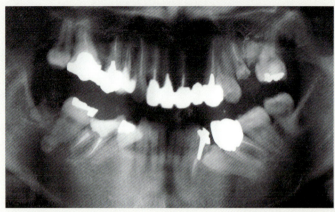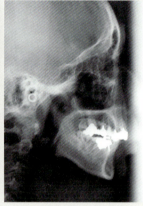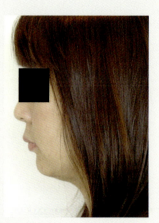

症例写真15-2｜初診時パノラマエックス線写真・セファログラム・側貌写真（42歳0ヵ月）

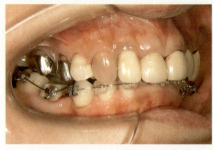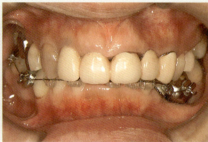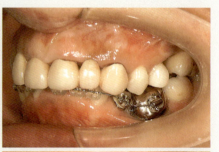

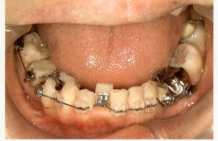

症例写真15-3｜レベリング開始時口腔内写真（42歳5ヵ月）
0.014インチ Ti-Ni ワイヤーにて，下顎の拡大を開始した．6̲はデブライドメントを行い，挺出させることで根分岐部病変を治すこととした．

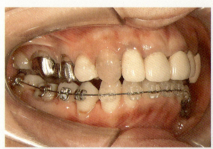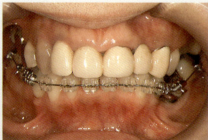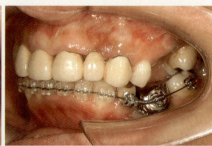

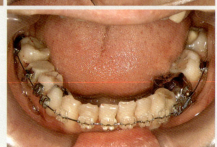

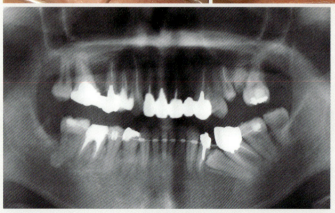

症例写真15-4｜レベリング開始後6ヵ月時口腔内写真・パノラマエックス線写真（42歳11ヵ月）
5̲は拡大により配列した．前歯被蓋は改善した．5̲の歯槽硬線と歯冠に間隔が空いたことで，骨性癒着が否定されたことは重要である．

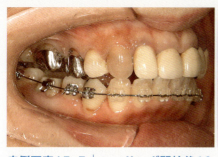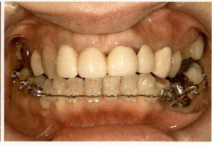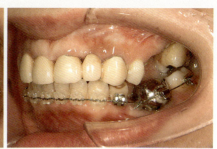

症例写真15-5｜レベリング開始後10ヵ月時口腔内写真（43歳3ヵ月）
⌐5にボタンを装着し，拡大治療を開始した．

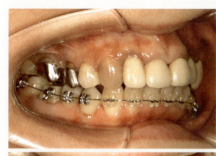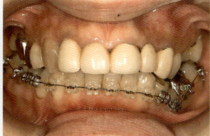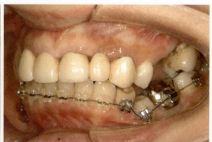

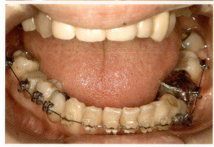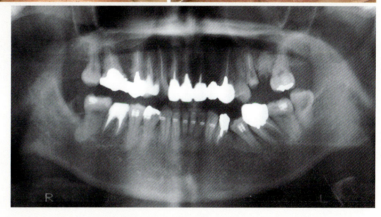

症例写真15-6｜レベリング開始後20ヵ月時口腔内写真・パノラマエックス線写真（44歳1ヵ月）
前歯被蓋は改善し，⌐5の歯軸も改善した．

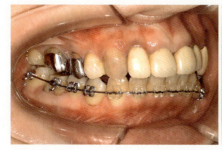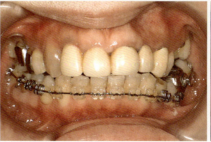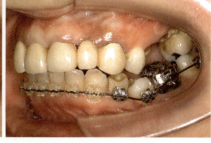

症例写真15-7｜レベリング開始後24ヵ月時口腔内写真（44歳5ヵ月）
0.016×0.022インチ Ti-Ni ワイヤーにてアップライト中．前歯被蓋は改善し，⌐5の歯冠歯軸の改善が認められた．

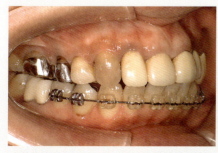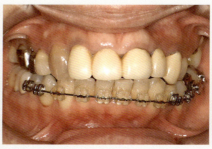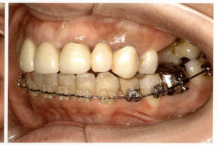

症例写真15-8｜レベリング開始後36ヵ月時口腔内写真（45歳5ヵ月）
⌐5アップライト中．当該歯部分の歯肉の裂開は認められないが，若干の歯肉退縮があると思われる．

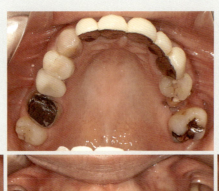
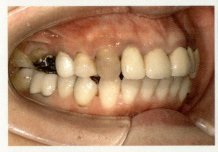
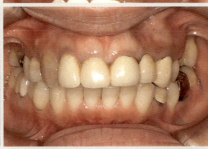
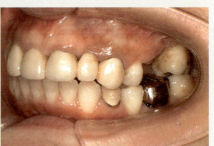
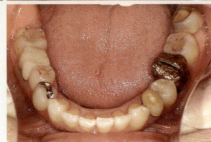

症例写真15-9｜レベリング開始後38ヵ月時口腔内写真（45歳7ヵ月）

5|5 がポステリアストップとして機能し，前歯被蓋もオーバージェット1.0mm，オーバーバイト1.0mmと改善した．|5 に歯周ポケットや炎症はなく，付着歯肉様歯肉が認められた．

考察

下顎第二小臼歯は，萌出方向異常（遠心あるいは舌側方向）がしばしば認められる．一方，本症例の近心方向の萌出異常は稀で，原因も不明である．

神成[13]は，歯根が完成し歯軸傾斜角が61°以上の場合，抜歯が適応であると報告した．この基準によれば，本症例は抜歯に該当したが，明らかな歯根吸収も認められず，配列・保存は可能であった．ただし，歯根が完成した場合，歯槽骨と歯根にシャーピー線維が形成され，歯根尖の移動が困難になるため，治療期間が3年4ヵ月と長期化したと考えられた．若干の歯肉退縮が発生したことも，このシャーピー線維の伸展によると考えられる．

このような歯の移動は transmigration に見られ，自然萌出力で歯が反対側まで移動することと同様であると考えられる．つまり，Ti-Ni ワイヤーによる歯の移動は自然萌出力に近く，移動距離が長い場合でも時間がかかるものの，移動の可能性は高いと考えられる．Ti-Ni ワイヤーの歯の移動性能の高さが改めて評価されよう．

治療のベネフィットとリスク

ベネフィット	リスク
●原因療法 ●埋伏歯の萌出空隙の確保 ●埋伏歯を保存し，ポステリアストップとして機能させる ●埋伏歯抜去時の歯槽骨欠損の回避 ●アンテリアガイダンスの改善による慢性歯根膜炎の予防	●長期の治療とう蝕リスク ●骨性癒着，歯根吸収，骨吸収，歯肉退縮の可能性

下顎小臼歯埋伏症例　鞍状歯列

　初診時19歳1ヵ月の男性，下顎歯列の叢生を主訴に来院した．下顎両側第二小臼歯は舌側傾斜し，鞍状歯列を呈した．視診・触診で下顎では当該歯の舌側に骨隆起（外骨症）と前歯の叢生を，上顎では口蓋隆起と叢生を認めた．下顎の叢生量は12.0mmで，上顎は4.0mmであった．

　オーバージェットは5.0mm，オーバーバイトは6.0mmで過蓋咬合であった．上下顎第一大臼歯の臼歯関係は両側ともⅠ級であった．口唇閉鎖時オトガイ筋の緊張はなく，上唇はE-line上であった．顎態はⅠ級ローアングルであった．

　顎態から咬合力が強いと考えられ，これは，咬合力に対する造骨反応である外骨症と口蓋隆起の存在からも裏づけられた．したがって非抜歯治療が望まれるが，拡大治療により上下顎前歯が唇側傾斜し，口元の突出，口唇閉鎖時のオトガイ筋の緊張をともなうことがある．これらの点を患者に説明のうえ，治療を開始した．

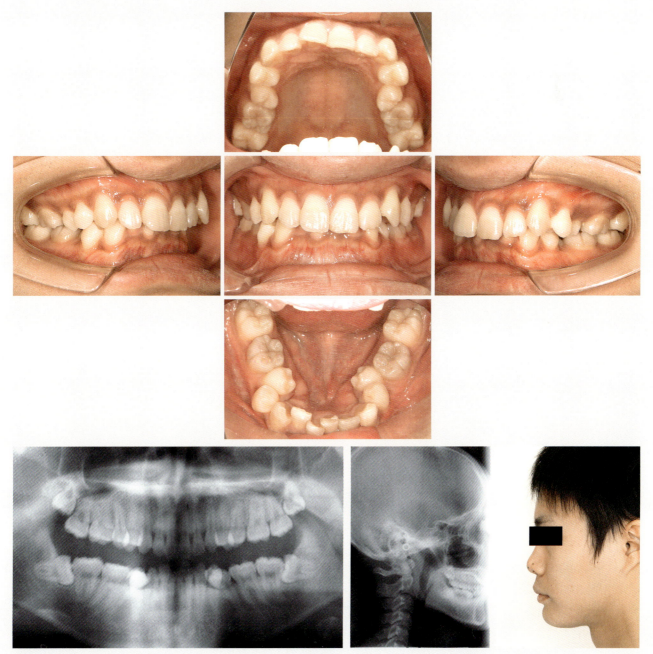

症例写真16-1｜**初診時口腔内写真・パノラマエックス線写真・セファログラム・側貌写真（19歳1ヵ月）**
下顎は鞍状歯列を呈している．

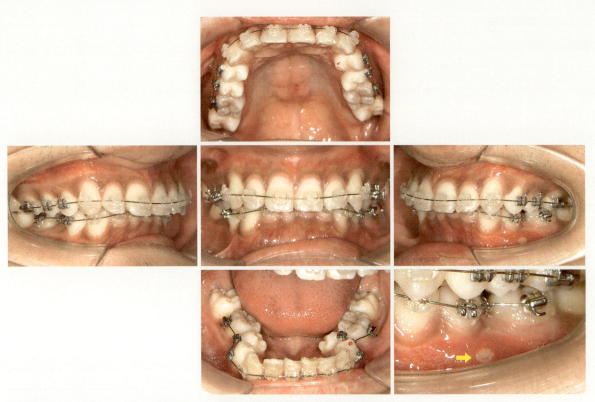

症例写真16-2｜レベリング開始後4ヵ月時口腔内写真（19歳6ヵ月）

0.016インチTi-Niワイヤーの拡大作用により，下顎の鞍状歯列の改善を図った．$\overline{4|}$に自発痛はないものの，温水による誘発痛がVASで1/10程度発生した．歯肉には口内炎が発生し（矢印），タッピング時の触診により，$\overline{4|}$に振動を確認した．口内炎に触診痛はなく，腫脹による膨隆のみ呈したため，この口内炎は歯根膜炎による浸出液の漏出と考えられた．

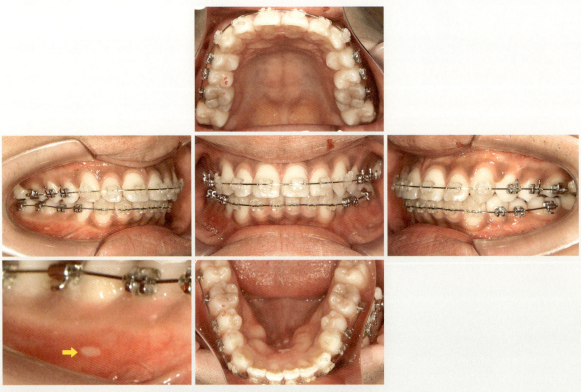

症例写真16-3｜レベリング開始後34ヵ月時口腔内写真（22歳0ヵ月）

上顎は0.017×0.025インチTi-Niワイヤー，下顎は0.016×0.022インチTi-Niワイヤーでレベリングする．$\overline{5|5}$のシザーズバイトは改善したが，$\overline{5|}$の歯肉に口内炎を認めた．自発痛と誘発痛はないものの，タッピング時の触診により，$\overline{5|}$に振動を確認した．口内炎に触診痛はなく，腫脹による膨隆のみ呈したため，この口内炎は歯根膜炎による浸出液の漏出と考えられた．

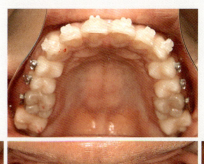
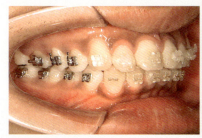
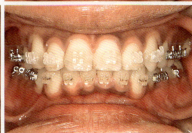
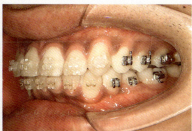
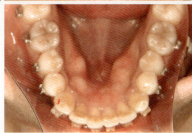

症例写真16-4｜レベリング開始後45ヵ月時口腔内写真（22歳11ヵ月）
シザーズバイトが改善し，口内炎は消失した．また上顎の叢生をともなう歯列は改善し，アンテリアガイダンスが確立した．

考察

下顎のTi-Niワイヤーによる拡大作用により，鞍状歯列は改善した．また前歯被蓋は浅くなり，アンテリアガイダンスが確立した．つまり，ローアングル症例における下顎の叢生はディスクレパンシーではなく，咬合力を支持できずに下顎歯が舌側傾斜したものである．したがって抜歯は禁忌と考え，可能な限り，矯正歯科治療による拡大作用により保存すべきである．下顎第二小臼歯の萌出方向が，遠心あるいは舌側方向であることも，鞍状歯列の原因のひとつである．ただし，強い咬合力は歯冠を舌側に傾斜させるため，拡大は容易ではなく，本症例の治療は，非抜歯にもかかわらず45ヵ月を要した．しかし，歯を保存することで正常な歯列が確立し，歯列のアーチ構造が作動することで，ポステリアストップの耐咬合力機能が増す．また，叢生部位はブラッシング不良になりやすい．叢生を改善することは，歯周病予防につながる．

一方ローアングル症例において，抜歯された症例は歯根膜炎が発生しやすく，慢性化すると三叉神経領域に連関痛を発生する症例が多い．これは，本症例において，非抜歯治療ながらも4ヵ月時に下顎左側第一小臼歯部，34ヵ月時に下顎右側第二小臼歯部に歯根膜炎由来と考えられた口内炎[48-51]が発生したことからも推察されよう．

治療のベネフィットとリスク

ベネフィット	リスク
● 原因療法 ● 萌出空隙の確保 ● 舌側転位歯を保存し，ポステリアストップとして機能させる ● アンテリアガイダンスの改善による慢性歯根膜炎の予防 ● 叢生の改善による歯周病の予防	● 長期の治療とう蝕リスク ● 骨性癒着，歯根吸収，骨吸収，歯肉退縮の可能性

下顎小臼歯埋伏症例　口腔顔面痛[48-51]

　初診時44歳10ヵ月の女性，上顎前歯の補綴前矯正が必要と診断され，紹介された．オーバージェットは＋1.0mm，オーバーバイトは＋13.0mmであった．口唇閉鎖時オトガイ筋の若干の緊張が認められたが，上下唇はE-lineより後退していた．上顎は第三大臼歯を除き歯の喪失は認められなかったが，下顎は右側犬歯，第一大臼歯，左側第一・第二大臼歯の4本の喪失を認めた．叢生量は上顎5.0mm，下顎7.0mmであった．下顎左側犬歯は舌側転位で，配列の空隙は認められなかった．左右の対称性を考えると，右側犬歯も舌側転位で抜歯された可能性が高い．下顎右側第一大臼歯はブリッジであった．なお，歯周病の罹患は認めなかった．

　問診では，20代から続く肩こりがあり，マッサージに通院したが効果はなかった．攣るような肩こり（以下「強い肩こり」）で，両側性であった．上顎右側第一・第二小臼歯，および左側第一小臼歯は両側性のシザーズバイトで，機能咬頭外斜面に異常な咬耗が認められた．触診でタッピング時に歯冠の頰側変位を認め，異常な咬耗から咬合力が加えられ続けたと考えられる．これにより，強い肩こりは咬合性外傷の連関痛が疑われた．

　外傷性咬合由来の歯根膜炎の治療のため，シザーズバイトの改善とアンテリアガイダンスの確立を行うこととした．これらにより，慢性歯根膜炎の連関痛としての肩こりが消失する可能性が高い．ただし，筋肉性の肩こりの場合，無関係のため消失しない．また保定装置は，1日10時間半永久的に使用すべきである．これらの点を患者に説明し，同意を得たうえ治療を開始した．

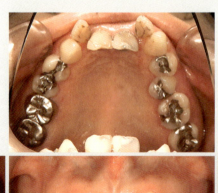

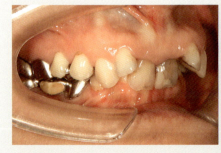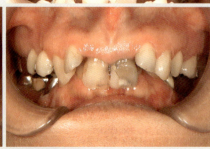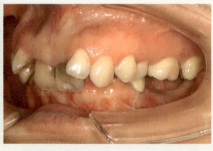

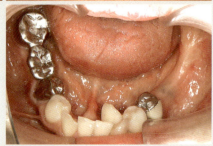

症例写真17-1｜初診時口腔内写真（44歳10ヵ月）
5̲4̲|，|4̲，5̲|，|4̲はシザーズバイトであった．5̲4̲|4̲の機能咬頭外斜面は異常な咬耗が認められ，強い咬合力が負荷され続けていたと考えられる．

Part3 | 埋伏歯矯正歯科治療の実際

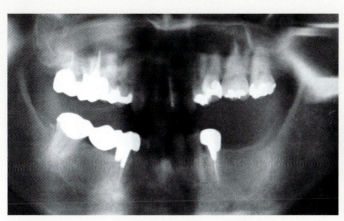
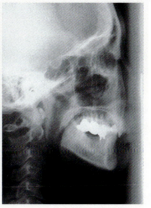
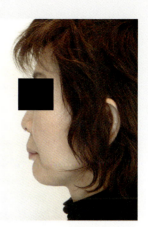

症例写真17-2 | 初診時パノラマエックス線写真・セファログラム・側貌写真（44歳10ヵ月）

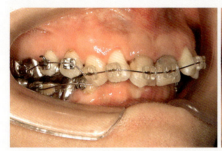
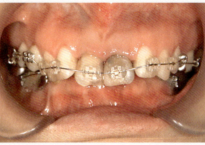
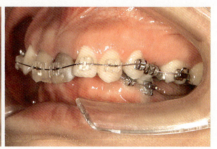

症例写真17-3 | 下顎レベリング開始時（45歳3ヵ月）
0.014インチTi-Niワイヤーを用いて上顎歯列のレベリングを先行し，下顎に装置を装着した．

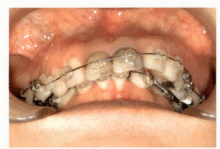

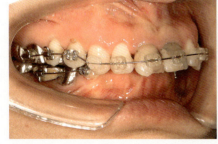
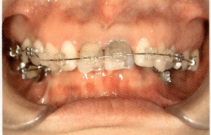
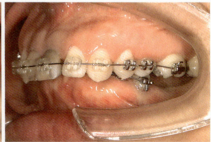

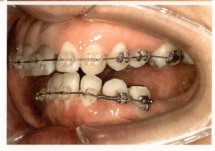

症例写真17-4 | 下顎レベリング開始後1ヵ月時（45歳4ヵ月）
「3」を配列するために，オープンコイルを挿入した．ワイヤーは0.014インチTi-Niワイヤーであった．

123

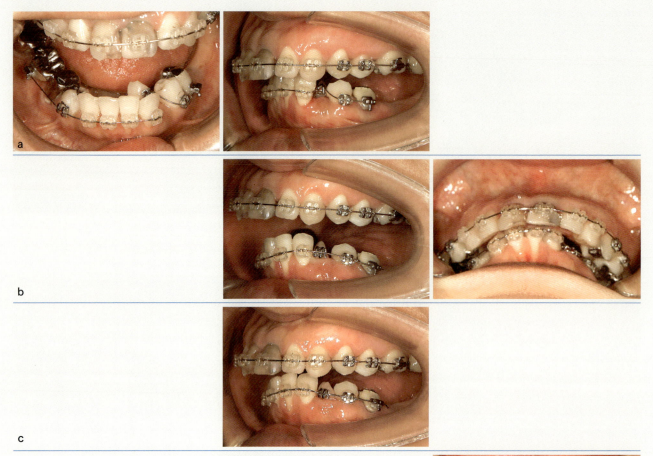

症例写真17-5 |3 レベリングの変遷
下顎前歯用ブラケットを|3に装着（a）．3ヵ月後（b），6ヵ月後（c），|5のシザーズバイトは改善されたが，|5もシザーズバイトとなり，アンテリアガイダンスの確立も困難だった．そこで，ローアングル症例におけるシザーズバイトの改善を考慮して|4 1歯の抜歯治療を行うこととした．9ヵ月後（d），|4の抜歯治療を実施し，|3のⅠ級関係の確立を図った．

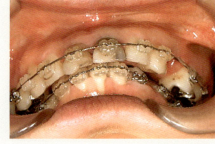

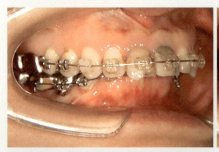 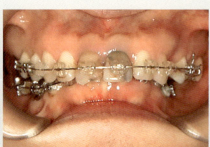 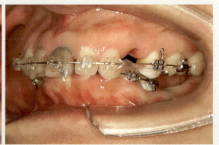

症例写真17-6 |3の遠心移動開始時の口腔内写真（46歳3ヵ月）
|3の遠心移動開始と同時に，下顎左側歯列におけるシザーズバイト改善のため，クロスエラスティックを併用した．このため，|5には小林フックを，|5の舌側にはボタンを装着した．

124

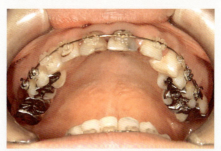
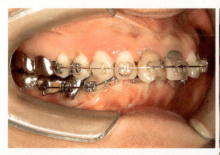
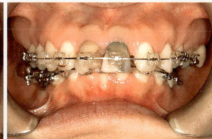
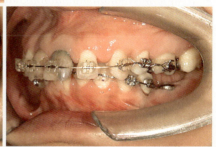

症例写真17-7 | ̄|3 遠心移動終了時の口腔内写真(46歳8ヵ月)

下顎左側歯列のシザーズバイトは改善し、強い肩こりが平癒した。またポステリアストップ確立のため、下顎左側臼歯部へのインプラント治療を他院に依頼した。

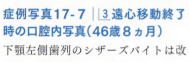
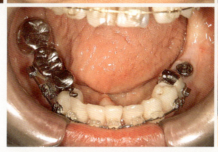
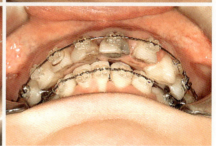
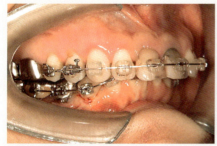
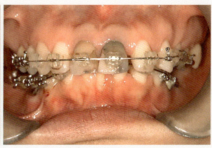
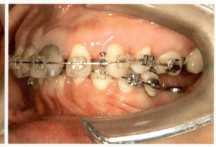

症例写真17-8 | スライディングメカニクス開始時の口腔内写真(46歳10ヵ月)

ワイヤーは0.016×0.022インチTi-Niワイヤーである。下顎は、0.017×0.022インチステンレスワイヤーにリバースカーブを付与し、咬合挙上を行った。

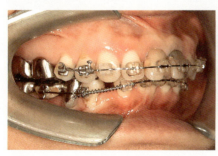
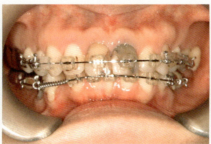
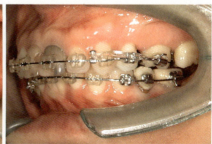
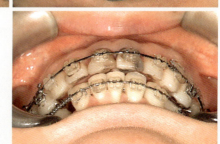

症例写真17-9 | 上顎空隙閉鎖時の口腔内写真(48歳2ヵ月)

終了間際、リングレットを二重とした。また、アンテリアガイダンス獲得のため、 ̄3|に空隙をつくり、下顎歯列の拡大を行った。

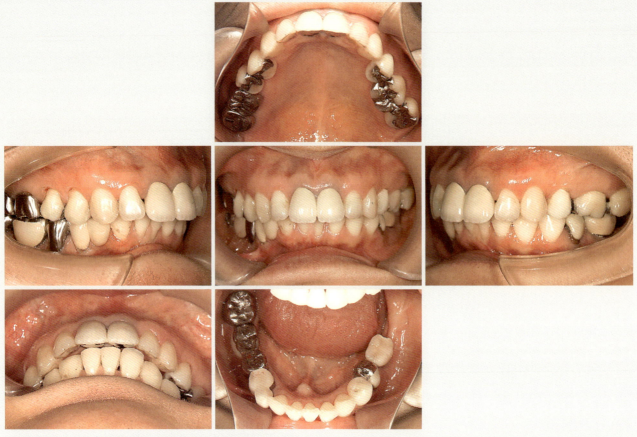

症例写真17-10｜保定期間の口腔内写真（49歳0ヵ月）

1|1，6−3|，|6に補綴物を装着し，アンテリアガイダンスおよびポステリアストップを確立した．強い肩こりの再発はなかった．上顎にバイトプレート，下顎にスプリングリテイナーを保定に用いた．

［インプラントおよび補綴治療は長谷川英登先生（東京都開業）による］

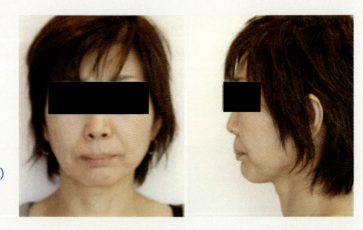

症例写真17-11｜保定期間の顔貌写真（49歳0ヵ月）

口唇閉鎖時，オトガイ筋の緊張が認められるが，上下唇はE-line上であった．

考察

　ローアングル症例の場合，下顎の叢生の原因はディスクレパンシーではないことが多い[48]．咬合力は下顎歯を舌側傾斜させる．たとえば歯が萌出する際アーチ構造がはたらかず，下顎歯が咬合力で舌側傾斜し，下顎歯列に叢生が発生する．本症例で下顎両側犬歯が舌側傾斜したのは，下顎前歯の舌側傾斜で萌出スペースが確保できなかったためと考えられる．一般に，鞍状歯列における下顎第二小臼歯の舌側傾斜もこのメカニズムで発生すると考えられる．

　このような叢生部位は不潔域となり，歯肉炎が発生しやすい．また強い咬合力が負荷されるため，食後に疼痛を訴えることもある．従来，疼痛が発生した場合，抜歯されることが多かった．その結果，残存歯は強い咬合力に耐えられず，歯根膜炎を発生することが多い．歯根膜炎が慢性化すると，三叉神経領域に連関痛が発生することもある[49-51]．

　三叉神経領域における連関痛は，解剖学における神経の走行と一致するため，発症部位と原因部位は同側である．連関痛としての肩こりが両側に現れた場合，原因部位も両側に存在する．

　本症例においても，咬合性外傷は触診で両側に確認された．またマッサージが無効であったことから，筋肉性の肩こりとは考えにくい．さらに数十年間続く肩こりは，上顎小臼歯の異常咬耗が発生した時期と一致すると考えられる．一方，矯正歯科治療によりシザーズバイトを改善し，触診で咬合性外傷の消退が確認されると，強い肩こりは消失した．これらから，強い肩こりは咬合性外傷の連関痛と診断される．

　したがって，過蓋咬合を呈するローアングル症例は，下顎の叢生は拡大治療が望まれる．下顎左側犬歯の配列は，下顎前歯用ブラケットを用いて開始した．配列に9ヵ月を要したが，下顎の拡大だけではアンテリアガイダンスは獲得できなかった．また，左側小臼歯のシザーズバイトも改善しなかった．そのため，上顎の抜歯治療を検討した．ローアングル症例であることを考慮し，抜歯本数を最小限にするため，上顎左側第一小臼歯のみの抜歯とした．左側を選択したのは，上顎中切歯が顔貌に対し右方偏位していたためである．これに加えて，下顎右側犬歯部に空隙を作ることで下顎歯列の拡大を行い，アンテリアガイダンスを確立した．

　目的は咀嚼効率の向上でもあるが，アーチ構造の回復が第一義的である．したがって，下顎右側犬歯部は延長ブリッジとしても，対合歯とは接触させなかった．下顎歯は，咬合力が負荷されるとすべての歯で舌側方向へ変位する．つまりローアングル症例においては，アーチ構造が作動しなければ強い咬合力を支持しえない．こうしたアーチ構造の回復は，外傷性咬合の治療のひとつである．したがって，ローアングル症例における鞍上歯列は非抜歯治療が望まれる．

治療のベネフィットとリスク

ベネフィット	リスク
● 原因療法	● 4|の喪失
● 転位歯の萌出空隙の確保	● 長期の治療とう蝕リスク
● 舌側転位歯を保存し，ポステリアストップとして機能させる	● 骨性癒着，歯根吸収，骨吸収，歯肉退縮の可能性
● アンテリアガイダンスの改善による慢性歯根膜炎の予防	
● 叢生の改善による歯周病の予防	

6 各論： 第一・第二大臼歯の埋伏

第一大臼歯

特徴

いくつかの症例報告はあるが，第一大臼歯の萌出障害の発現頻度は低い[16]．新潟大学医歯学総合病院小児歯科において[43]，処置した萌出障害症例の中で上顎大臼歯は9.9％，下顎大臼歯6.7％であった．上顎では第一大臼歯が多く，その2/3は第一大臼歯が第二乳臼歯の下に位置する異所萌出であった（図7）．下顎第一大臼歯の異所萌出は，上顎の頻度より低かった．

また歯胚の形成遅延による萌出障害もあり，処置せず経過観察することで萌出するものもある（図8）[52]．単に抜歯あるいは放置したものが多く，開窓・牽引により矯正歯科治療を行った症例はわずかである．

原因

埋伏率が低い要因は，永久歯として早期に萌出する第一生歯であることである．また歯胚形成が隣在歯より早期であり，萌出に際し交換の過誤や空隙不足がほとんどない．さらに外傷を受けにくいことも挙げられる．

診断

日本人の大臼歯の平均萌出年齢より遅延，または，反対側同名歯が萌出したにもかかわらず未萌出の場合，萌出障害を疑う[1,2]．疑いのある場合，パノラマエックス線写真を撮影し，歯の位置，方向，屈曲などの形態の状態，および隣在歯の状態を調べる．

萌出方向異常の場合，開窓や牽引の際に歯胚の回転を行う必要がある[16,19]．牽引・誘導時には牽引のリアクションを考慮しなければならない[11-14]．萌出空隙不足の場合でも，矯正歯科治療による拡大治療で保存できる症例もある．形成異常や骨性癒着が認められない限り萌出誘導を試みるべきだが，歯胚の形成遅延による萌出障害もあり，経過観察を必要とする症例もある[52]．

第二大臼歯

特徴

第一大臼歯より埋伏頻度は高い[16,43]．また，上顎より下顎の頻度が高く，第三大臼歯とともに埋伏することもある．これは，第三大臼歯歯胚形成により第二大臼歯の萌出障害が発生すると考えられる．下顎第二大臼歯は，第一大臼歯との間に囊胞が発生することで第二大臼歯が近心傾斜し，埋伏智歯に類似した状態を呈することがある．

原因

歯冠の近遠心径が異常に広く，歯根近遠心径が狭い第一大臼歯の場合，遠心最大膨隆部の下は陥凹を呈し，これが萌出経路の袋小路となって埋伏の原因となる．次に歯胚の方向異常，特に近心傾斜の場合に第一大臼歯に接触した埋伏がしばしばみられる．また下顎第二・第三大臼歯の歯冠近遠心径の和に対する，下顎第一大臼歯歯冠の遠心最大膨隆部から下

顎枝前縁までの長さが足りない，萌出空隙不足が挙げられる．さらに近遠心の歯根長が異なることも考えられる[11]．短い歯根に対して，長い歯根は形成を続けることで，反対側に傾斜する可能性がある．濾胞性歯囊胞[3-9,38]も埋伏の原因であり，他の歯の骨性癒着[53]に関連して埋伏することもある．

診断

下顎第三大臼歯の歯根形成前に誘導を試みるのが妥当である[16]．歯根形成度がR1/2以下の場合，第

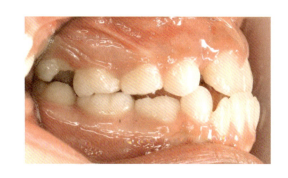

図7｜異所萌出の例
6̲がE̲の下に位置する異所萌出例である．
［写真は今村一信先生（東京都開業）のご厚意による］

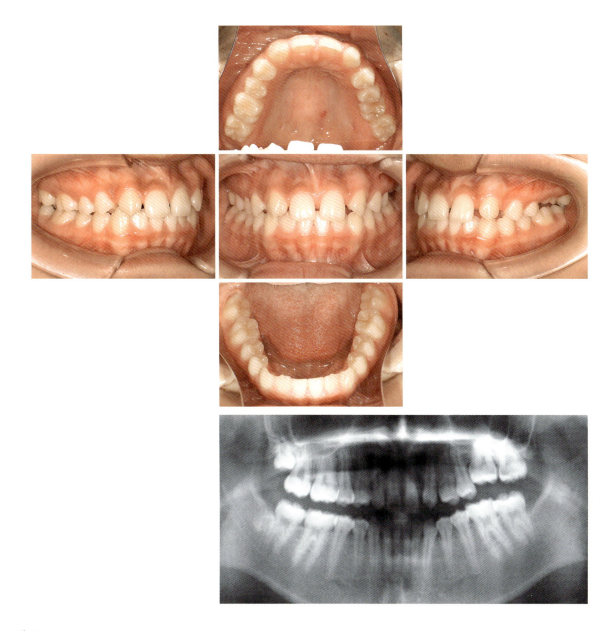

図8｜第一大臼歯低位・半埋伏の例
初診時17歳3ヵ月の女性，上顎前歯の空隙を主訴に来院した．2̲|2̲の先天欠如に加えて，|6̲は低位で半埋伏を呈した．当該歯は対合歯と接触せず，歯冠の1/2しか視診で確認できない．若干の近心傾斜を呈するが，触診では動揺は認められず，骨性癒着の可能性もあるが，パノラマエックス線所見では歯根膜に異常は認められず，原因は不明であった．

二大臼歯の萌出空隙不足と判断される場合でも，アップライトできる可能性がある．萌出空隙が存在する場合，近心傾斜した半埋伏症例は，成人でもアップライトできる可能性は高い．第三大臼歯の歯根が完成し，第三大臼歯が配列空隙に侵入した場合，第二大臼歯のアップライトは困難となる．この場合，第三大臼歯を抜歯し，第二大臼歯を保存する方法もある[54]．また第二大臼歯を抜去し，第三大臼歯を矯正歯科治療する方法[48]や，第二大臼歯の位置に移植・保存[17]する方法も考えられる．

埋伏した下顎第二大臼歯は，通常，歯槽骨の中央である．下顎第二大臼歯が近心に傾斜し，第一大臼歯の遠心の歯冠最大膨隆部の下の陥凹部に嵌合した場合，緊急性があれば開窓術を行うこともあるが，経過観察し半埋伏となった時点で，矯正歯科治療を開始する．埋伏歯の矯正治療は，自然萌出を促すこと[16]であり，これにより歯肉退縮，歯槽骨の喪失などが予防される．

セパレーティングエラスティックによるアップライト法

近心傾斜した第二大臼歯は，第一大臼歯の歯冠最大膨隆部の下の陥凹部に，第二大臼歯近心辺縁隆線が嵌合することで，萌出が阻害される[11]．このような限局的な傾斜の場合，マルチブラケット装置を用いなくとも，セパレーティングエラスティック（**図9**，132ページ**図12**）やセパレーティングスプリング（**図10**）を用いることで，アップライトを行えることがある．セパレーティングエラスティックは，ブロークンコンタクト（正常な形態ではない歯の接触）が歯肉縁上の場合のみの適応であるが，セパレーティングスプリングの場合，ブロークンコンタクトが歯肉縁下の場合にも適応が可能な場合もある．つまり，コンタクト下にスプリングが通れば使用可能である．また，ブラスワイヤーも同様の効果[55]があるが，ブロークンコンタクトに挿入する操作は，ワイヤーが硬いセパレーティングスプリングが優れている．

一般に，通院間隔は1ヵ月である．その間，セパレーティングエラスティックが外れる場合もあるためあらかじめ説明が必要である．これは，ブロークンコンタクトに空隙が生じることによるため，セパレーティングエラスティックが十分機能したことを意味する．

この空隙が発生することで，埋伏歯はわずかながら萌出し，アップライトされる．したがって，セパレーティングエラスティックやセパレーティングスプリングの装着と，それを外した経過観察を1ヵ月ごとに行う．これらをアップライトが完了するまで，繰り返す．

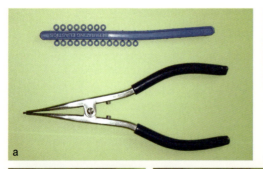
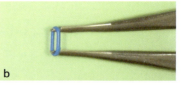

図9 | セパレーティングエラスティックとその装着方法
セパレーティングエラスティックは，ブロークンコンタクトが歯肉縁上の場合のみの適応である．

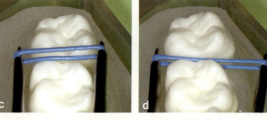
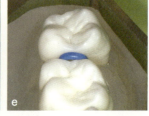

セパレーティングエラスティック（a上）と専用プライヤー（a下）．プライヤーにセパレーティングエラスティックを装着（b）．

エラスティックを開きコンタクト挿入直前（c）．コンタクトを挟むように左右に揺さぶりエラスティックを挿入（d）．正常に装着された状態（e）．

プリアジャストエッジワイズ装置によるアップライト法

　超弾性型 Ti-Ni ワイヤーとプリアジャストエッジワイズ装置を組み合わせた装置（**図11**，133ページ**図13**）では，レベリングに拡大作用がある点が特徴である[48]．超弾性型 Ti-Ni ワイヤーは，変形量にかかわらず一定の力を発現するという超弾性特性を有する．このため，インターブラケットスパンが短い場合でも，ループを用いることなく，歯の移動に適切な力を発現することは可能である．

　この特性を，大臼歯のアップライトに応用することも可能である．つまり，近心傾斜した大臼歯の場合，インターブラケットスパンは短く，しかも上下にずれている．従来のアップライティングスプリグによる方法は，アップライトに困難がともなう．しかし，ワイヤー自体がスプリングである Ti-Ni ワイヤーを用いれば，術式は簡便となる．

　つまり，Ti-Ni ワイヤーを用いた大臼歯のアップライトは，プレーンアーチをチューブに挿入することで行われる．たとえば，近心傾斜した大臼歯に装着されたチューブに対し，Ti-Ni ワイヤーは近心で上方への力が発現する．さらに，遠心で下方への力が発現し，これらの力は回転力としてはたらく．したがって，大臼歯は遠心回転し，アップライトは行われる．しかも，持続的で十分な力を発現するため，アップライトに適している．換言すれば，アップライトはレベリングで行われるため，アップライトを意識する必要はない．この点も，Ti-Ni ワイヤーの優れた特性による．

　他の方法として，アップライトスプリング，オープンコイル，矯正用ミニインプラントを用いる方法がある．アップライトスプリングは，第二大臼歯までの適応で，第三大臼歯は適応外である．アップライトスプリングは，歯肉頬移行部が狭い場合，スプリングを装着するのが困難であり，アクティベートも困難で，汎用的ではない．オープンコイルスプリングは歯冠の遠心移動を行うが，この移動は Ti-Ni ワイヤーのみで十分である．最後に矯正用ミニインプラントは有効であるが，コストがかかる．特に必要性があるのは，多数歯欠損歯列において，1本の歯をアップライトする場合である．

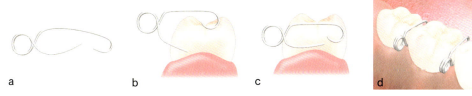

セパレーティングスプリング（a）の短いアームをコンタクト下に差し込む（b）．正常にセパレーティングスプリングが装着された状態（c，d）．ブロークンコンタクトが歯肉縁下の場合にも適応可能な場合がある．

図10 | セパレーティングスプリングとその装着方法

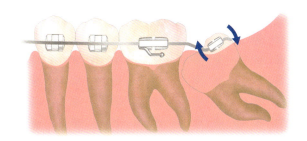

図11 | Ti-Ni ワイヤーによる下顎水平半埋伏第二大臼歯のアップライト

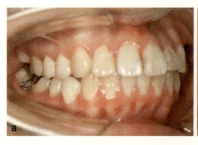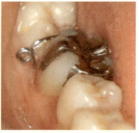

a：アップライト開始時の口腔内写真（14歳1ヵ月）．7̲と6̄のブロークンコンタクトにセパレーティングスプリングを装着した．なお，セパレーティングエラスティックは，ブロークンコンタクトが歯肉縁下のため，装着は困難であった．

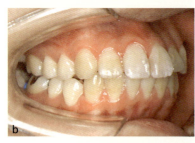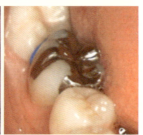

b：アップライト開始後3ヵ月時の口腔内写真（14歳4ヵ月）．ブロークンコンタクトが歯肉縁上になったため，セパレーティングエラスティックを用いた．

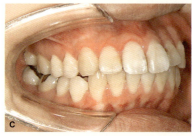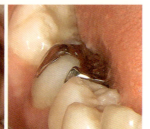

c：アップライト開始後14ヵ月時の口腔内写真（15歳3ヵ月）．セパレーティングエラスティックの挿入と経過観察は，アップライトが完了するまで繰り返し行った．

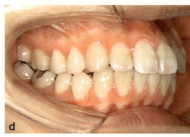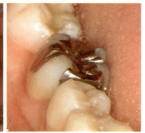

d：アップライト開始後20ヵ月時の口腔内写真（15歳9ヵ月）．アップライトが終了した．

　初診時14歳1ヵ月の女性．主訴は下顎右側第二大臼歯が傾いて生えてきたことであった．当該歯は近心傾斜で，第一大臼歯遠心の歯冠最大膨隆部下の陥凹部に第二大臼歯近心辺縁隆線が嵌合した．配列空隙はあって深度も問題なく，歯軸のみの問題と考えられた．局所的な問題であるため，歯軸改善の方法としてセパレーティングスプリング・エラスティックを用いることとした．

　本法は簡便な方法であるが，適応症が限られる．ブロークンコンタクトが歯肉縁上であれば，セパレーティングエラスティックスが用いられるため，処置は簡便である．ただし，対合歯がアップライトの障害になる場合があるため注意が必要である．この場合，対合歯あるいは当該歯の咬合調整を行う．

　治療期間は，プリアジャストエッジワイズ装置を用いた水平埋伏智歯のアップライトに10ヵ月かかったとの報告がある[56,57]．一方，本症例では，20ヵ月で，水平埋伏ではないにもかかわらず，治療期間は長期であった．これは，セパレーティングスプリング2回とセパレーティングエラスティック10回の計12回の装着と，それにともなう経過観察を行い，対合歯の咬頭干渉があれば咬合調整を行うためである．つまり，治療期間や咬合調整というリスクがあるが，簡便な方法であり，固定装置と比べてう蝕リスクは低い．しかも，傾斜歯の歯周病を予防し，ポステリアストップとして保存できることを勘案すれば，治療のベネフィットは大きい．

図12 セパレーティングエラスティック使用の実際

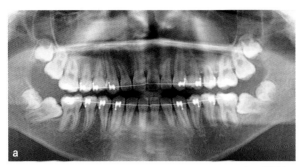

a：患者は11歳7ヵ月の女性．矯正動的治療中，7|7の半埋伏を認めた．

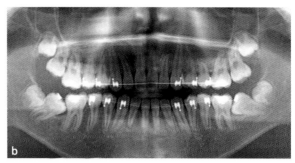

b：アップライト開始時(11歳11ヵ月)．7|7に小臼歯用チューブ(参考文献58参照)を装着，レベリングを開始した．

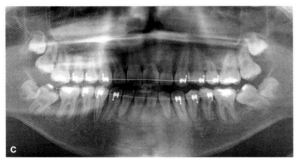

c：アップライト開始後2ヵ月時(12歳1ヵ月)．小臼歯用チューブを装着した7|7はレベリング中．

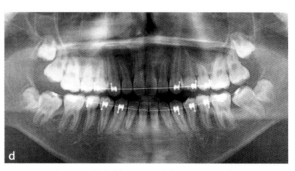

d：アップライト開始後4ヵ月時(12歳3ヵ月)．アップライトにともない，8|8の歯胚の回転が認められた．

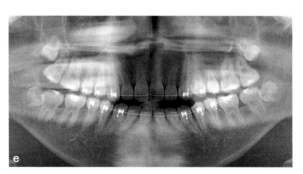

e：アップライト開始後9ヵ月時(12歳8ヵ月)．7|7のアップライトが確認できる．|8は水平位となった．

　下顎両側第二大臼歯が水平半埋伏を呈し，視診で遠心隆線を確認した．萌出空隙は存在し深度に問題はなく，歯軸は水平である．萌出空隙は懸念されるが，歯軸のみの問題と考えられる．本症例は，下顎第一大臼歯と下顎第二大臼歯とのコンタクトが骨内にあるため，セパレーティングエラスティックでの歯軸改善は不可能である．そこで，プリアジャストエッジワイズ装置で歯軸の改善を行うこととした．

　従来のメカニクスでは，第二大臼歯を遠心に引き挙げる力を付与するため，下顎第三大臼歯を抜去後，下顎水平埋伏第二大臼歯をアップライトすることが報告[54]されている．

　一方，Ti-Niワイヤーを用いたアップライト法は，歯を回転するモーメントが付与される[56,57]．このため，遠心に引き上げる方法に比べ，アップライト効率は高いと考えられる．また本症例において，第三大臼歯がアップライトの障害となることが懸念された．ただし，下顎両側第三大臼歯は歯根形成開始期(Ri)であり，歯胚は回転可能[1,6]である．つまり，第二大臼歯が第三大臼歯に接触する際，第三大臼歯歯冠は回転し，空隙が発生する可能性がある．

　エックス線所見から，下顎左側第二大臼歯のアップライト前後で，下顎左側第三大臼歯が水平位に変化したことから，歯胚の近心回転が確認できる．つまり，第三大臼歯がRi〜R1/2の場合，第二大臼歯萌出空隙不足でも，第二大臼歯アップライトの可能性はあり，必ずしも第三大臼歯を抜去する必要はないことが示唆される．

[症例は大橋 誠先生(岐阜県開業)のご厚意による]

図13 | プリアジャストエッジワイズ装置使用の実際

下顎第二大臼歯埋伏症例　近心傾斜

　初診時16歳9ヵ月の女性，主訴は乱杭歯であった．上下顎右側犬歯は低位唇側転位で上下顎前歯に叢生が認められた．叢生量は，上顎6mm，下顎5mmであった．下顎両側第二大臼歯は咬合面を視診で確認でき，深度は浅いが近心傾斜を呈した．パノラマエックス線所見で，下顎両側第二大臼歯は第一大臼歯歯頸部の陥凹部に嵌まって半埋伏を呈し，上下顎両側第三大臼歯は存在していた．

　上唇の膨隆感があり，口唇閉鎖時のオトガイ筋の緊張が認められたことから，抜歯治療の可能性がうかがえた．臼歯関係はⅠ級で，顎態はⅠ級ハイアングルであることから，上顎両側第一小臼歯，下顎両側第二小臼歯の抜歯治療は可能である．つまり，抜歯治療により，口唇閉鎖時のオトガイ筋の緊張とアンテリアガイダンスを改善し，第三大臼歯を保存することで，ポステリアストップを強固にする．

　プリアジャストエッジワイズ装置により歯軸の改善を行うこと，また骨性癒着がある場合，脱臼や自家移植を行う必要があること，これらの点を説明・同意のうえ治療を開始した．

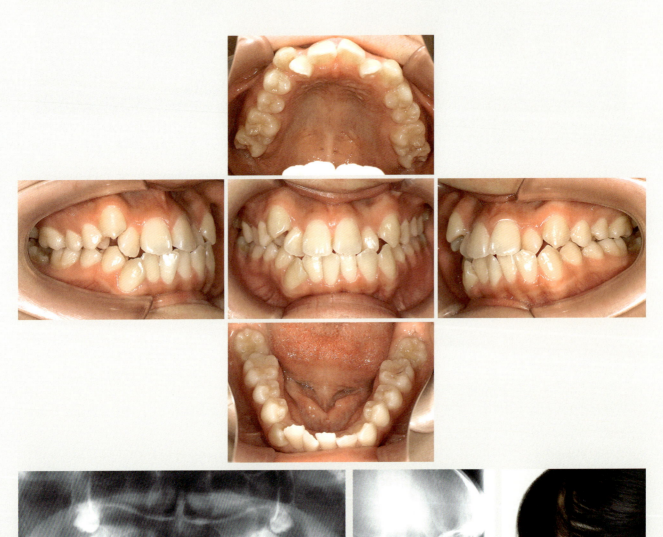

症例写真18-1 ｜ 初診時口腔内写真・パノラマエックス線写真・セファログラム・側貌写真（16歳9ヵ月）

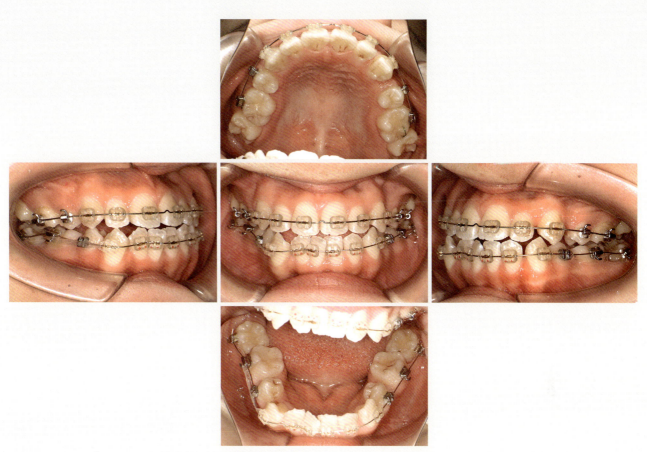

症例写真18-2｜レベリング開始後11ヵ月時の口腔内写真（17歳10ヵ月）
7|7に小臼歯用チューブ（参考文献58参照）を装着し，0.014インチ Ti-Ni ワイヤーにてアップライトを開始した．

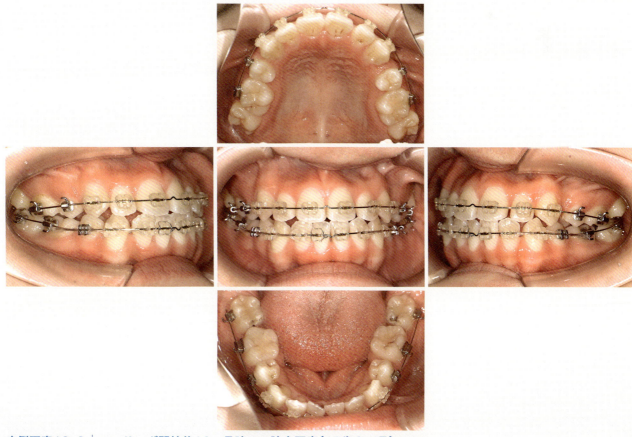

症例写真18-3｜レベリング開始後16ヵ月時の口腔内写真（18歳3ヵ月）
7|7の歯冠歯軸が3ヵ月で改善した．ワイヤーは0.018インチ Ti-Ni ワイヤーであった．当該歯の近心小窩にう蝕を認めた．

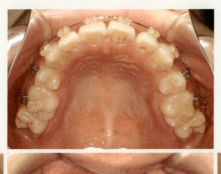
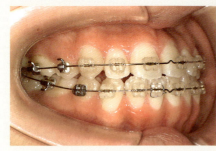
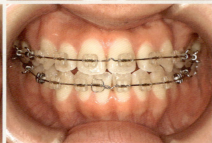
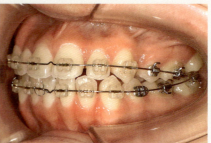
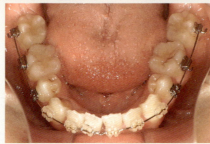

症例写真18-4｜レベリング開始後18ヵ月時の口腔内写真（18歳5ヵ月）
7|7のう蝕処置終了．歯冠歯軸は正常で，歯肉弁と歯冠周囲炎，歯肉退縮は認められなかった．

考察

下顎両側第二小臼歯の抜歯治療を行うことで，下顎第二大臼歯の萌出空隙が確保される．これにより，自然に下顎第二大臼歯の歯冠歯軸が改善される可能性があるが，本症例では歯軸の改善は認められなかった．これは，第三大臼歯においても同様の現象が起こることが確認されている．

下顎両側第二大臼歯のアップライトは，3ヵ月間で終了した．Ti-Ni ワイヤーを用いたアップライト法は，従来の方法に比して，アップライト効率が高いことが改めて示唆される．これは，歯を回転するモーメントが付与されるためと考えられる．

治療のベネフィットとリスク

ベネフィット	リスク
● 7|7 をアップライトし，ポステリアストップとして機能 ● ブロークンコンタクト部のう蝕と歯周病の予防 ● アンテリアガイダンスの確立による慢性歯根膜炎の予防 ● 叢生の改善による歯周病の予防 ● E-line に対する上下唇の位置と口唇閉鎖時のオトガイ筋緊張の改善 ● 8|8 8|8 を保存しポステリアストップとして機能する可能性	● 4|4 5|5 の喪失 ● 長期の治療とう蝕リスク ● 骨性癒着，歯根吸収，骨吸収，歯肉退縮の可能性

下顎第二大臼歯埋伏症例　水平半埋伏

　初診時14歳5ヵ月の男性，主訴は下顎両側第二大臼歯の水平埋伏であった．下顎右側第二大臼歯は半埋伏で，視診により遠心隆線を確認したが，左側歯冠は確認できなかった．パノラマエックス線所見で下顎両側第二大臼歯の埋伏，下顎両側第三大臼歯の存在を確認した．第一大臼歯歯冠遠心部と第三大臼歯歯冠近心部の間隔から萌出空隙不足であると考えられるが，深度は問題なく歯軸は水平位である．

　臼歯関係はⅡ級を呈し，顎態はⅡ級ローアングルであった．上唇の膨隆感があり，上顎第三大臼歯が存在することから，上顎第一小臼歯の抜歯治療は可能である．つまり抜歯治療により，E-lineとアンテリアガイダンスを改善し，上顎第三大臼歯を保存することで，ポステリアストップを強固にする．

　下顎第二大臼歯は下顎第一大臼歯とのコンタクトが骨内にあり，セパレーティングエラスティックによる歯軸改善は禁忌であるため，プリアジャストエッジワイズ装置で歯軸の改善を行う．萌出空隙不足が懸念されるが，第三大臼歯はRiであるため，アップライトにより第三大臼歯歯胚に接触し，歯胚が回転することで萌出空隙が確保される可能性がある．アップライトを阻害するようなら，下顎第三大臼歯は抜去する．また骨性癒着がある場合，脱臼や自家移植を行う必要がある．これらを患者に説明・同意のうえ，治療を開始した．

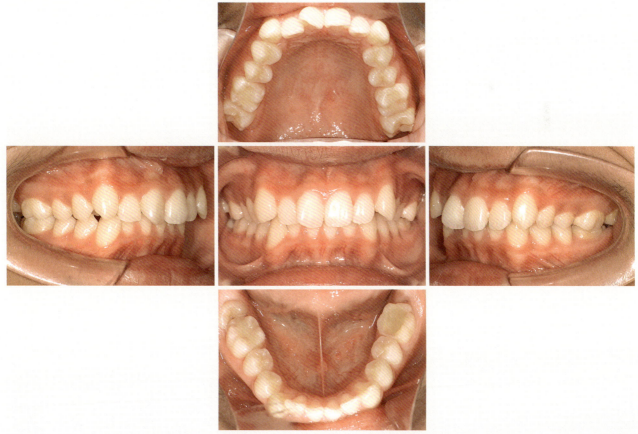

症例写真19-1│初診時の口腔内写真（14歳6ヵ月）
7|7の深度は浅いものの，水平半埋伏であった．

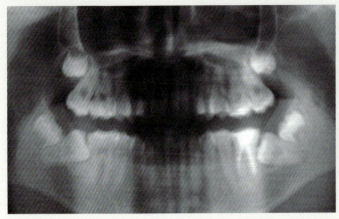
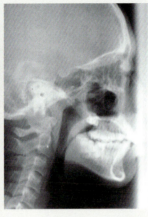
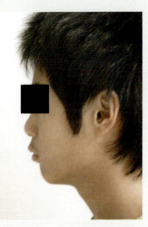

症例写真19-2｜初診時のパノラマエックス線写真・セファログラム・側貌写真（14歳6ヵ月）

エックス線所見から，8|8 はアップライトを阻害する可能性があり，当該歯の萌出空隙不足が疑われた．|7 は咬合面を視診で確認できるが，7| は探針で交通を確認した．

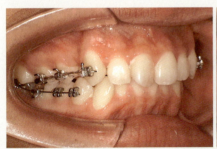
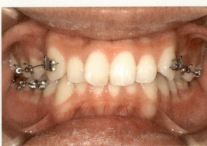
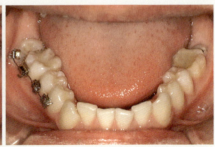

症例写真19-3｜7|アップライト開始時の口腔内写真（14歳10ヵ月）

4|4 抜歯治療にて，アンテリアガイダンスの改善と第一大臼歯Ⅱ級咬合の確立を行っている．7| に小臼歯用チューブ（参考文献58参照）を装着し，0.014インチ Ti-Ni ワイヤーにてアップライトを開始した．|7 は視診で遠心辺縁隆線を確認した．

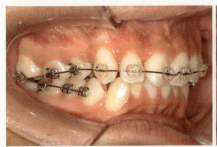
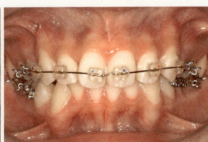
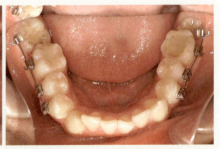

症例写真19-4｜7|アップライト開始後6ヵ月時の口腔内写真（15歳4ヵ月）

7| は萌出空隙不足が懸念されたが，アップライトされ咬合面が水平になった．|7 は視診で遠心辺縁隆線が確認できたため，小臼歯用チューブを装着し，0.014インチ Ti-Ni ワイヤーによりアップライトを開始した．

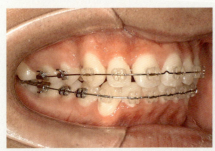
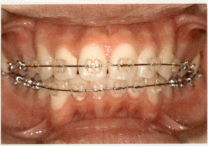
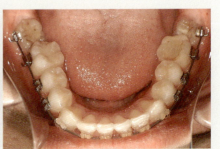

症例写真19-5｜7|アップライト開始後11ヵ月時の口腔内写真（15歳9ヵ月）

0.016×0.022インチ Ti-Ni ワイヤーにて 7|7 のアップライトを行った．7| の咬合面に歯肉弁は認められないが低位であった．|7 は咬合面に歯肉弁を認めるも，アップライトは進んでいた．

Part3 | 埋伏歯矯正歯科治療の実際

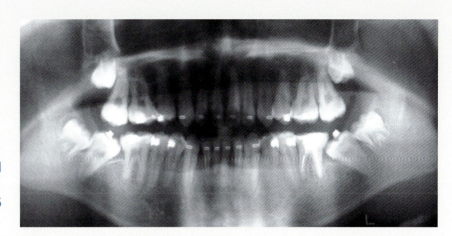

症例写真19-6 | 7̅アップライト開始後11ヵ月時，7̅アップライト5ヵ月時のパノラマエックス線写真（15歳9ヵ月）

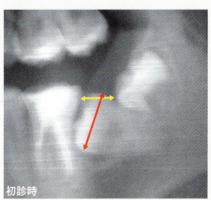 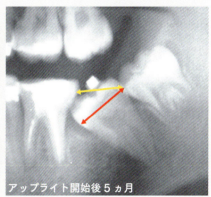

初診時　　　　　　　　　アップライト開始後5ヵ月

症例写真19-7 | 7̅部分の萌出隙の変化
初診時6̅の歯冠遠心部と8̅の歯冠近心部の間に，7̅の萌出空隙は認められなかった．7̅アップライト5ヵ月時，8̅の歯胚が遠心回転し萌出間隙が生まれ，7̅のアップライトが進んだことがわかる．

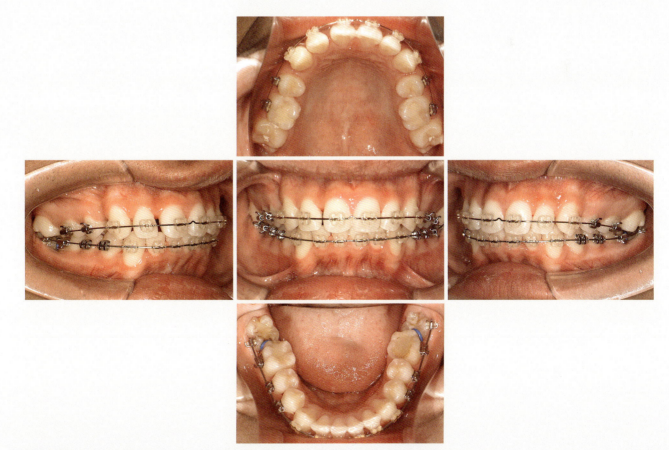

症例写真19-8 | 7̅アップライト開始後12ヵ月時の口腔内写真（15歳10ヵ月）
7̅|7の咬合面は水平と考えられたが，咬合線には達していなかった．6̅|6歯冠の遠心最大膨隆部が障害と考え，セパレーティングエラスティックをブロークンコンタクトに挿入した．

139

考察

下顎第一大臼歯歯冠遠心部と下顎第三大臼歯歯冠近心部の間隔を考慮すると，下顎両側第二大臼歯の萌出空隙は不足していた．したがって，下顎第三大臼歯を抜去し下顎第二大臼歯をアップライトする，あるいは下顎第二大臼歯を抜去し第三大臼歯を保存する治療法が考えられる．さらに，本症例では，下顎左側第一大臼歯の根管処置が行われているため，当該歯を抜去し，第二，第三大臼歯を保存する治療法も考えられる．

しかし，下顎第三大臼歯の歯根形成期は Ri であった．これは，第二大臼歯が第三大臼歯の歯胚に接触することで，歯胚を回転しうることを意味する．たとえば133ページ図13においては，第二大臼歯のアップライトにより第三大臼歯歯胚が近心回転し，萌出空隙が発生している．

一方，本症例では下顎左側第二大臼歯のアップライトにより，下顎第三大臼歯歯胚が遠心回転した．

下顎左側第二大臼歯は萌出空隙不足と考えられたが，下顎左側第三大臼歯がアップライトしたことで萌出空隙が発生した．したがって，前述した治療計画のいずれの歯も抜去せずに，下顎第二大臼歯のアップライトを行えた．将来，下顎第三大臼歯が下顎第二大臼歯の歯根を吸収した場合，第二大臼歯の替わりに第三大臼歯を保存できるし，無髄歯の下顎第一大臼歯が歯根破折した場合，第一大臼歯を抜去し第二・第三大臼歯を配列保存することもできる．

いずれにしても，Ri から R1/2の下顎第三大臼歯歯胚は，下顎第二大臼歯のアップライトにともない回転することが示唆される．しかも，このような歯胚の動態は，濾胞性歯嚢胞の発生にともなう歯胚や，乳臼歯の萌出にともなう下顎第二小臼歯歯胚に観察される．つまり，アップライトが適正に行われれば，矯正歯科治療が歯根形成不全や隣在歯の歯根吸収などの直接の原因になるとは考えがたい．

治療のベネフィットとリスク

ベネフィット	リスク
● $\overline{7\|7}$ をアップライトし，ポステリアストップとして機能させる	● $4\|4$ の喪失
● ブロークンコンタクト部のう蝕と歯周病の予防	● 長期の治療とう蝕リスク
● アンテリアガイダンスの確立による慢性歯根膜炎の予防	● 骨性癒着，歯根吸収，骨吸収，歯肉退縮の可能性
● 叢生の改善による歯周病の予防	● $\overline{8\|8}$ による $\overline{7\|7}$ 歯根吸収の可能性（発生率24％）
● E-line に対する上下唇の位置と口唇閉鎖時のオトガイ筋緊張の改善	
● $\overline{8\|8}$ を保存し，ポステリアストップとして機能する可能性	

7 各論：第三大臼歯の埋伏

上下顎第三大臼歯

特徴

上下顎第三大臼歯は埋伏の発生頻度が最も高い[21,22]. 上顎第三大臼歯は智歯周囲炎を発生しにくいため抜歯の適応は少ないが，下顎第三大臼歯は智歯周囲炎を発生しやすい[16,40]. 特に，半埋伏した下顎第三大臼歯は智歯周囲炎を発生しやすいし，正常方向へ萌出した第三大臼歯であっても，配列空隙不足のため遠心に歯肉弁を形成し，智歯周囲炎を発生することがある. また，完全埋伏した下顎第三大臼歯は隣在歯の歯根吸収を発生させることもあり[16,61]，加えて半埋伏，完全埋伏のいずれにおいても，歯列を乱すとの理由から，器質的疾患が認められないにもかかわらず，抜歯と診断されることがある.

しかし，智歯周囲炎は口腔衛生状態に依存し，良好な場合，第三大臼歯が必ず周囲炎になるわけではない. また歯根吸収した第二大臼歯を抜去後，矯正歯科治療により当該部位に第三大臼歯を移動し，保存することも可能である. しかも，埋伏した第三大臼歯が歯列を乱すという根拠は認められない[62-65]. したがって，智歯周囲炎が発生するまで，経過観察することも一法である.

原因

埋伏の主な局所的要因は，歯列弓の長さ不足である. 萌出する空隙が不足する「ディスクレパンシー」と呼ばれる問題で，歯冠幅径の合計の長さより歯槽堤の長さが短いともいわれる. しかも，第三大臼歯が最後に萌出することも，埋伏しやすい原因である.

次に，濾胞性歯嚢胞が挙げられる[3-9]. 埋伏による歯胚の嚢胞化も指摘されているが，嚢胞が発生するために埋伏する可能性も考えられる. 嚢胞の発現頻度は[66]，下顎で5割程度が第三大臼歯，上顎で過剰歯も含めると8割程度が前歯部である.

診断

第三大臼歯の萌出が完了するのは20歳ごろだが，その後も25歳ごろまで萌出することがある. 17歳で第三大臼歯が近心傾斜し埋伏を呈しても，萌出空隙があれば，萌出する可能性はある. しかし，歯の萌出空隙が十分にない場合，第二大臼歯とブロークンコンタクトを形成し半埋伏を呈することがある. 咬合面遠心部が歯肉弁に覆われる半埋伏の場合，智歯周囲炎が発生する可能性は高い.

完全埋伏の場合，エックス線所見は診断に重要で不可欠な検査である. 第三大臼歯の萌出空隙，深度，歯軸を，また第二大臼歯とのコンタクト部位を確認する. コンタクト部位では，第三大臼歯による第二大臼歯の歯根吸収の有無を観察する.

さらに，歯冠を含む類円形の境界明瞭な単房性透過像を呈した場合，濾胞性歯嚢胞の可能性がある. 一般的なガイドラインとして，歯冠周囲と歯嚢の間隔が3mm以上の場合，濾胞性歯嚢胞を疑う[40]. 濾胞性歯嚢胞は無症状で進行する場合が多い. 嚢胞が大きくなるにつれて顎骨の膨隆が生じ，さらに骨吸収が進行した場合，羊皮紙様感や波動を触れる. 稀に周囲の歯の位置異常が生じることがある. 自覚症状の乏しい場合，成人で発見されることもある. 歯が萌出しないことから，あるいは歯科医院でエックス線写真を撮影して偶然発見されるためである.

埋伏の状態を把握するには，Winter の分類がある（**表3**）[67]．下顎第三大臼歯の萌出空隙，埋伏の深さ，歯軸の方向を確認することで，抜歯の診断や処置方法，および矯正歯科治療による保存の可能性を考察できる．なお，下顎第三大臼歯の萌出空隙は，下顎枝近心と下顎第二大臼歯遠心との間隔である．矯正歯科治療適応症は，Class I で Position A〜B の場合である．

併発症

位置異常・方向異常で歯列が乱れ，嚢胞の発生や他の歯の歯根吸収も発生することがある．下顎第三大臼歯の濾胞性歯嚢胞は，放置すると外傷による骨折も発生することがある．また下顎第三大臼歯は，第二大臼歯の歯根を吸収することも稀ではない．Ericson ら[32]は，上顎犬歯による中切歯，側切歯の歯根吸収の頻度が高いと報告したが，下顎第三大臼歯の埋伏の頻度は最も高い[21,22]ことから，下顎第二大臼歯の歯根吸収の頻度も高いと考えられる．Nencovsky ら[61]は，下顎埋伏第三大臼歯による第二大臼歯の歯根吸収をエックス線所見で調査したところ，186症例中の24.2％に歯根吸収を認め，その中の6.5％に中等度から完全な歯根吸収を認めたと報告した．

水平半埋伏した下顎第三大臼歯のアップライト法

a 小臼歯抜歯治療と下顎第三大臼歯

近心傾斜で埋伏した下顎第三大臼歯は，小臼歯抜歯治療を行うことにより萌出することが示唆されている[71-76]．これは，小臼歯を抜歯することにより，第三大臼歯の萌出空隙が増大し，ディスクレパンシーが解消する可能性が高いためである．

しかし臨床において，下顎第三大臼歯の萌出する確率は，非抜歯症例において18％，小臼歯抜歯症例において15％であったと報告され[76]，両者の萌出した確率はほぼ一致する．言い換えれば，両者を合わせた埋伏の確率は83％であった．この点に関して Graber[77]は，小臼歯を抜歯しても，臨床的に第三大臼歯が萌出する確率に影響を及ぼさないと述べた．つまり，小臼歯の抜歯治療が下顎第三大臼歯の萌出を促すという見解は，臨床的に否定されよう．これは，歯間水平線維が歯頸部から発生し，この線維の張力が第三大臼歯を傾斜移動させるためと考えられる．しかも，埋伏した下顎第三大臼歯のアップライトは容易ではない．これは，半埋伏の下顎第三大臼歯の場合，バンドの装着が不可能であり，術野

表3 | Winter の分類（参考文献67より引用改変）

Ⓐ 第三大臼歯と下顎肢前縁間の空隙		Ⓒ 第三大臼歯の歯軸方向	
Class I	第三大臼歯の歯冠近遠心径より大きな空隙がある．	1	垂直
Class II	空隙はあるが，第三大臼歯近遠心径よりも小さい．	2	水平
Class III	空隙はほとんどなく，第三大臼歯の大部分が下顎肢の中にある．	3	逆性
Ⓑ 第二大臼歯の咬合面に対する埋伏の深さ		4	近心傾斜
Position A	埋伏した第三大臼歯の最上点が，第二大臼歯の咬合面またはそれより上方にある．	5	遠心傾斜
Position B	埋伏した第三大臼歯の最上点が，第二大臼歯の咬合面より下方で，第二大臼歯歯頸部より上方にある．	6	頰側傾斜
Position C	埋伏した第三大臼歯の最上点が，第二大臼歯の歯頸部より下方にある．	7	舌側傾斜

が狭小でボンディングしにくく，加えて歯肉頬移行部までの空間が狭く，アップライトスプリングの装着が困難なためである．視点を変えれば，近心傾斜した半埋伏の下顎第三大臼歯のアップライト法が確立すれば，その埋伏確率は高いため，アップライトの適応症は多いと考えられる．

また小臼歯抜歯治療において，小臼歯を4本抜歯し，さらに埋伏や前歯部叢生の再発を理由に第三臼歯を抜歯することは，8本の歯を喪失することを意味する．特に近心傾斜で埋伏した下顎第三大臼歯は下顎前歯の叢生の原因であると考えられ，叢生の予防のため抜歯適応とされた．しかし8本の歯の喪失で，長期の咬合維持が困難になる可能性も考えられる．しかも近年，下顎第三大臼歯は水平埋伏といえども下顎前歯叢生の原因とはならないことが報告された[62-65]．つまり下顎前歯の叢生再発の予防のため，近心傾斜で埋伏した下顎第三大臼歯を抜歯する理由は見当たらない．さらに半埋伏の下顎第三大臼歯を放置すれば，智歯周囲炎となり抜歯適応となる．つまり，智歯周囲炎の予防の観点からも，半埋伏の下顎第三大臼歯のアップライト法の確立が望まれる．そこで筆者らは，Ti-Niワイヤーと小臼歯用チューブ（図14）[60]を組み合わせたアップライト法を報告した[58,59]．

b 方法

半埋伏の下顎第三大臼歯のアップライトは，スロットサイズ0.018インチのプリアジャストエッジワイズ装置とTi-Niワイヤーを用いる．ただし下顎第三大臼歯は，アップライト当初に小臼歯用チューブ[60]を用いる．ワイヤーは0.014インチ，0.016インチ，0.018インチ，0.016×0.022インチのTi-Niワイヤーを適宜用いる．

c 回転力（モーメント）

チューブはアップライト開始時，正規のポジションに装着できないことが多いため，可及的に正規ポジションに装着する．チューブのフックが歯肉に当たり装着の妨げになる場合，フックを撤去したチューブを装着する．またポジションは，当初，咬合平面に対し近心傾斜するよう装着する．このことで回転力（モーメント）が発現するが，チューブを正規ポジションに装着可能な場合はこの限りではない．

図15は，アップライトの模式図である．レベリングにより発現する力はチューブの近心で上方へ，チューブの遠心で下方への力となり，二つの力の組み合わせは偶力となる．偶力は回転力（モーメント）であり，歯を回転させ，臼歯歯冠を遠心方向へアップライトする．ただし，下顎第三大臼歯近心辺縁隆線がブロークンコンタクト下の場合，歯間分離ゴムやブラスワイヤー[57]を併用する場合もある．

また，埋伏歯のアップライトは，下顎骨のリモデリングが必要であるため，臨床的に10ヵ月程度[58,59]の期間を要する．この期間は，硬質のコルチカルボーンのリモデリングに時間を要するためと考えられる．ただしわずかではあるが，アンキローシスの可能性もあり，矯正歯科治療を中止する場合もある点，説明を怠ってはならない．

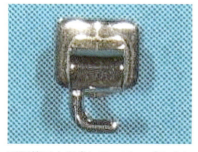

下顎第三大臼歯には，アップライト開始時，小臼歯用チューブを用いる．

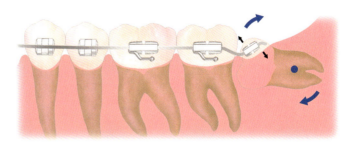

ワイヤーは，第三大臼歯のチューブの近心で上方へ，遠心で下方への力を発現し，2つの力の組み合わせは偶力となる．偶力は回転力（モーメント）であり，歯を回転させ，第三大臼歯をアップライトする．

図14 小臼歯用チューブ　　**図15** アップライトの模式図

下顎第三大臼歯埋伏症例　埋伏していた歯が自然萌出した症例（萌出確率15％）[70]

初診時15歳9ヵ月の女性で，矯正歯科治療後，上下唇の突出と口唇閉鎖時にオトガイ筋の緊張が発生することが主訴であった．他院での非抜歯治療について患者の母親は，「今治療すれば非抜歯で治せると言われ，治療開始適正時期ということで娘のために矯正歯科治療を行った．しかし治療後のE-lineに対する上下唇の突出や，口唇閉鎖時のオトガイ筋の緊張の発生の説明はなかった」とのことであった．

本症例は，顎態を考慮するとローアングル症例と考えられるが，前歯被蓋が浅いためアベレージ症例に近いと判断される．したがって抜歯治療は禁忌ではないと考えられた．抜歯治療により下唇の翻転やE-lineに対する上下唇の突出，口唇閉鎖時のオトガイ筋の緊張は改善する．ただしオトガイ筋の緊張は完全に消失しない場合もあることも確認した．そこで上顎両側第一小臼歯，下顎両側第二小臼歯の抜歯治療を行うこととした．治療法としては，すでに非抜歯治療を行い歯の配列は終了しているため，必然的に1段階のスライディングメカニクスを予定した．

また，第三大臼歯が存在することも考慮した．初診時のパノラマエックス線所見から下顎両側第三大臼歯は萌出空隙不足であるが，小臼歯抜歯治療により萌出空隙は発生する．このため治療中に被蓋が深くなる場合，ローアングル症例と確定診断できるが，その場合でも第三大臼歯の保存を図ることでポステリアストップを強固にできる可能性がある．

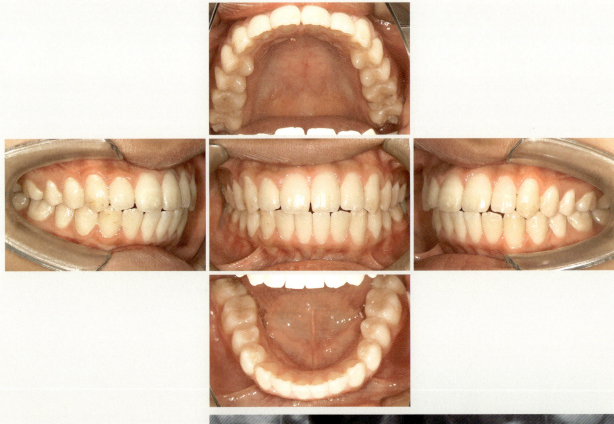

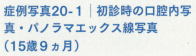

症例写真20-1｜初診時の口腔内写真・パノラマエックス線写真（15歳9ヵ月）

パノラマエックス線所見から，8|8の萌出空隙不足が確認された．

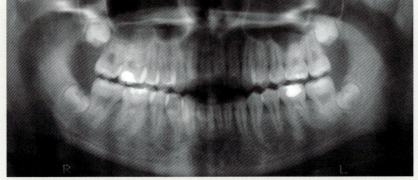

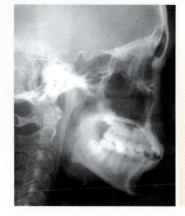
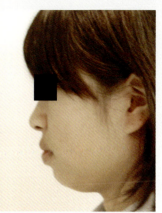

症例写真20-2｜初診時のセファログラム・側貌写真（15歳9ヵ月）
口唇閉鎖時，オトガイ筋の緊張が認められた．側貌で下唇はE-lineに対して突出し，翻転も認められた．

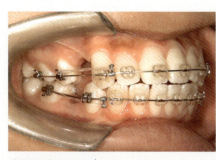
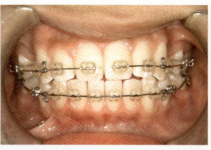
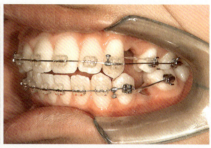

症例写真20-3｜スライディングメカニクス開始時の口腔内写真（16歳7ヵ月）
上顎に0.016×0.022インチTi-Niワイヤー，下顎に0.016×0.022インチステンレスワイヤーを装着した．空隙閉鎖において前歯被蓋が深くなる傾向が認められたため，下顎ワイヤーにリバースカーブを付与した．

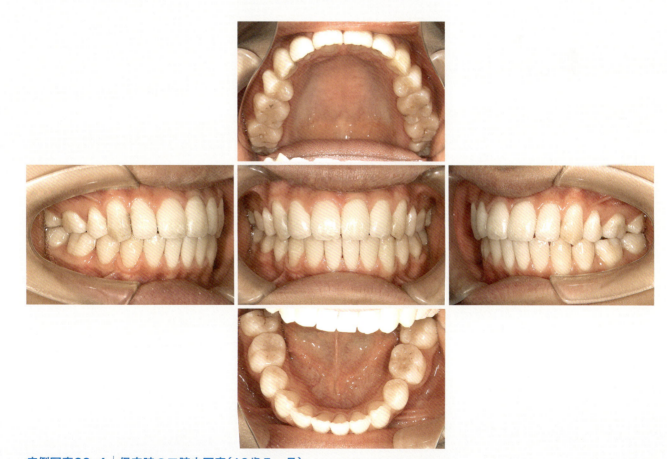

症例写真20-4｜保定時の口腔内写真（19歳5ヵ月）
術後1年7ヵ月．8|8の萌出を確認した．8|8は視診・触診で萌出を確認できなかった．

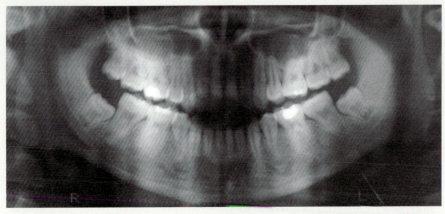
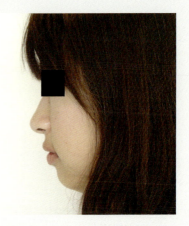

症例写真20-5｜保定時のパノラマエックス線写真・側貌写真（19歳5ヵ月）
口唇閉鎖時のオトガイ筋の緊張は消失した．側貌で下唇はE-line上となり，下唇の翻転は改善した．パノラマエックス線所見から，8|8の萌出空隙の発生が確認されたが，深度があるため経過観察とした．

症例写真20-6｜8|8部分の萌出空隙の変化
初診時8|8は萌出空隙不足（ClassⅡ）であった（矢印参照）．保定時，当該歯の萌出空隙が発生した（ClassⅠ）．歯軸に問題を認めなかったが，深度はPositon Cで深かった．

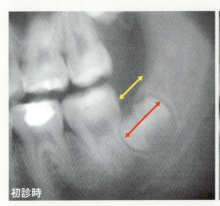
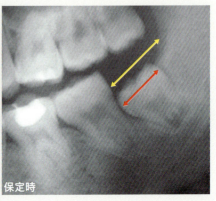

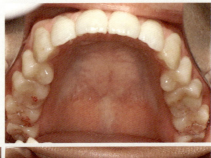
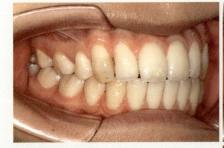
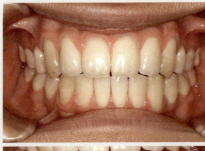
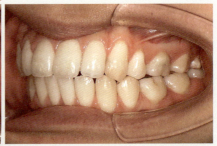
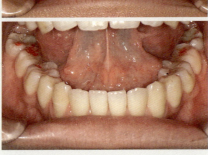

症例写真20-7｜保定後5年時の口腔内写真（22歳1ヵ月）
8|8は萌出し，機能咬頭内斜面で対合歯と咬合接触した．歯肉退縮や智歯周囲炎，歯肉弁は認められなかった．

考察

叢生をともなうローアングル症例においては，若干上下唇が突出しようとも非抜歯治療を選択し，ポステリアストップを強固にすべきである．これによりアンテリアガイダンスの崩壊は遅延し，歯の寿命が延びると考えられる．一方，口唇閉鎖不全を呈する症例においては，口元の審美性，あるいは口呼吸を改善するために抜歯治療が選択される場合が多い．

本症例は，非抜歯治療自体に過誤があるとは考えられなかった．しかし，これらの説明を怠ったことは，説明義務を果たしたとはいえない．また審美性の問題で多くのトラブルが発生するため，こうした説明義務は果たされなければならない．

抜歯治療により，下唇は E-line 上まで後退し，下唇の翻転は改善した．口唇閉鎖時のオトガイ筋の緊張の消失が認められた．これらの点について患者の納得を確認し，治療を終了とした．

空隙閉鎖は上顎0.016×0.022インチ Ti-Ni ワイヤー，下顎0.016×0.022インチステンレスワイヤーを用いた．初診時，前歯被蓋が浅かったが，下顎ワイヤーはステンレスワイヤーにリバースカーブを付与しなければならなかった．つまり，前歯被蓋は適正となったため，アベレージ症例傾向のあるローアングル症例と診断され，術後経過は良好であると考えられた．加えて，上顎第三大臼歯は動的治療中に自然に萌出した．

下顎第三大臼歯は初診時に萌出空隙不足であったが，抜歯治療により萌出空隙が発生した．この点は，多くの報告[71-76]がなされているとおりであった．しかし，下顎両側第三大臼歯が自然萌出する確率は，非抜歯症例において18％，小臼歯抜歯症例において15％であったと報告されている[70]．しかも，下顎第三大臼歯は深度があり，開窓・牽引には時期尚早であった．そこで，経過観察し極力保存することを確認した．また自然萌出しない場合，矯正歯科治療を行う可能性があることを伝えた．

術後5年で下顎第三大臼歯は萌出し，機能咬頭内斜面で対合歯と咬合接触し，ポステリアストップとして機能した．また歯肉退縮や智歯周囲炎，歯肉弁は認められなかった．下顎第三大臼歯の保存は，小臼歯抜去のリスクを補う以上のベネフィットである．

治療のベネフィットとリスク

ベネフィット	リスク
● 8|8 萌出空隙の確保	● 4|4 5|5 の喪失
● 8|8 は自然萌出し，ポステリアストップとして機能	● 長期の治療とう蝕リスク
● 生活歯で予後良好	● 骨性癒着，歯根吸収，骨吸収，歯肉退縮の可能性
● 埋伏智歯抜去時の外科的侵襲の回避	
● ブロークンコンタクト部のう蝕と歯周病の予防	
● 智歯周囲炎の予防	
● E-line に対する上下唇の位置と口唇閉鎖時のオトガイ筋緊張の改善	
● 叢生の改善による歯周病の予防	
● アンテリアガイダンスの確立による慢性歯根膜炎の予防	

下顎第三大臼歯埋伏症例　下顎第二大臼歯が骨縁下う蝕となっていた症例

　初診時40歳0ヶ月の女性，上顎叢生量は6.0mm，下顎叢生量は2.0mmであった．口唇閉鎖時，オトガイ筋の緊張は認めず，上下唇はE-lineより若干の後退を呈した．エックス線所見から下顎左側第一大臼歯の歯根を中心に卵円形の透過像が認められ，静止性骨空洞が疑われた．

　これとは別に，下顎右側第二大臼歯の遠心に，骨縁下う蝕とみられる透過像を認めた．口腔外科医より，当該歯の抜去と第三大臼歯の自家移植が提案された．矯正歯科的視点では，矯正歯科治療により第二大臼歯部位へ移動による保存が可能である．そこで，下顎第二大臼歯を抜去して第三大臼歯を自家移植するか，矯正歯科治療とするか提案したところ，患者の希望により矯正歯科治療を行うこととした．

　エックス線所見から，第三大臼歯の歯根は短小である可能性があるが，舌側傾斜したためとも考えられた．この場合，第三大臼歯を第二大臼歯として保存するメリットは大きい．つまり，下顎第三大臼歯をポステリアストップとして保存し，かつ智歯周囲炎と歯周病，食片圧入の予防を行う．また，アンテリアガイダンスを確立することで，ポステリアストップの保護を行うこととした．

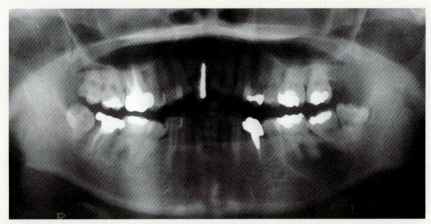

症例写真21-1 ｜ 初診時のパノラマエックス線写真（40歳0ヵ月）
7⏌の遠心に，骨縁下う蝕とみられる透過像を認めた．⌊6の歯根を中心に卵円形の透過像が認められ，静止性骨空洞が疑われた．また8⏌⌊8の歯根は短小である可能性があるが，舌側傾斜したためとも考えられる．

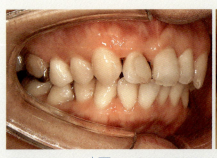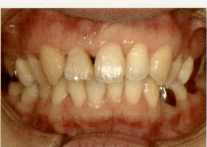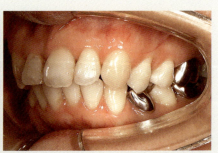

症例写真21-2 ｜ ⌊8矯正歯科治療開始時の口腔内写真（41歳0ヵ月）
まず⌊1は根尖性歯周炎のため抜歯とし，上顎前歯の矯正歯科治療を行った．次に，7⏌の骨縁下う蝕の問題を処置することとなった．

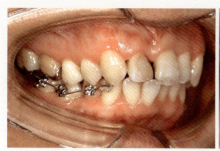
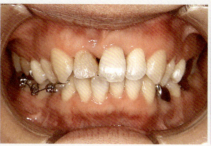
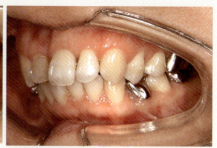
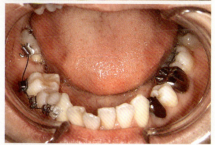

症例写真21-3｜レベリング開始時の口腔内写真（41歳3ヵ月）
7⃣を抜去し，8⃣−3⃣にプリアジャストエッジワイズ装置を装着した．イニシャルワイヤーは，0.014インチ Ti-Ni ワイヤーである．

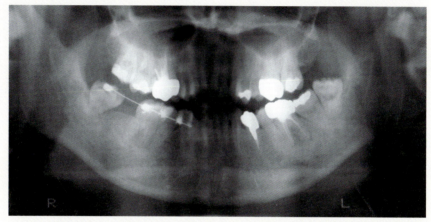

症例写真21-4｜レベリング開始後6ヵ月時のパノラマエックス写真（41歳9ヵ月）
0.016×0.022インチ Ti-Ni ワイヤーによるレベリング．8⃣は頰側にアップライトされ，歯根の大きさが十分であると考えられた．

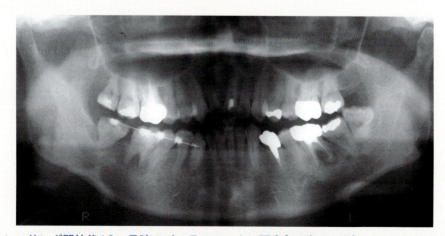

症例写真21-5｜レベリング開始後12ヵ月時のパノラマエックス写真（42歳3ヵ月）
0.016×0.022インチ Ti-Ni ワイヤーを装着し，チェーン状エラスティックにて8⃣を近心移動中．当該歯の歯根の平行性が確認され，歯体移動が行われていると考えられた．

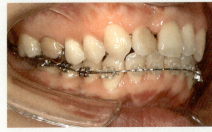
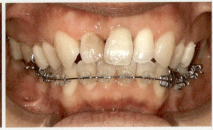
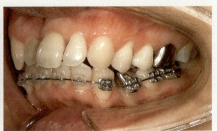
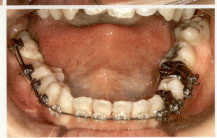

症例写真21-6｜レベリング開始後12ヵ月時の口腔内写真（42歳3ヵ月）
歯列を整えるため，6̅まで装置を装着した．ワイヤーは0.016×0.022インチTi-Niワイヤーである．

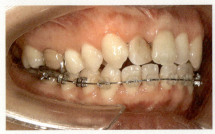
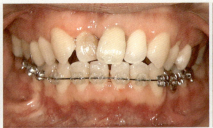
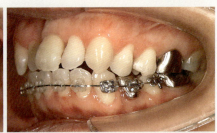
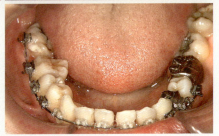

症例写真21-7｜レベリング開始後22ヵ月時の口腔内写真（43歳1ヵ月）
8̅−6̅にチェーン状エラスティックを装着した．これにより，チューブが0.016×0.022インチTi-Niワイヤーを滑走し，大臼歯の近心移動は行われる．

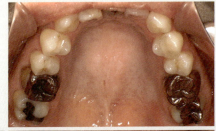
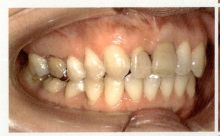
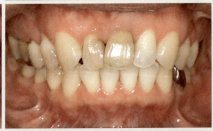
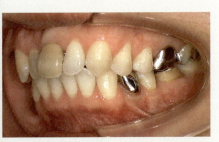
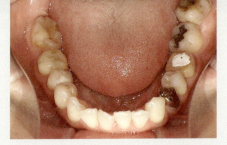

症例写真21-8｜保定時の口腔内写真（46歳1ヵ月）
8̅に歯肉退縮や歯肉弁は認められなかった．また8̅は7̅として機能し，アンテリアガイダンスも確立した．

150

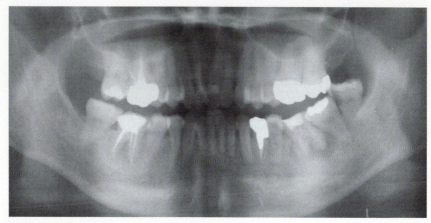

症例写真21-9｜保定時のパノラマエックス写真（50歳6ヵ月）
8̲|の矯正歯科治療後5年10ヵ月．歯根吸収と歯槽骨の吸収は認められなかった．懸念された歯根の短小は認められず，ポステリアストップとして機能していると考えられた．

考察

　下顎左側第三大臼歯は自家移植という方法も考えられる．自家移植は治療が短期であるが，抜髄処置が必要であり，歯根膜の損傷が大きいなどの外科的侵襲もある．また，術後の経過観察は長期であり，歯根吸収する可能性も報告されている．一方，矯正歯科治療は期間が長期であるが，移動とともに歯は機能する．抜髄処置は必要なく，外科的侵襲もない．また歯肉退縮，歯根吸収，骨の吸収も稀である．
　本症例は，患者が外科的侵襲を考慮し，矯正歯科治療を選択した．下顎右側第三大臼歯の近心移動は，スライディングメカニクスを用いた．当該歯とワイヤーに装着されたフックに，チェーン状エラスティックをかけることで大臼歯チューブは滑走し，近心移動は行われる．また，第三大臼歯は最後臼歯で1歯であるのに対し，アンカー歯は数歯となるため，チェーンエラスティックを犬歯あるいは第一・第二小臼歯にかける場合もある．本症例はこの方法を用いた．ただし，1歯対2歯の咬合を考慮し，フォースシステムを確立しなければならない．
　術後，下顎右側第三大臼歯に歯肉弁や歯周ポケットの発生がないことから，智歯周囲炎の問題は認められなかった．また，歯肉退縮や歯根吸収，歯槽骨の吸収は認められず，ポステリアストップとして十分機能していると考えられた．加えて，スライディングメカニクスは下顎0.016×0.022インチTi-Niワイヤーをプレーンで用いた．このことより，ローアングル症例ではないと考えられ，しかもアンテリアガイダンスも確立したことから，予後は良好であると考えられた．

治療のベネフィットとリスク

ベネフィット	リスク
● 8̲|を7̲|の代わりにポステリアストップとして機能させる ● 生活歯で予後良好 ● 近心にある歯周ポケットの治療・予防 ● 智歯歯周炎の予防 ● 補綴処置が不要	● 歯根短小の可能性 ● 7̲|の喪失 ● 長期の治療とう蝕リスク ● 骨性癒着，歯根吸収，骨吸収，歯肉退縮の可能性

下顎第三大臼歯埋伏症例　下顎第二大臼歯の喪失

初診時43歳11ヵ月の女性で，セカンドオピニオンを求めて来院した．20代で抜歯矯正歯科治療の既往があり，抜歯部位は上顎両側第一小臼歯であった．現在，他院で再治療を行い，上顎の配列は終了したが，下顎左側第三大臼歯の矯正歯科治療は不可能と説明された．そこで，当該歯の矯正歯科治療は可能か見解をうかがいたいとのことであった．

上顎では他に喪失歯はなかった．下顎では左側第二大臼歯と第一大臼歯近心根を喪失していた．下顎左側第三大臼歯は半埋伏で，パノラマエックス線所見は水平位であった．前歯被蓋は浅く，顎位はマニュピュレーションで後退した．上顎の片顎抜歯治療が行われたことからも，顎態[50,68]はⅡ級ハイアングルと考えられた．

Winterの分類[67]は ClassⅠ, Position B, C-4で，萌出空隙は存在し，深度に問題なく，歯軸は近心傾斜で，歯軸と近心移動の問題であった．アップライトを行い，近心移動を行うことができれば，ポステリアストップとして保存できると考えられた．ただし，ある程度近心移動も可能であるが，完全に空隙は閉鎖しない場合もある．第三大臼歯が骨性癒着の場合，アップライトを中止しなければならない．しかも，骨性癒着は検査段階での診断はできず，治療を行わなければ確定診断できない．これらの点を説明したところ，患者は当院での治療を希望した．そこで，以上の点の同意を得たうえで治療を開始した．

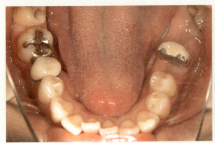
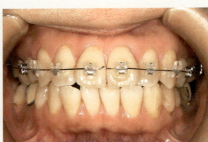
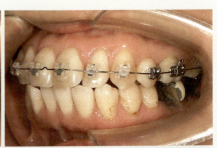

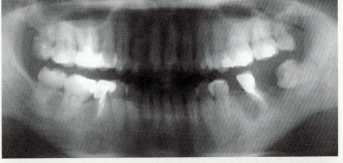

症例写真22-1｜初診時の口腔内写真・パノラマエックス線写真（43歳11ヵ月）
8は半埋伏ながら水平位であった．

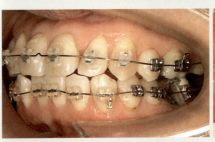
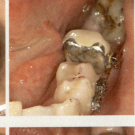

症例写真22-2｜アップライト開始時の口腔内写真（43歳11ヵ月）
下顎に装置を装着し，0.014インチ Ti-Ni ワイヤーにてレベリング開始．

症例写真22-3｜アップライト開始から2ヵ月時の口腔内写真（44歳1ヵ月）
0.018インチ Ti-Ni ワイヤーで5―8にチェーンエラスティックをかけた．また3―5のレーシングを行い，近心移動のリアクションを抑えた．これによりアップライトと同時に近心移動が行われる．2ヵ月後，7と咬合接触したため，咬合調整を行った．この際，3と8にⅡ級ゴムを使用し，下顎前歯の舌側移動を防止した．

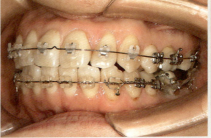
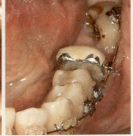

症例写真22-4｜アップライト開始から13ヵ月時の口腔内写真（45歳0ヵ月）

0.016×0.022インチ Ti-Ni ワイヤー．4 5間のワイヤーに噛み潰しフックを装着し，フックと8にチェーン状エラスティックをかけた．つまり，スライディングメカニクスにより8の近心移動を図った．

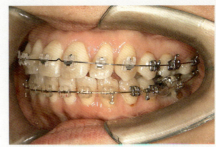
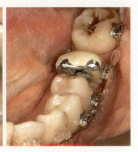

症例写真22-5｜アップライト開始から14ヵ月時の口腔内写真（45歳1ヵ月）

6前後の空隙が充分狭くなる位置まで，8の近心移動を行った．歯肉炎は認められず，咬合接触も認められた．

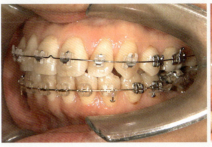
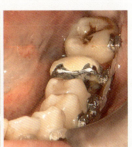

考察

下顎第二大臼歯が保存不能な場合，茂木[69,70]は第三大臼歯の矯正治療もひとつの治療法であることを報告した．また，筆者[50,58,59]は，水平位の場合でもアップライトは技術的に可能であることを報告した．

成人の場合，このような大臼歯喪失症例が多いと考えられる．他の方法として自家移植[16,18]も可能であり，これらのベネフィットとリスクを説明のうえ，治療は行われなければならない．一般に自家移植の場合，治療期間は短いが，抜髄処置が行われ，術後経過観察が長期である．ただし歯根吸収が生じることもあり，移植歯の2/3は5年機能するが，10年間機能する移植歯は1/3に過ぎないとの報告[19]もある．一方，矯正歯科治療の場合，治療期間は長いが，ポステリアストップとしてただちに機能する．また，術後経過観察は短期であり，抜髄処置は必要なく，歯根吸収や歯周組織の問題も発生しにくい[69,70]．

本症例において，当該歯は萌出空隙があるにもかかわらず半埋伏状態であったため，骨性癒着が疑われた．しかし，第三大臼歯の矯正治療を行ったところアップライトされ，近心移動も充分であったと考えられる．しかも歯肉炎，歯肉弁も認められず，智歯周囲炎の問題は発生しなかった．

本症例において，第三大臼歯にチューブをボンディングすることは可能であり，またループを必要としない Ti-Ni ワイヤーにより，第三大臼歯のアップライトは可能であった．換言すれば，このように簡便な術式であるからこそ，術野の狭い第三大臼歯をアップライトしえたと考えられる．また第三大臼歯に抜髄処置は必要なく，ポステリアストップとして機能をしても，自家移植のような経過観察も必要ない．矯正歯科治療により，下顎第三大臼歯を第二大臼歯として保存できることを勘案すれば，治療のベネフィットはリスクを上回る．

治療のベネフィットとリスク

ベネフィット	リスク
● 8を7として機能させる ● 生活歯で予後良好 ● 智歯周囲炎の予防 ● 智歯抜去時の外科的侵襲を回避 ● 前補綴処置として有効	● 長期の治療とう蝕リスク ● 骨性癒着，歯根吸収，骨吸収，歯肉退縮の可能性

下顎第三大臼歯埋伏症例　下顎第二大臼歯の歯根吸収(1)

糖尿病を持病にもつ初診時54歳6ヵ月の男性．下顎左側第三大臼歯の矯正歯科治療の依頼であった．下顎左側第三大臼歯により第二大臼歯の歯根吸収を認め，吸収は遠心根の根管まで達していたが，自覚症状はなかった．下顎左側第二大臼歯の補綴処置は困難であり，長期的保存は不可能との判断であった．パノラマエックス線所見では，全顎にわたり歯頸部に歯石様の不透過像を認め，スケーリング後の出血を呈する軽度の歯周病であった．また糖尿病の状態は，HbA1cが6.6であった．

第三大臼歯は半埋伏で，深度は浅く遠心辺縁隆線を確認した．近心傾斜は45°であるが，近心に歯周ポケットを認め，深さは6mmであった．また，パノラマエックス線所見で，近心の歯周ポケット内に歯石様の不透過像を認めた．

歯周処置を併行して進めるが，口腔清掃状態が悪い場合，急性症状が発生し治療を中止することもある．抜歯の際，骨性癒着を発生する場合もあり，自家移植を行う可能性も説明した．

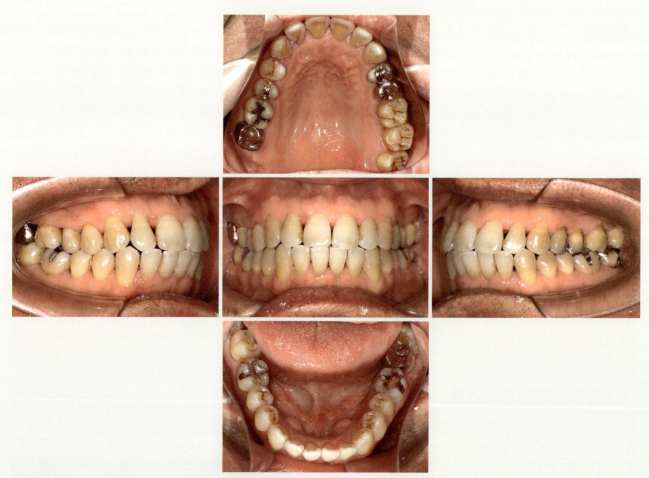

症例写真23-1｜初診から1ヵ月後の口腔内写真（54歳7ヵ月）
初診時，歯周病による出血および浮腫が認められ，デブライドメントを3回行った．出血および浮腫が改善し，矯正歯科治療を開始することとした．

Part3 | 埋伏歯矯正歯科治療 の実際

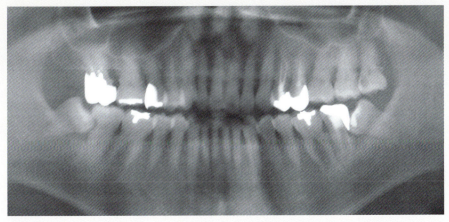
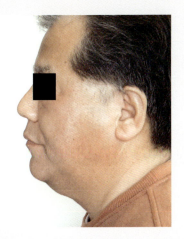

症例写真23-2｜初診時のパノラマエックス線写真・側貌写真（54歳7ヵ月）
全顎にわたり歯頸部に歯石様不透過像，8|8 による 7|7 の歯根吸収を認めた．|8 の近心歯頸部に歯石様不透過像を認め，歯周ポケットの存在も疑われた．

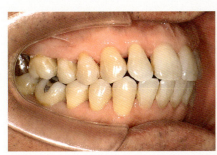
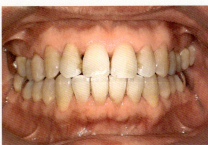
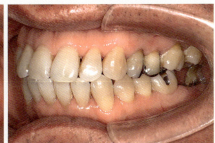
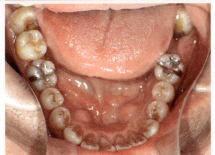

症例写真23-3｜|7 抜歯時の口腔内写真（54歳9ヵ月）
|7 を抜歯．|8 の近心辺縁隆線にう蝕を認め処置を行った．近心に抜歯空隙を認めた．

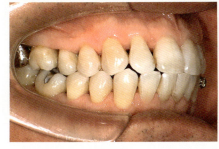
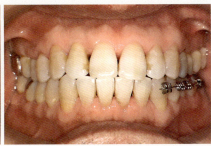
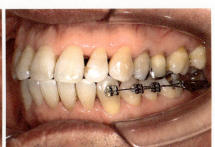
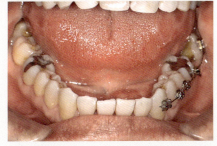

症例写真23-4｜アップライト開始時の口腔内写真（54歳11ヵ月）
|3－8 に装置を装着し，0.014インチ Ti-Ni ワイヤーでアップライトを開始した．|8 の萌出が認められ，近心の空隙は短縮した．また，近心の歯周ポケットにはデブライドメントおよび歯周ポケット内洗浄を行った．この際，歯周ポケットから出血を認めた．

155

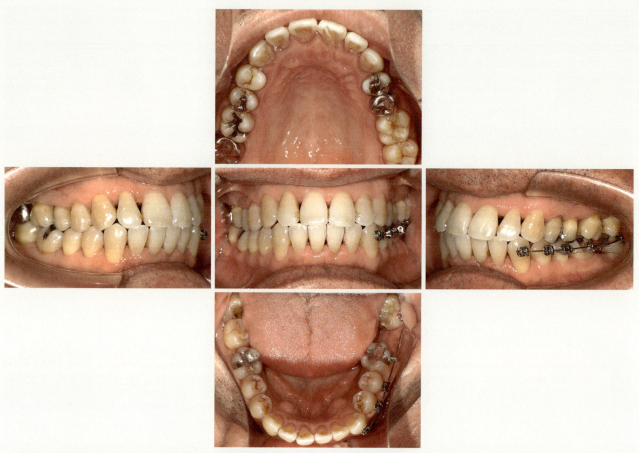

症例写真23-5｜アップライト開始後7ヵ月時の口腔内写真（55歳7ヵ月）

0.016×0.022インチ Ti-Ni ワイヤーを挿入し，同時に4-8にチェーン状エラスティックをかけ近心移動を行った．8近心の歯周ポケットの歯石は除去し，デブライドメント後の出血は消失し，歯周ポケットは4mmとなった．

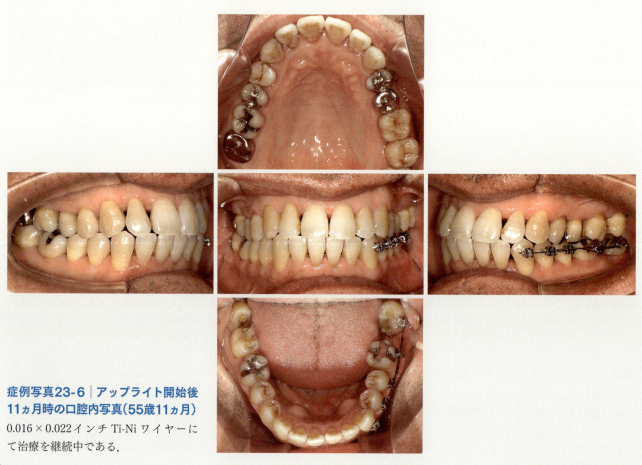

症例写真23-6｜アップライト開始後11ヵ月時の口腔内写真（55歳11ヵ月）

0.016×0.022インチ Ti-Ni ワイヤーにて治療を継続中である．

考察

　第二大臼歯の歯根吸収は，無症状である場合がほとんどで，本症例も下顎両側第二大臼歯遠心根の吸収が認められるが無症状であった．

　下顎左側第二大臼歯は失活歯であるため，生活歯である下顎左側第三大臼歯を第二大臼歯として保存するベネフィットは大きい．一方，下顎右側第二大臼歯の吸収があるが，生活歯であり無症状である．下顎右側第三大臼歯の矯正治療を同様に行うことも考えられるが，症状が発生するまで経過観察することとした．仮に，下顎第二大臼歯の歯根を完全吸収するまで第三大臼歯近心移動する場合，矯正歯科治療の移動量は最小となる．下顎第二大臼歯の歯根吸収が進むほど，抜歯の外科的侵襲も最小となり，患者の負担が軽減されると考えられる．

　下顎左側第三大臼歯はアップライトされ，近心の歯周ポケットは改善した．歯周ポケットは4mmとなり，デブライドメント後の出血は消失した．現在，0.016×0.022インチ Ti-Ni ワイヤーを挿入し，チェーン状エラスティックにより近心移動を行っている．治療期間は10ヵ月との報告があるが，成人矯正のため治療期間は1～2年と考えられる．

治療のベネフィットとリスク

ベネフィット	リスク
● 8| を 7|の代わりにポステリアストップとして機能させる	● 7| の喪失
● 生活歯で予後良好	● 長期の治療とう蝕リスク
● 近心歯周ポケットの治療，予防	● 骨性癒着，歯根吸収，骨吸収，歯肉退縮の可能性
● 埋伏智歯抜去時の外科的侵襲の回避	
● 補綴処置は不要	

下顎第三大臼歯埋伏症例　下顎第二大臼歯の歯根吸収(2)

　初診時33歳11ヵ月の女性で，下顎両側第三大臼歯と開咬の矯正歯科治療をできないかとの紹介患者であった．当院への来院10年前，下顎右側大臼歯に疼痛が発生し，エックス線所見で下顎右側第二大臼歯の近心と遠心根の完全消失を確認した．疼痛は第二大臼歯の歯根吸収によるものと診断され，当該歯を抜去したところ疼痛は消失した．また，エックス線所見で下顎左側第二大臼歯の遠心歯根の吸収が認められた．疼痛などの自覚症状はなかったが，吸収は進行性のものと考えられ，6年前に下顎左側第二大臼歯は抜去された．

　当院の初診時，下顎両側第三大臼歯の萌出を確認した．右側は第一大臼歯とコンタクトしているが舌側傾斜を呈し，左側は第一大臼歯と3mmの空隙を認め近心傾斜を呈した．また抜歯後の経過から，当該歯に骨性癒着はないと判断される．上顎叢生量は6.0mm，下顎叢生量は2.0mmで，オーバージェット0mmオーバーバイト-1.5mmの開咬を認めた．口唇閉鎖時にオトガイ筋の若干の緊張を認めるが，E-lineに対し上下唇は後退し，口唇閉鎖不全の問題は認められなかった．

　上顎の叢生は，Ti-Niワイヤーによる拡大作用で改善を図り，下顎右側第三大臼歯の舌側傾斜は，角型Ti-Niワイヤーのトルクでアップライトを図る．下顎左側第三大臼歯の近心傾斜にはTi-Niワイヤーのレベリングでアップライトを行い，空隙はスライディングメカニクスで閉鎖を図る．前歯部開咬の改善には上下顎犬歯にアップダウンエラスティックを用い，改善が認められない場合，Ti-Niアーチワイヤーテクニックにより改善を図る．

　そこで非抜歯治療を行い，下顎両側第三大臼歯を第二大臼歯の代わりとして保存し，アンテリアガイダンスを確立することとした．

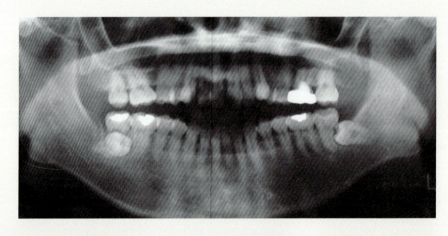

症例写真24-1｜紹介元初診時のパノラマエックス線写真（23歳11ヵ月）
7|7の歯根吸収が認められた．

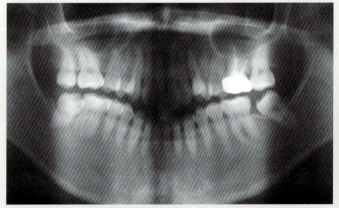 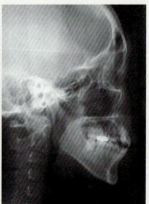 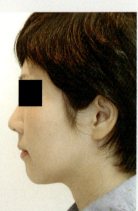

症例写真24-2｜当科での治療前パノラマエックス線写真・セファログラム・側貌写真（34歳3ヵ月）
8|8は自然萌出した．口唇閉鎖時，オトガイ筋の緊張は認めず，上下唇はE-lineより若干の後退を呈した．

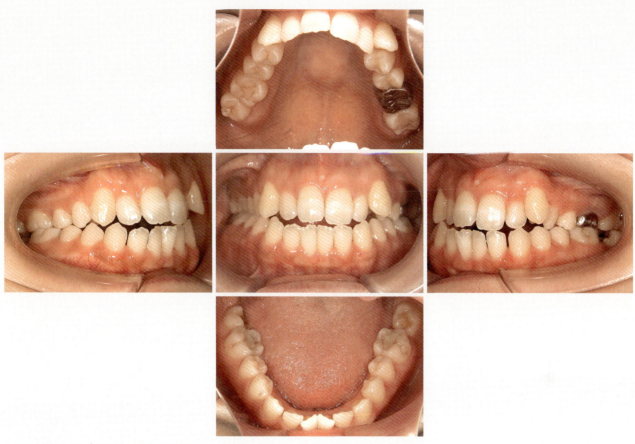

症例写真24-3｜当科での治療前口腔内写真（34歳3ヵ月）

$\overline{8|}$は舌側傾斜しているものの，$\overline{|6}$との空隙は認めず，$|\overline{8}$は近心傾斜し，$|\overline{6-8}$間に3mmの空隙を認めた．前歯部に開咬を認め，上顎叢生量は6.0mm，下顎叢生量は2.0mmであった．

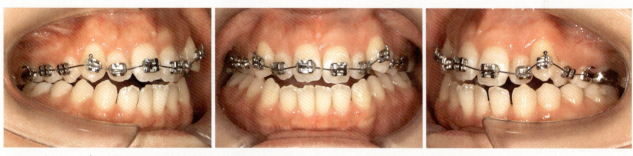

症例写真24-4｜上顎動的治療開始時の口腔内写真（34歳5ヵ月）

上顎にプリアジャストエッジワイズ装置を装着し，0.014インチTi-Niワイヤーでレベリングを開始した．

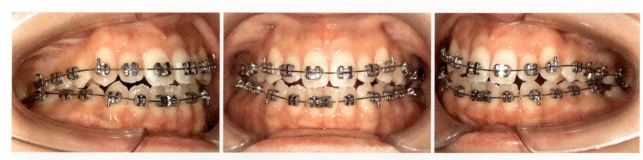

症例写真24-5｜下顎動的治療開始時の口腔内写真（34歳8ヵ月）

上顎の叢生は改善した．$\overline{8|8}$にチューブを装着し，0.014インチTi-Niワイヤーでレベリングを開始した．$\overline{8|}$はレベリングおよびトルキングで頬側へアップライト，$|\overline{8}$はレベリング後スライディングメカニクスで近心移動を予定した．

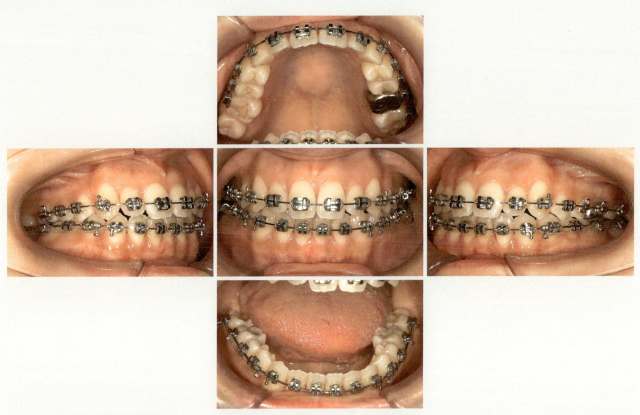

症例写真24-6｜動的治療開始後15ヵ月時の口腔内写真（35歳9ヵ月）
上下顎に0.016×0.022インチ Ti-Ni ワイヤーを装着し，8̄は頬側へアップライト，8̄は近心移動が終了した．また，3|3 と 3̄|3̄ に1/8 M顎間ゴムを使用し，開咬の改善を行った．下顎は，噛み潰しフックを 4̄3̄|3̄4̄ 間のワイヤーに装着し，フックと 8̄|8̄ にチェーン状エラスティックを装着し，スライディングメカニクスで空隙閉鎖を行った．

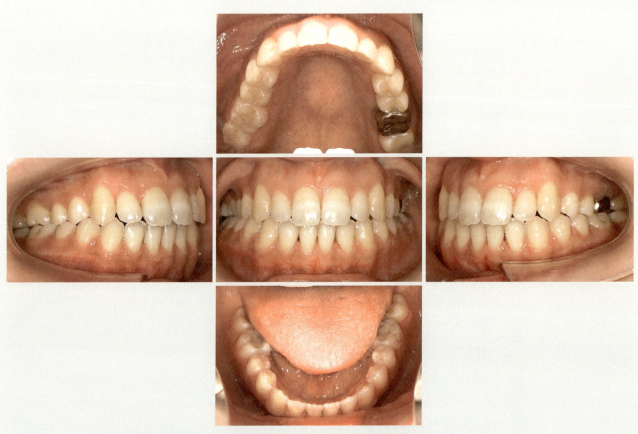

症例写真24-7｜動的治療開始開始後16ヵ月時（保定時）の口腔内写真（35歳10ヵ月）
8̄と6̄のコンタクトと咬合接触は正常であった．また上顎の叢生と前歯部開咬も改善した．8̄|8̄ に歯冠周囲炎は認められなかった．

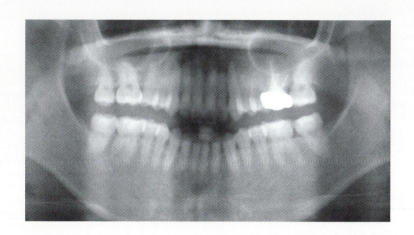

症例写真24-8 | 動的治療開始開始後16ヵ月時(保定時)のパノラマエックス線写真 (35歳10ヵ月)
歯根の平行性が確認された．

考察

　Nemcovskyら[61]は，視診で確認できない埋伏第三大臼歯186症例において，第二大臼歯の24.2%（45症例）に，エックス線所見で歯根吸収を認め，その6.5%に中等度から完全な歯根吸収を認めたと報告した．また，第二大臼歯遠心歯根と第三大臼歯歯軸の成す近心傾斜角が60°以上の関連に有意差を認め，年齢と歯根吸収に明らかな関連性を認めた．本症例は，傾斜角60°以上，年齢は33歳であり，報告の示唆する症例であると考えられた．

　下顎歯列の空隙閉鎖は，スライディングメカニクス[50,68]を用いた．小臼歯部の空隙閉鎖においても，第二大臼歯部の空隙閉鎖においても，ワイヤーに装着されたフックと大臼歯にチェーン状エラスティックをかける同様の術式である．ただし，1歯対2歯の咬合を確立するため，フォースシステムを考慮しなければならない．

　下顎左側第三大臼歯は自家移植[16,18,19]という方法も考えられる．自家移植は治療が短期であるが，抜髄処置が必要であり，歯根膜の損傷が大きいなどの外科的侵襲もある．また，術後の経過観察は長期であり，歯根吸収する可能性も指摘されている．一方，矯正歯科治療は期間が長いが，抜髄処置は不要で外科的侵襲もない．また，予後の不安は少なく，歯根の吸収も稀で，ポステリアストップとして機能する[58,59,70]．

　本症例において，下顎両側第三大臼歯の配列に加えて，開咬と上顎の叢生の改善も必要と考えられたことから，矯正歯科治療が選択された．術後，下顎両側第三大臼歯に歯肉弁や歯周ポケットの発生がないことから，智歯周囲炎の問題は認められない．また，ポステリアストップとして十分機能していると考えられた．これは，第三大臼歯にチューブをボンディングする技術と，ループを必要としないTi-Niワイヤーを適応したことによる．ただし矯正歯科治療期間は16ヵ月であった．また，本症例の顎態[20,21]はハイアングルと考えられたため，スライディングメカニクスは上下顎0.016×0.022インチ Ti-Ni ワイヤーをプレーンで用いた．同時に，アップダウンエラスティックを用い，ワイヤーはアクティベートすることなく開咬は改善した．このことより，ハイアングル症例の程度は強くなく，アンテリアガイダンスも確立したことから，臼歯の予後は良好であろうと考えられた．

　つまり矯正歯科治療により，第三大臼歯を第二大臼歯として機能できたことを勘案すれば，治療のベネフィットはリスクを上回る．

治療のベネフィットとリスク

ベネフィット	リスク
● 8|8 を 7|7 の代わりにポステリアストップとして機能させる ● 生活歯で予後良好 ● 智歯周囲炎の予防 ● 叢生の改善による歯周病の予防 ● 智歯抜去時の外科的侵襲の回避 ● 食片圧入の予防 ● アンテリアガイダンスの改善による慢性歯根膜炎の予防	● 長期の治療とう蝕リスク ● 骨性癒着，歯根吸収，骨吸収，歯肉退縮の可能性

下顎第三大臼歯埋伏症例　水平埋伏（Position A）*

　初診時15歳6ヵ月の男性で，主訴は八重歯であった．オーバージェット，オーバーバイトはそれぞれ＋6.0mm，＋3.0mmで，咬合力の強い過蓋咬合症例と考えられた．叢生量は，上顎14.0mm，下顎15.0mmであった．また下顎両側第三大臼歯は完全埋伏で，パノラマエックス線所見では近心傾斜45°の完全埋伏であったが，萌出空隙は Class II，萌出空隙不足で，深度は Position A で浅かった．

　下顎両側第三大臼歯の埋伏の原因はディスクレパンシーと考えられた．著しい叢生の改善のため，上下顎小臼歯の抜歯治療が必要と考えられた．この抜歯治療により，下顎両側第三大臼歯の萌出空隙は確保されることが予想された．しかし，下顎第三大臼歯は第二大臼歯の近心移動にともない，水平埋伏となることが多い．この水平埋伏の原因は，ディスクレパンシーではなく萌出方向異常である．したがって，アップライトを行うことができれば，保存できる可能性は高い．そこで上顎両側第一小臼歯，下顎両側第二小臼歯の抜歯治療を行い，下顎第三大臼歯は保存することとした．

*Winter の分類

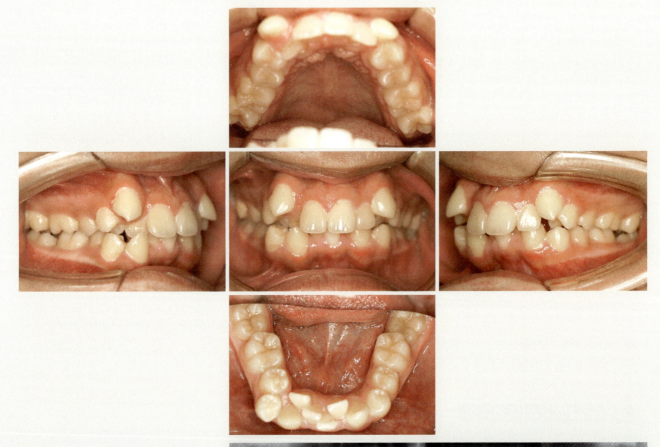

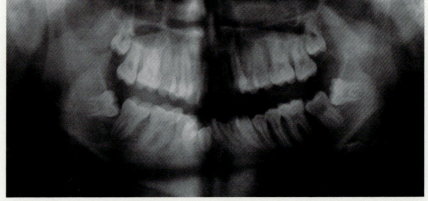

症例写真25-1｜初診時の口腔内写真・パノラマエックス線写真（15歳6ヵ月）

叢生量は上顎14.0mm，下顎15.0mmであった．8|8 は完全埋伏で，パノラマエックス線写真では近心傾斜を呈した．萌出空隙は Class II で萌出空隙不足であった．

症例写真25-2｜空隙閉鎖終了時のパノラマエックス線写真（17歳1ヵ月）

プリアジャストエッジワイズ装置を用いて矯正歯科治療を行ったところ，8|8 の遠心辺縁隆線は確認されたが，パノラマエックス線所見では，萌出空隙は ClassⅠとなり萌出空隙が発生した．深度は Positon A で浅く，歯軸傾斜角は水平で歯軸のみの問題であると考えられた．

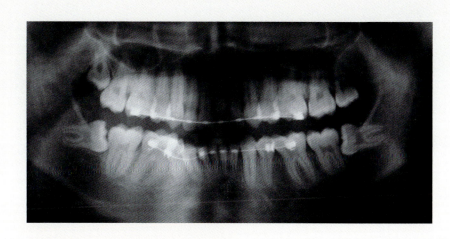

症例写真25-3｜アップライト開始時の口腔内写真（17歳5ヵ月）

小臼歯用チューブを 8|8 の遠心頬側面に装着し，0.014インチ Ti-Ni ワイヤーを用いてアップライトを開始した．

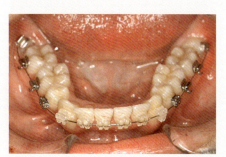

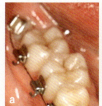 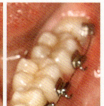
a アップライト開始．小臼歯用チューブをボンディングし，0.014インチ Ti-Ni ワイヤーを装着した．

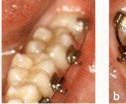 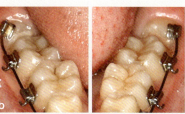
b アップライト後3ヵ月時．0.016×0.022インチ Ti-Ni ワイヤーを装着した．

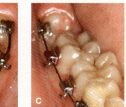 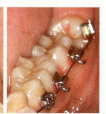
c 同5ヵ月時．左側の小臼歯用チューブを再装着した．

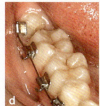 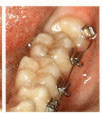
d 同6ヵ月時．右側の小臼歯用チューブを再装した．

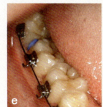 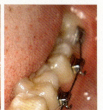
e 同9ヵ月時．大臼歯用チューブを装着したが右側がアップライトせず，セパレーティングエラスティックを装着した．

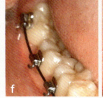 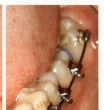
f 同12ヵ月時．左側がアップライトしないため，セパレーティングエラスティックを装着した．

症例写真25-4｜0.016×0.022インチ Ti-Ni ワイヤー装着後の大臼歯部の変化

アップライトが進んだ段階で小臼歯用チューブを再装着し，アップライトを継続した．左側と右側のチューブをそれぞれ再装着し，0.014インチ Ti-Ni ワイヤーを挿入している（c，d）．また小臼歯用チューブは，2回再装着した．さらに 8 のアップライトが進まないため，7 との間に歯間分離ゴムを挿入した（e）．左側も同様の処置を行った（f）．

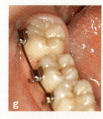 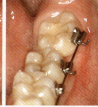
g 同14ヵ月時．アップライト終了．遠心辺縁隆線の歯肉が盛り上がっているが，歯肉弁の形成は認めなかった．

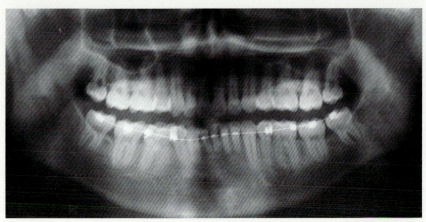

症例写真25-5│アップライト後16ヵ月時のパノラマエックス線写真（18歳9ヵ月）
8|8の歯軸の改善が確認できた．

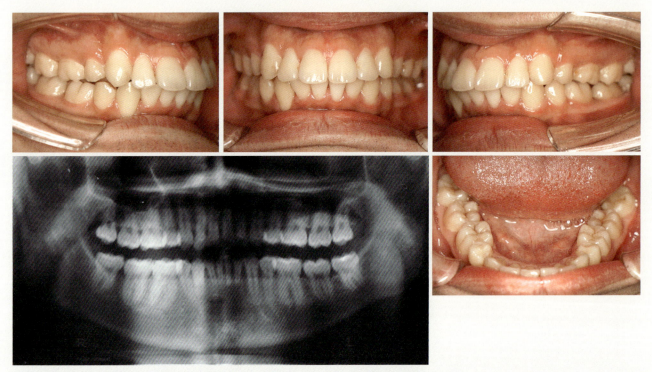

症例写真25-6│保定6ヵ月時の口腔内写真・パノラマエックス線写真（19歳6ヵ月）
主訴である八重歯と上下顎前歯の叢生が改善し，アンテリアガイダンスが確立した．8|8は咬合に参加し，1歯対2歯の咬合関係を確認した．また，8|8に歯冠周囲炎は認められなかった．パノラマエックス線写真からは，8|8の歯軸の平行性が確認された．歯根吸収，骨吸収，歯肉退縮の問題も認められなかった．

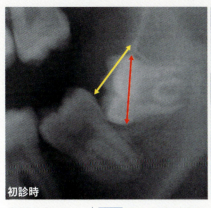
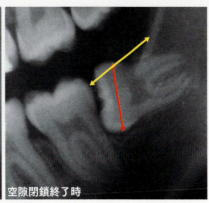
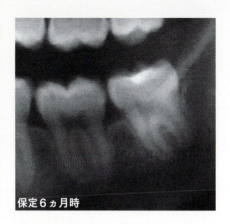

初診時　　　　　　　　　　　空隙閉鎖終了時　　　　　　　　保定6ヵ月時

症例写真25-7｜8|8部分の萌出空隙の変化
初診時，萌出空隙はClass IIであったが，空隙閉鎖終了時にはClass I となった．しかも深度はPosition Aであったため，アップライトを開始した．保定6ヵ月時，歯根の平行性が確認された．

考察

　抜歯矯正歯科治療により，下顎第三大臼歯の萌出空隙はClass IIからClass I となり，萌出空隙が発生した．ただし，歯軸傾斜角は近心傾斜から水平位となった．この点は，多くの報告[71-76]と一致する下顎第三大臼歯の動態であった．この下顎第三大臼歯を抜去することは，萌出空隙の発生というベネフィットを失うことであり，しかもオトガイ神経麻痺や出血，顎骨骨折などの外科的侵襲のリスクをともなう．一方，アップライトを行うことは，これらのリスクを回避し，下顎第三大臼歯を保存することにつながる．

　アップライトにはセパレーティングエラスティックを併用した．これは，歯冠の近心辺縁隆線が第二大臼歯の歯冠最大膨隆部下の陥凹部に嵌まったためである．このようにアップライト難症例は，セパレーティングエラスティックを適宜併用するのも一法である．

　術後のパノラマエックス線所見では，当該歯の歯根吸収は認められず，平行性も確立された．また歯周ポケットは2～3mmで歯肉弁は認められず，歯冠周囲炎は発生しなかった．また，下顎両側第三大臼歯は上顎第二大臼歯遠心辺縁隆線と咬合接触し，随意的タッピングとグラインディングによる歯冠の変位は認められなかった．したがって，アップライトにより当該歯は保存しえたと考えられた．

　蛇足になるが，歯周病罹患にともない，上顎前歯がフレアアウトする症例を経験する．このような症状を呈する症例は，過蓋咬合症例の傾向がある．つまり歯周病により歯槽骨の破壊や吸収が生じると，過蓋咬合症例は咬合力が強く，上顎前歯は，下顎前歯と早期接触，あるいは咬合性外傷を生じ，唇側傾斜，および挺出するものと推察される．また，このような症例は，咬合回復治療が困難であり，ポステリアストップの重要性が報告[78]されている．したがって，過蓋咬合症例の矯正歯科治療は，長期の咬合維持を考慮した場合，非抜歯治療が望まれる．しかし，顎間関係の補償，あるいは，叢生の解消のため，抜歯治療が選択されることもある．

　このような抜歯症例において，智歯周囲炎というリスクを改善し，水平埋伏した下顎第三大臼歯をポステリアストップとして機能させたことを勘案すれば，治療のベネフィットはリスクを上回る．

治療のベネフィットとリスク

ベネフィット	リスク
● 8|8萌出空隙の確保 ● 8|8をアップライトし，ポステリアストップとして機能 ● 生活歯で予後良好 ● 埋伏智歯抜去時の外科的侵襲の回避 ● ブロークンコンタクト部のう蝕と歯周病の予防 ● 智歯周囲炎の予防 ● アンテリアガイダンスの確立による慢性歯根膜炎の予防 ● 叢生の改善による歯周病の予防	● 4|4 5|5の喪失 ● 長期の治療とう蝕リスク ● 骨性癒着，歯根吸収，骨吸収，歯肉退縮の可能性

下顎第三大臼歯埋伏症例　アップライトで治療を行った抜歯症例（Position C）

初診時15歳9ヵ月の女性．主訴は上顎前歯の突出であった．叢生量は上顎5.0mm，下顎3.0mmであった．パノラマエックス線所見より，歯根に問題はなく，上下顎第三大臼歯は存在し，下顎両側第三大臼歯は30°の近心傾斜を呈し，萌出空隙はClass II，萌出空隙不足であり，深度はPosition Cで深かった．

叢生量を考慮すると抜歯治療と非抜歯治療ともに可能であるが，口唇閉鎖時に若干のオトガイ筋の緊張が認められ，この緊張の改善のためには，抜歯治療が必要と考えられた．また，大臼歯関係はAngle I級，前歯の開咬が認められ，顎態はI級ハイアングルであり，抜歯治療は禁忌ではないと考えられた．加えて，抜歯治療により下顎両側第三大臼歯の萌出空隙が確保されることが予想された．そこで上顎両側第一小臼歯，下顎両側第二小臼歯の抜歯治療を行い，下顎第三大臼歯は保存することとした．

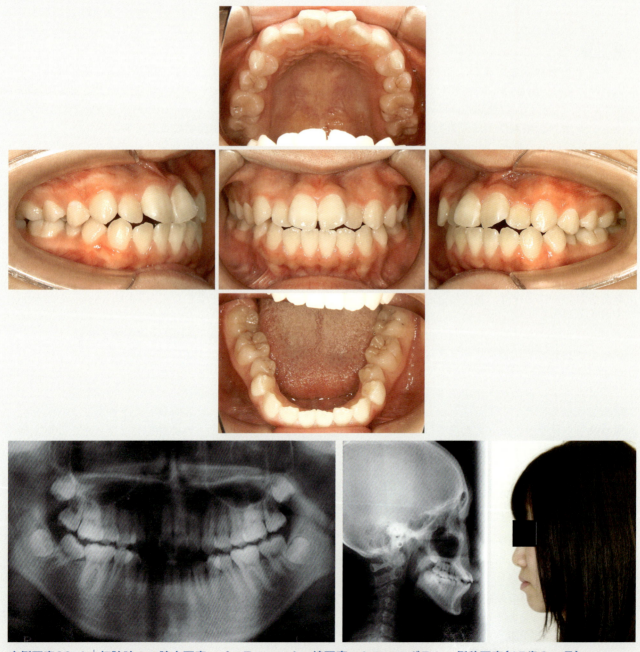

症例写真26-1｜初診時の口腔内写真・パノラマエックス線写真・セファログラム・側貌写真（15歳9ヵ月）
8|8の萌出空隙はClass IIで不足し，深度はPosition Cで深かった．顎態はI級ハイアングルであったため，小臼歯抜歯を行い，8|8は保存を予定した．

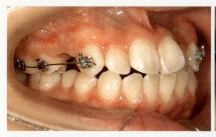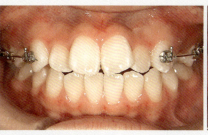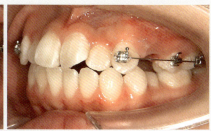

症例写真26-2 | 4|4 抜歯，上顎治療開始時の口腔内写真（16歳0ヵ月）
0.014インチのTi-Niワイヤーにてレベリングを開始した．

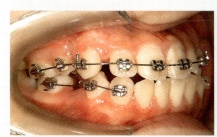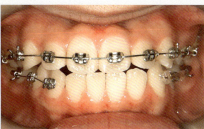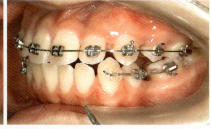

症例写真26-3 | 5|5 抜歯，下顎治療開始時の口腔内写真（16歳4ヵ月）
上顎は 3|3 の移動が終わり，0.016×0.022インチ Ti-Ni ワイヤーにてレベリングを行っている．下顎は 5|5 を抜去し，右側は0.014インチ Ti-Ni ワイヤーでレベリングを，左側は |6 の近心移動を開始した．

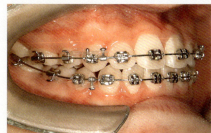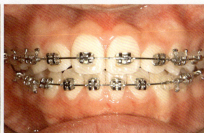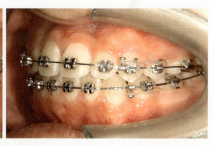

症例写真26-4 | スライディングメカニクスによる空隙閉鎖終了時の口腔内写真（17歳1ヵ月）
3 2|2 3 間，4 3|3 4 間に噛み潰しフックを装着し，空隙閉鎖を行った．使用したのは上下顎とも0.016×0.022インチ Ti-Ni ワイヤーであった．

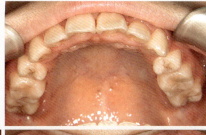

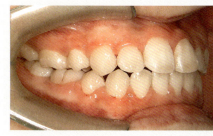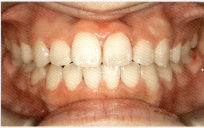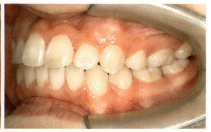

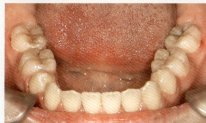

症例写真26-5 | 抜歯治療終了時の口腔内写真（17歳5ヵ月）

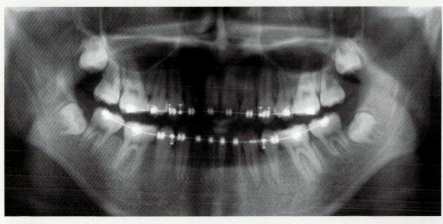
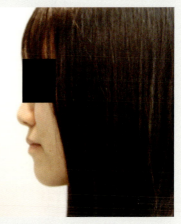

症例写真26-6｜空隙閉鎖時のパノラマエックス線写真（17歳0ヵ月），保定時の側貌写真（17歳5ヵ月）
前歯の突出と叢生は改善し，口唇閉鎖時のオトガイ筋の緊張は消失した．8|8の萌出空隙は Class I となり，萌出空隙が発生したが，深度は Position C で深かった．このため，経過観察を行うこととした．

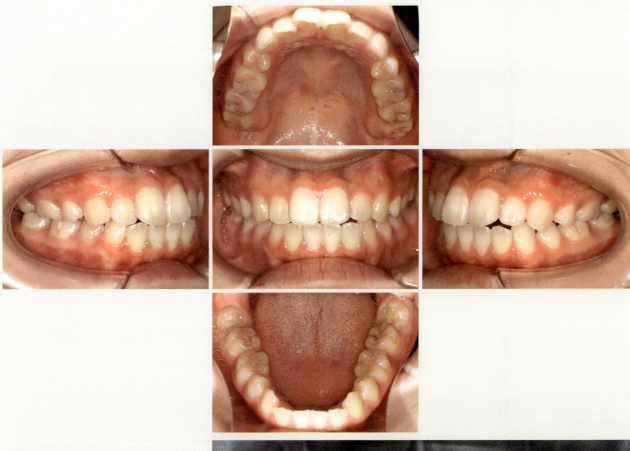

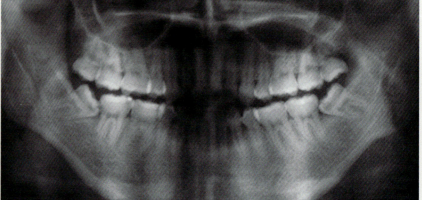

症例写真26-7｜術後5年8ヵ月時の口腔内写真・パノラマエックス線写真（23歳1ヵ月）
8|8の萌出を主訴に再来院した．萌出空隙は Class I，深度は Position A で浅かったため，アップライトを行うこととした．

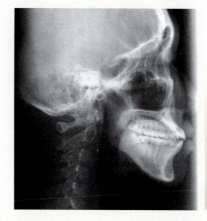
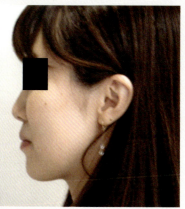

症例写真26-8｜術後5年8ヵ月時のセファログラム・側貌写真（23歳1ヵ月）
上下唇は E-line に対して若干後退しており，経過は良好と考えられた．パノラマエックス線写真と同様に，セファログラムからも 8|8 の近心傾斜を認めた．

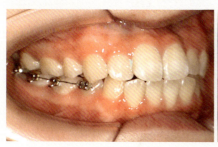
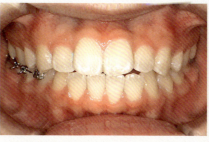
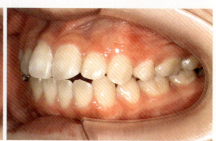
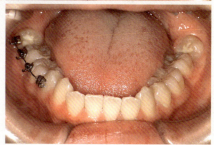

症例写真26-9｜|8 アップライト開始時の口腔内写真（23歳2ヵ月）
8－4| に装置を装着し，0.014インチ Ti-Ni ワイヤーを装着した．

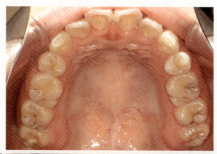
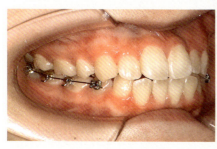
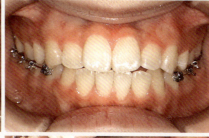
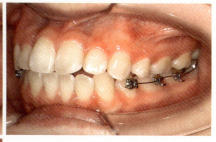
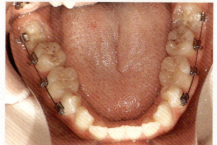

症例写真26-10｜|8 アップライト開始2ヵ月時の口腔内写真（23歳4ヵ月）
|4－8 に装置を装着し，0.014インチ Ti-Ni ワイヤーを装着した．|8 は0.016インチ Ti-Ni ワイヤーを装着した．

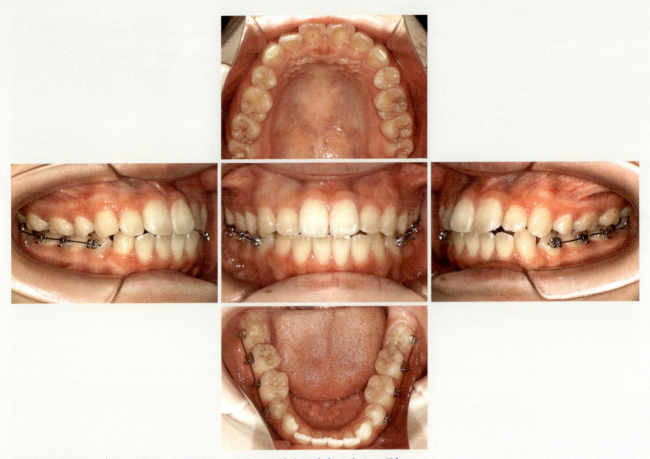

症例写真26-11｜アップライト開始4ヵ月時の口腔内写真（23歳6ヵ月）
0.017×0.025インチTi-Niワイヤーにて，アップライトおよびトルキングを行っている．

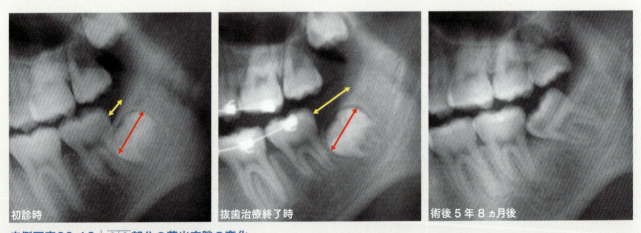

初診時　　　　　　　　　抜歯治療終了時　　　　　　　術後5年8ヵ月後

症例写真26-12｜8|8部分の萌出空隙の変化
初診時，萌出空隙はClass Ⅱであったが，抜歯治療終了時にClass Ⅰとなった．しかし深度はPosition Cと深かったため，経過観察とした．術後5年8ヵ月時，半埋伏ながら深度はPosition Aとなったため，アップライトを開始した．

考察

　小臼歯の抜歯治療により，下顎第三大臼歯の萌出空隙が発生する可能性は高い[71-76]．本症例においても，下顎両側第三大臼歯の萌出空隙は抜歯治療により Class II から Class I となり，萌出空隙が発生した．ただし，本症例は下顎第三大臼歯の深度が Position C で深かった．このため抜歯治療終了直後，下顎第三大臼歯は埋伏を呈し，経過観察を行うこととした．

　一方，「下顎両側第三大臼歯の存在は下顎前歯の叢生再発の原因となる」というドグマから，抜歯が選択されることも少なくない．しかし近年，下顎第三大臼歯は水平埋伏といえども，下顎前歯叢生の原因とはならないことが報告[62-65]された．本症例においても，術後 5 年 9 ヵ月時，保定装置は使用していないにもかかわらず下顎前歯の叢生は大きくない．

　しかも，この下顎第三大臼歯を抜去することは，オトガイ神経麻痺や出血，顎骨骨折などの外科的侵襲のリスクもともなう．そこで下顎両側第三大臼歯のアップライトを開始することとした．

　アップライトにより下顎第三大臼歯をポステリアストップとして機能させることは，抜去した小臼歯を補う以上のベネフィットがある．また，前歯の叢生の改善は歯周病の予防となり，さらに口唇閉鎖時のオトガイ筋緊張の改善は，口呼吸による慢性扁桃腺炎の予防となる．

　左側で 4 ヵ月，右側で 2 ヵ月時点のアップライト状態を前ページ症例写真26-11に示す．治療途中であるが，骨性癒着は認めず，アップライトされていることがわかる．アップライト期間は10ヵ月程度という報告があるが，同程度の治療期間が予測される．

治療のベネフィットとリスク

ベネフィット	リスク
● 8|8 萌出空隙の確保	● 4|4 5|5 の喪失
● 8|8 をアップライトし，ポステリアストップとして機能させる	● 長期の治療とう蝕リスク
● 生活歯で予後良好	● 骨性癒着，歯根吸収，骨吸収，歯肉退縮の可能性
● 埋伏智歯抜去時の外科的侵襲の回避	
● ブロークンコンタクト部のう蝕と歯周病の予防	
● 智歯周囲炎の予防	
● アンテリアガイダンスの確立による慢性歯根膜炎の予防	
● 叢生の改善による歯周病の予防	
● E-line に対する上下唇の位置と口唇閉鎖時のオトガイ筋緊張の改善	

下顎第三大臼歯埋伏症例　アップライトで治療を行った抜歯症例（Position B）

　初診時20歳5ヵ月の女性．上下顎前歯の叢生を主訴に来院した．叢生量は上顎7.0mm，下顎6.0mmであった．パノラマエックス線所見より，歯根に問題はなく，上下顎第三大臼歯は存在するも，下顎両側第三大臼歯は水平埋伏であり，萌出空隙はClass IIで空隙不足で，深度はPosition Bで浅かった．

　叢生量から抜歯治療と非抜歯治療ともに可能であるが，口唇閉鎖時，若干のオトガイ筋の緊張が認められ，この緊張の改善のためには，抜歯治療が必要と考えられた．また，大臼歯関係はAngle I級で，顎態はI級アベレージであり，抜歯治療は禁忌ではないと考えられた．加えて，抜歯治療により下顎両側第三大臼歯の萌出空隙が確保されることが予想される．このため，第三大臼歯をアップライトできれば，ポステリアストップとして機能できる．そこで，上顎両側第一小臼歯，下顎両側第二小臼歯の抜歯治療を行い，下顎第三大臼歯は保存することとした．

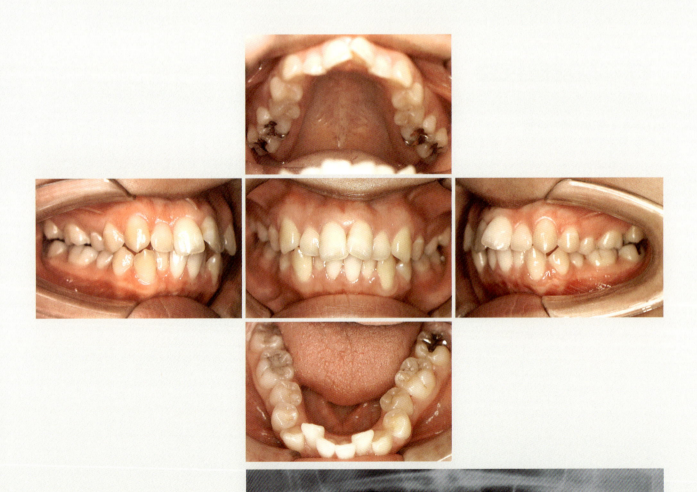

症例写真27-1｜初診時の口腔内写真・パノラマエックス線写真（20歳5ヵ月）
8|8は水平埋伏であり，萌出空隙はClass IIで空隙不足であった．深度はPosition Bと比較的浅かった．

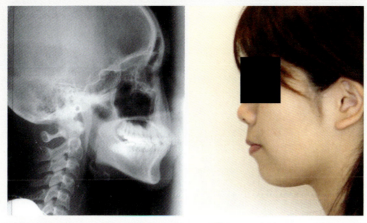

症例写真27-2｜初診時のセファログラム・側貌写真（20歳5ヵ月）
顎態はⅠ級アベレッジであるが，口唇閉鎖時に若干のオトガイ筋の緊張が認められた．

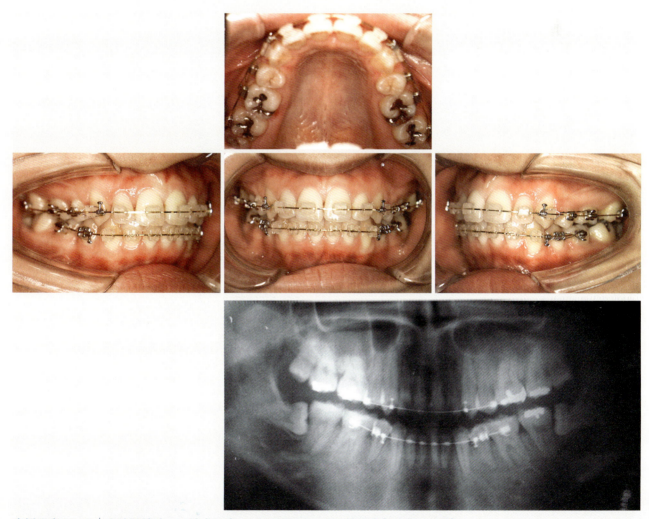

症例写真27-3｜空隙閉鎖時の口腔内写真・パノラマエックス線写真（22歳1ヵ月）
8|8は水平半埋伏で，萌出空隙はClass Ⅰとなって発生し，深度はPosition Bで浅かったため，アップライトを開始した．

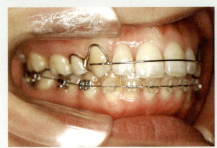
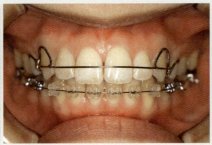
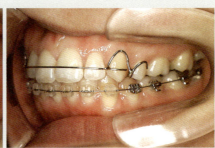
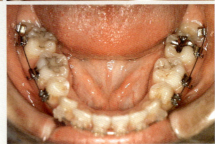

症例写真27-4｜8|8アップライト開始時の口腔内写真（22歳3ヵ月）
上顎は装置を撤去し，リテイナーとした．8 7|7 8にチューブを装着し，0.014インチTi-Niワイヤーで8|8のアップライトを開始した．

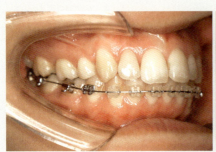
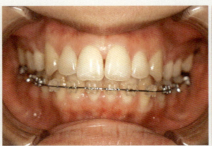
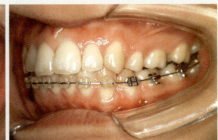
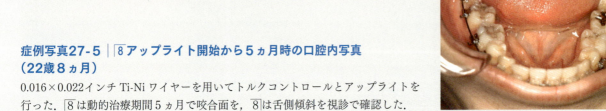

症例写真27-5｜|8アップライト開始から5ヵ月時の口腔内写真（22歳8ヵ月）
0.016×0.022インチTi-Niワイヤーを用いてトルクコントロールとアップライトを行った．|8は動的治療期間5ヵ月で咬合面を，8|は舌側傾斜を視診で確認した．

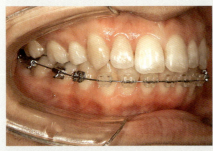
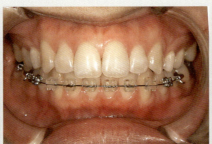
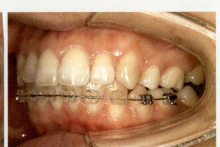
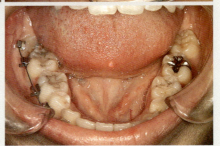

症例写真27-6｜|8アップライト終了時の口腔内写真（23歳5ヵ月）
|8はアップライトが終了したため，矯正装置の撤去を行った．動的治療期間は15ヵ月であった．|8はシザーズバイトを呈した．

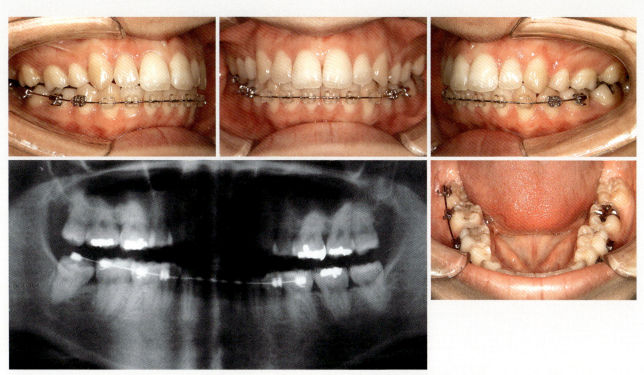

症例写真27-7｜8̄|トルキング時の口腔内写真・パノラマエックス線写真（24歳3ヵ月）
0.016×0.022インチ Ti-Ni ワイヤーを用いて，トルキングおよびアップライトを施した．

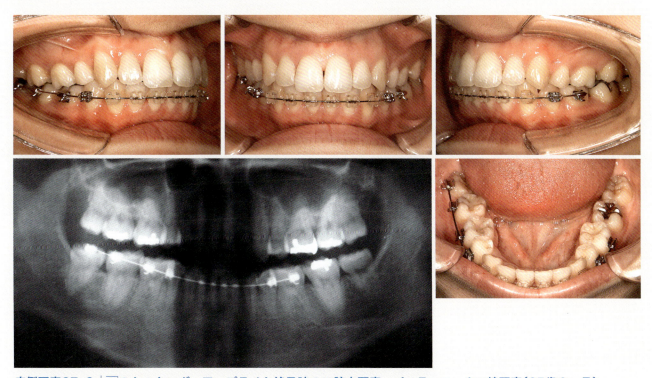

症例写真27-8｜8̄|のトルキング・アップライト終了時の口腔内写真・パノラマエックス線写真（25歳2ヵ月）
0.017×0.025インチ Ti-Ni ワイヤーで8̄|8̄を頬側へアップライトした．パノラマエックス線所見から，8̄|8̄は下顎枝前方で歯軸が直立し，萌出空隙内であることがわかる．

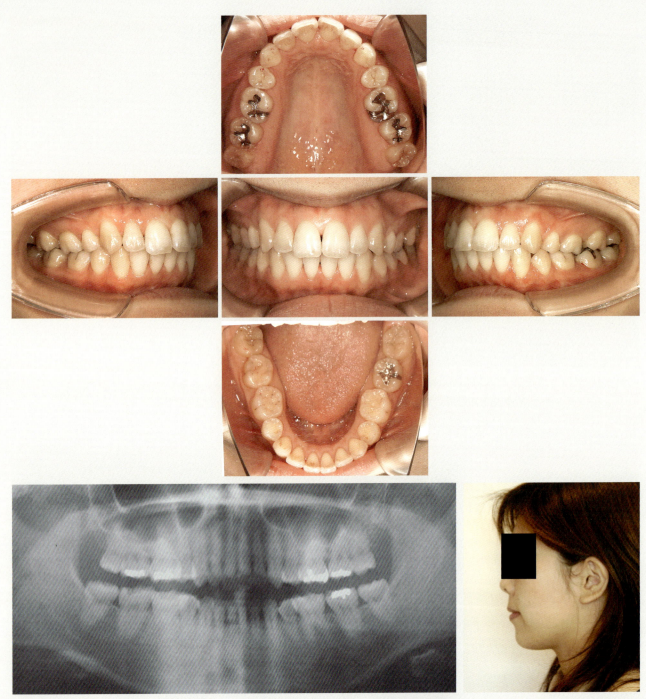

症例写真27-9 | 保定時の口腔内写真・パノラマエックス線写真・側貌写真(25歳3ヵ月)
歯冠周囲炎や歯肉退縮は認められなかった．また，パノラマエックス線所見での $\overline{8|8}$ 歯根吸収や骨欠損は認められなかった．

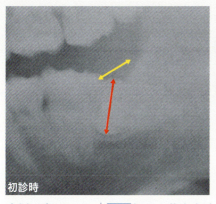
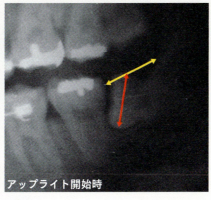
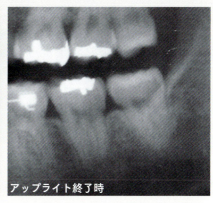

初診時　　　　　　　　　　アップライト開始時　　　　　　　アップライト終了時

症例写真27-10 | 8|8部分の萌出空隙の変化

初診時は萌出空隙不足（Class Ⅱ）であったが，空隙閉鎖によって萌出空隙が発生した（Class Ⅰ）．アップライトを行ったところ，歯根の平行性を確認した．

考察

　小臼歯の抜歯治療により，下顎水平埋伏第三大臼歯の萌出空隙が発生する可能性は高い．本症例も下顎両側第三大臼歯は水平埋伏であったが，抜歯治療により萌出空隙は Class Ⅱ から Class Ⅰ となり，萌出空隙が発生した．第三大臼歯を抜去するとこのベネフィットを失い，また外科的侵襲によるオトガイ神経麻痺や出血，顎骨骨折のリスクもともなう．

　下顎第三大臼歯のアップライトは，これらのリスクを消失させる．仮に萌出空隙が若干不足する場合，歯肉弁が咬合面を覆い智歯周囲炎が発生するが，この場合は抜歯を選択するという方法もある．しかも，この場合の抜歯は，骨膜歯肉弁の剥離や，骨の削合などの外科的侵襲を最小限にできる．また，オトガイ神経から歯根が離れることで，オトガイ神経麻痺や骨折などのリスクも軽減される．

　アップライトにより保存された下顎第三大臼歯は，小臼歯の代わりにポステリアストップとして機能する．しかも，前歯の叢生の改善は歯周病の予防となる．また，口唇閉鎖時のオトガイ筋緊張の改善は，口呼吸による慢性扁桃腺炎の予防となる．

　一方，アップライトの治療期間は左側で14ヵ月，右側で35ヵ月であった．これは10ヵ月程度という報告に比して長期である．本症例は成人矯正であり，第二大臼歯の歯冠が大きく最大膨隆部に嵌まったことに加えて，右側では舌側傾斜もともなったためと考えられる．しかし，下顎第三大臼歯のアップライトは，抜歯症例のリスクを補い，ベネフィットが多々あることを勘案すれば，1〜3年の治療期間というリスクをはるかに上回ると考えられる．

　また，抜歯を前提にした矯正歯科治療も考えられる．たとえば，下顎半埋伏第三大臼歯の場合，口腔に交通する歯冠1/3を切断・摘出した後，当該歯を矯正で歯軸方向に挺出させる．これにより歯根は下顎神経から離れ，オトガイ神経麻痺を極力避けられ，また歯根膜腔は拡大し抜歯が容易となる．つまり外科的侵襲が最小となり，患者の負担は軽減される．

治療のベネフィットとリスク

ベネフィット	リスク
● 8|8萌出空隙の確保 ● 8|8をアップライトし，ポステリアストップとして機能 ● 生活歯で予後良好 ● 埋伏智歯抜去時の外科的侵襲の回避 ● ブロークンコンタクト部のう蝕と歯周病の予防 ● 智歯周囲炎の予防 ● E-line に対する上下唇の位置と口唇閉鎖時のオトガイ筋緊張の改善 ● 叢生の改善による歯周病の予防 ● アンテリアガイダンスの確立による慢性歯根膜炎の予防	● 4|4 5|5 の喪失 ● 長期の治療とう蝕リスク ● 骨性癒着，歯根吸収，骨吸収，歯肉退縮の可能性

Part3 参考文献

1. 野田 忠，田口 洋．萌出障害の咬合誘導—知っておきたい原因と治療法．東京：医学情報社，2007．

2. 野田 忠．萌出障害の咬合誘導．新潟歯誌 2000;30(1):1-13．

3. 本村和彌，山城正宏，友寄喜樹，照屋正信．上顎洞部にみられた大きな濾胞性歯嚢胞の3例．日口外誌 1985;31(5):1141-1147．

4. 松村智弘，石原吉孝，林 毅，菅原利夫，高瀬俊幸，由井俊平．開窓療法により嚢胞内永久歯を保存し得た濾胞性歯嚢胞の2症例について．日口外誌 1979;25(3):709-713．

5. 冨永和宏，喜久田利弘，福田仁一，上村俊介，安光千昭，山田長敬，大木 淳．開窓療法による小児濾胞性歯嚢胞の予後特に埋伏永久歯の動向について．日口外誌 1988;34(9):1957-1962．

6. 篠崎泰久，笹栗健一，高橋 淳，岡田成生，上野泰宏，宮城徳人，早坂純一，池田 薫，星 健太郎，神部芳則，草間幹夫．埋伏永久歯に対する小矯正治療(Minor tooth movement)の有用性．自治医科大学紀要 2007;30:67-72．

7. 久 和孝，中村恭子，入学陽一，宿久 修，小宗静男．感染を伴った濾胞性歯嚢胞の段階的手術療法．耳鼻と臨床 1996;42(3):238-241．

8. 光安佳子，光安岳志，中村典史，中島昭彦，大石正道．開窓と歯牙牽引療法によって良好な歯列が誘導できた巨大な下顎含歯性嚢胞の1例．日口外誌 2003;49(4):287-290．

9. Russel AY. Conservative management of bone cysts in children and adults. J Am Dent Assoc 1936;23(9):1719–1725.

10. Vickers RA, Gorlin RJ. Ameloblastoma: Delineation of early histopathologic features of neoplasia. Cancer 1970;26(3):699-710.

11. Becker A. Orthodontic treatment of impacted teeth, Hoboken:Wiley-Blackwell, 1998.

12. Moorrees CF, Fanning EA, Hunt EE. Age variation of formation stages for ten permanent teeth, J Dent Res 1963;42:1490-1502.

13. 神成直子，石井ヒロ子，富沢美恵子，野田 忠．埋伏上顎中切歯の臨床的観察．新潟歯学会誌 1993;23:45-56．

14. Proffit WR（著），高田健治（訳）．プロフィットの現代歯科矯正学．東京：クインテッセンス出版，1989．

15. Kokich VG, Mathews DP（著），田井規能（監訳）．埋伏歯—その矯正歯科治療と外科処置—．東京：クインテッセンス出版，2015．

16. 川本達雄（監修），太田義之，山本 学（著）．埋伏歯の臨床 その保存活用と抜歯．東京：医歯薬出版，1998．

17. 下地 勲．第二大臼歯の保存が危ぶまれる場合の智歯(埋伏智歯)の移植．歯界展望 1999;94(1):58-76．

18. Moss JP. The unerupted canine. Dent Pract Dent Rec. 1972;22(6):241-248.

19. 田尻貴子，黒江和斗，平田晃士，吉田礼子，前田 充，中山二博，伊藤学而．永久歯の歯胚回転を行った4症例の術後評価．日矯歯会誌 1994;53(4): 481-490．

20. Baden E. Surgical management of unerupted canines and premolars. Oral Surg Oral Med Oral Pathol 1956;9(2):141-192.

21. 藤岡幸雄，森田知生，中谷昌慶．最近10年間の我が教室における埋伏歯の臨床統計的観察．日口外誌 1962;8(1):13-17．

22. 日本小児歯科学会．日本人小児における乳歯・永久歯の萌出時期に関する調査研究．小児歯誌 1988;26(1):1-18．

23. Peck S, Peck L. Classification of maxillary tooth transpositions. Am J Orthod Dentofacial Orthop 1995;107(5):505-517.

24. 坪田不二雄，大河原眞城．歯牙位置交換の3例．口病誌 1958;25(4):654-660．

25. Watanabe CT, 渡邊淳一，田口 洋，野田 忠．下顎永久前歯の萌出障害．小児歯誌 1999;37(2):339．

26. 山田 茂，岩本栄治．移転歯の三例．臨床歯科 1941;13:1241-1245．

27. 名和弘幸，村田 悟，山田晃弘，後藤滋己．移転歯に関する実態調査．近東矯歯誌 1991;26:68-73．

28. Peck S, Peck L, Kataja M. Mandibular lateral incisor-canine transposition, concomitant dental anomalies, and genetic control. Angle Orthod 1998;68(5):455-466.

29. 葉山康臣，尾崎正雄，石井 香，井上淳治，本川 渉．上顎左側犬歯の移転歯を伴った叢生症例．小児歯誌 2005;43(5):680-688．

30. Kurol J, Ericson S, Andreasen JO. The impacted maxillary canine. IN:Andreasen JO, Petersen JK, Laskin DM(Eds). Textbook and color atlas of tooth impaction. Copenhagen:Munksgaard, 1995;125-165.

31. Ericson S, Kurol J. Radiographic examination of ectopically erupting maxillary canines. Am J Orthod Dentofacial Orthop 1987;91(6):483-492.

32. Ericson S, Kurol J. Incisor resorption caused by maxillary cuspids. A radiographic study. Angle Orthod 1987;57(4):332-346.

33. Kojima R, Taguchi Y, Kobayashi H, Noda T. External root resorption of the maxillary permanent incisors caused by ectopically erupting canines. J Clin Pediatr Dent 2002;26(2):193-197.

34. 有馬良宏．上顎埋伏犬歯による中切歯の歯根吸収を認めた反対咬合の一治験例．近東矯歯誌 1990;25:82-89．

35. Noda M, Noda T. Case Report:Uprighting of a deeply impacted mandibular second bicuspid during root development. JCO 2000;34(2):99-101.

36. Andreasen JO. The impacted mandibular canine.IN:Andreasen JO, Petersen JK, Laskin DM(Eds). Textbook and color atlas of tooth impaction. Copenhagen:Munksgaard, 1995;168-175.

37. 竹村日登美，平野吉子，小原 浩，西尾順太郎．未萌出下顎小臼歯が筋突起下方まで移動した1例．日口外誌 1997;43(2), 103-105．

38. Hupp JR, Ellis E, Tucker MR（著），里村一人，濱田良樹（監訳）．現代口腔外科学〈原著第5版〉．東京：わかば出版，2011．

39. Andreasen JO. The impacted premolar. IN:Andreasen JO, Petersen JK, Laskin DM(Eds). Textbook and color atlas of tooth impaction. Copenhagen:Munksgaard, 1995;177-195.

40. 藤田邦彦，野代悦生，大木 淳，瀧口玲子，佐藤通泰．移転歯とその一矯正治療について．歯界展望 1982;59(1):129-138．

41. 南 清治，竹村幸一，岩本康公，普川 裕．遠隔な部位に転位した犬歯の2症例．臨床歯科 1958;219:17-19．

42. 石川梧朗（編著）．口腔病理カラーアトラス．東京：医歯薬出版，1983．

43. Noda T, Takagi M, Hayashi-Sakai S, Taguchi Y. Eruption disturbances in Japanese children and adolescents. Ped Dent J. 2006;16(1):50-56.

44. 富沢美惠子, 河野美砂子, 野田 忠, 福島祥紘. 小児の顎骨嚢胞12例についての臨床病理学的観察. 小児歯誌 1994;32(3)643-652.

45. 大江規玄. 歯の発生学―形態編―. 東京：医歯薬出版, 1971.

46. Stafne EC, Gibilisco JA. Oral roentgenographic diagnosis. 3rd ed. Philadelphia:WB Saunders, 1968;49-51.

47. Sutton PR. Migrating noneruped mandibular premolars: a case of migration into the coronoid process. Oral Surg Oral Med Oral Pathol 1968;25(1):87-98.

48. 野田隆夫. ストマトロジーとしての矯正歯科治療 実践プリアジャストエッジワイズ法. 大阪：東京臨床出版, 2013;182-198.

49. 野田隆夫. 咬合性外傷の早期診断と治療法―顎態からのアプローチ―. 東京：クインテッセンス出版, 2006.

50. 野田隆夫, 齋藤幸彦. 咬合性外傷歯歯根近傍の口内炎を咬合調整により消失し得た5例. 日口腔顔面痛会誌 2009;2(1):35-41.

51. 嶋田甚一郎, 今村一信, 野田隆夫. 成人矯正治療中に生じた冷水痛を咬合調整により消失しえた5例. 東京矯歯誌 2010;20(2):95-100.

52. 三富智惠, 富沢美惠子, 野田 忠. 第一大臼歯萌出遅延に関する研究. 小児歯誌 2000;38(5):1080-1090

53. Messer LB, Cline JT. Ankylosed primary molars: results and treatment recommendations from an eight-year longitudinal study. Pediatr Dent 1980;2(1):37-47.

54. 高山博子, 松井成幸. 両側下顎第二大臼歯の埋伏を伴う骨格性Ⅰ級叢生症例, 明海歯学 2010;39(2):85-90.

55. Moro N, Murakami T, Tanaka T, Ohto C. Uprighting of impacted lower third molars using brass ligature wire. Aust Orthod J. 2002;18(1):35-38.

56. 野田隆夫, 野田雅代. 水平半埋伏下顎第三大臼歯のアップライトを行った1例. 矯正臨床ジャーナル 2011;27(9):87-94.

57. 嶋田甚一郎, 野田雅代, 野田隆夫. 水平埋伏第三大臼歯のアップライト. 矯臨ジャーナル 2008;24(8):35-40.

58. Noda T, Noda M. Bicuspid tubes. J Clin Orthod. 2001;35(4):258-260.

59. Nemcovsky CE, Libfeld H, Zubery Y. Effect of non-erupted 3rd molars on distal roots and supporting structures of approximal teeth. A radiographic survey of 202 cases. J Clin Periodontol 1996;23(9):810-815.

60. van der Schoot EA, Kuitert RB, van Ginkel FC, Prahl-Andersen B. Clinical relevance of third permanent molars in relation to crowding after orthodontic treatment. J Dent 1997;25(2):167-169.

61. Sidlauskas A, Trakiniene G. Effect of the lower third molars on the lower dental arch crowding. Stomatologija. 2006;8(3):80-84.

62. Harradine NW, Pearson MH, Toth B. The effect of extraction of third molars on late lower incisor crowding: a randomized controlled trial.Br J Orthod 1998;25(2):117-122.

63. Ades AG, Joondeph DR, Little RM, Chapko MK. A long-term study of the relationship of third molars to changes in the mandibular dental arch.Am J Orthod Dentofacial Orthop 1990;97(4):323-335.

64. 中村平蔵(編). 最新口腔外科学. 東京：医歯薬出版, 1979.

65. Winter GB. Principles of exodontia as applied to the impacted mandibular third molar. St. Louis:American Medical Book Co., 1926.

66. 野田隆夫. スライディングメカニクス入門 診断と調整法. 大阪：東京臨床出版, 2002.

67. 茂木正邦. 第二大臼歯の保存が危ぶまれる場合の矯正治療による智歯(埋伏智歯)の移動. 歯界展望 1999;94(1):40-57.

68. 茂木正邦. さまざまな症例における矯正治療による智歯(埋伏智歯)の移動. 歯界展望 1999;94(2):270-289.

69. Staggers JA, Germane N, Fortson WM. A comparison of the effects of first premolar extractions on third molar angulation. Angle Orthod 1992;62(2):135-138.

70. Elsey MJ, Rock WP. Influence of orthodontic treatment on development of third molars. Br J Oral Maxillofac Surg 2000;38(4):350-353.

71. Güngörmüs M. Pathologic status and changes in mandibular third molar position during orthodontic treatment. J Contemp Dent Pract 2002;3(2):11-22.

72. Saysel MY, Meral GD, Kocadereli I, Taşar F. The effects of first premolar extractions on third molar angulations. Angle Orthod 2005;75(5):719-722.

73. Richardson ME. The effect of mandibular first premolar extraction on third molar space. Angle Orthod 1989;59(4):291-294.

74. Kim TW, Artun J, Behbehani F, Artese F. Prevalence of third molar impaction in orthodontic patients treated nonextraction and with extraction of 4 premolars. Am J Orthod Dentofacial Orthop 2003;123(2):138-145.

75. Schulhof RJ. Third molars and orthodontic diagnosis. J Clin Orthod 1976;10(4):272-281.

76. 片山明彦, 角田正健, 山田 了. フレアアウトをともなう重度慢性歯周炎患者に包括的治療を行った1症例. 日歯周誌 2006;48(3):218-224.

あとがき

　本書の執筆を開始したころ，当院に埋伏歯を主訴にした患者がつぎつぎと来院した．口コミを信じて来られる患者もいれば，他院からの紹介患者もいらっしゃった．あたかも鉄の釘が磁石に吸い寄せられるように，患者が当院に集まりだしたのであった．そのため，こうした埋伏歯の患者を救うことが，筆者の社会的使命なのではないかとすら感じられた．本書は，これらの埋伏歯に導かれて執筆したというのが本当のところかもしれない．

　なお，執筆中に治療を開始した症例は，治療中の資料を掲載した．治療中であっても，知見として意義があることを疑わないためである．この点に，読者の中には時期尚早と考える方もいらっしゃるだろうが，ご容赦願う次第である．

　また筆者が主催する勉強会に参加いただいている受講生の皆さんの医院でも，当院と同じく埋伏歯の患者が増えたとのことで，示唆に富んだ多くの埋伏歯症例を供覧いただいた．知見は勉強会の財産であるが，歯科界における財産でもあると考え，これらの症例も本書に掲載させていただいた．これらの知見は，歯科医療の発展に貢献することを疑わない．資料掲載に快諾いただいた先生がたに感謝申し上げる．

　さらに本書は，当院に埋伏歯症例をご紹介いただいた先生がたのご協力の賜物でもある．榎澤宗司先生，大山 勉先生，関口 浩先生，田中秀明先生，長谷川英登先生，長谷川直子先生，さらに，他府県にもかかわらず症例をご紹介いただいた先生がたに心より御礼申し上げる．

　繰り返すが，矯正歯科治療技術を従来の歯科治療に統合すれば，埋伏歯を保存しうる可能性は高い．これは，矯正歯科治療の技術革新が日進月歩のためである．つまり，ダイレクトボンディングシステムにより，埋伏歯に直接アタッチメントを装着できるようになった．これにより，従来アタッチメントとして用いた，結紮線による歯槽骨の喪失が改善されると同時に，確実な歯の移動が可能となった．また，プリアジャストエッジワイズ装置とTi-Niワイヤーによる矯正歯科治療法が確立された．この治療法は，ワイヤーベンディングが不用で簡便なため，下顎埋伏智歯のアップライトさえ可能となった．ここまで可能となったのは，Ti-Niワイヤーが，従来のワイヤーの10倍の有効たわみ距離をもち，埋伏歯の治療こそワイヤーの特性が最大限発揮されるためである．

　そして埋伏歯治療の端緒は，歯胚の動態を知ることである．たとえば，萌出方向異常の歯胚において，歯根形成不全の発生を懸念するため経過観察して歯根形成期がR1/2を過ぎた場合，埋伏歯は抜歯適応になることがある．一方，下顎第二小臼歯歯胚は乳臼歯の萌出にともない遠心へ回転し，萌出方向異常となることがある．また，濾胞性歯嚢胞の圧力で，歯胚は回転・移動することがある．さらに歯根形成期Riから R1/2 の下顎第三大臼歯歯胚は，下顎第二大臼歯のアップライトにともない近心あるいは遠心回転することがある．つまり歯根形成期 R1/2 以降の歯胚は，シャーピー線維が形成され回転・移動は容易ではないが，Riから R1/2 の歯胚は容易に回転する．視点を変えれば，萌出方向異常は Ri ～ R1/2 の時期に発生しやすく，この時期に治療を行うことが原因療法と考えられる．

　末筆となったが，本書の執筆には，東京医科歯科大学咬合機能矯正学分野（旧歯科矯正学第一講座）の同門である金香佐和先生，嶋田甚一郎先生，和佐しのぶ先生にお骨折りいただいた．この場を借りて感謝する．また，出版に際してお世話になったクインテッセンス出版の浅尾 麗氏に御礼申し上げる．

2016年4月
野田 隆夫　野田 雅代

索引

[あ]

アーチバウンド(arch-bound) …………… 44
アップダウンエラスティック ………… 161
アップライト ………………………… 131
アップライトスプリング ……………… 131
有馬(論文) …………………………… 82
アンカー歯 …………………………… 151
鞍状歯列 ………………………… 100, 119

[い]

移植歯(ドナー歯) …………………… 28
異所萌出(ectopic eruption) ………12, 128
イソジン溶解液 ……………………… 22
移転歯 …………………… 17, 77, 81
インクリネーション ………………… 42
インターブラケットスパン ………… 49

[え]

エナメル上皮腫 ……………………… 13

[お]

オーステナイト相 …………………… 48
オーバーバイトの浅い症例 ………… 33
オープンコイル ……………………… 131
オトガイ筋 …………………………… 33
オトガイ筋の緊張 ……………33, 144

[か]

開咬 …………………………………… 158
外傷 …………………………………… 69
開窓 …………………………………… 65
開窓療法 ……………………………… 15
回転力 ………………………… 131, 143
過蓋咬合 ……………………………… 33
下顎骨内移動 ………………………… 83
角型ワイヤー ………………………… 47
顎態パターン ………………………… 38
加工硬化型 …………………………… 48
過酸化水素水 ………………………… 22
荷重 – 変位曲線 …………………… 47
過剰結節 ……………………………… 70
過剰歯 ………………………………… 69
下唇の飜転 …………………………… 144
完全型移転歯 ………………………… 77
神成(論文) …………………………… 66

[き]

機能咬頭外斜面 ……………………… 122
機能母体説 …………………………… 35
逆性埋伏 ……………………………… 12
矯正用ミニインプラント …………… 131

[く]

偶力 …………………………………… 143
くる病 ………………………………… 11
クロルヘキシジン …………………… 22

[け]

形成遅延 ……………………………… 69
牽引 …………………………………… 65
嫌気性菌 ……………………………… 22
犬歯の埋伏 …………………………… 82

[こ]

咬合性外傷 …………………………… 127
口唇閉鎖不全 ………………………… 33
剛性 …………………………………… 46
口内炎 ………………………………… 121
咬耗 …………………………………… 122
小嶋(論文) …………………………… 82
骨膜剥離子 …………………………… 68
根分岐部病変 ………………………… 115
コンペンセートカーブ ……………… 58

[さ]

サードオーダーベンド ……………… 42
鎖骨頭蓋異形成症 …………………… 11
三叉神経領域 ………………………… 127

[し]

自家移植 …………………… 28, 68
歯牙腫 ………………………… 9, 69, 70
歯根吸収 ……………… 23, 82, 142, 161
歯根形成期と治療期間 ……………… 98
歯根形成度 …………………………… 66
歯根膜炎 ……………………………… 121
シザーズバイト …………… 122, 127
歯軸傾斜角 …………………………… 66
歯周疾患 ……………………………… 21
歯周病 ………………………………… 154
歯周ポケット ………………………… 154
歯石 …………………………………… 154

181

歯肉の裂開‥‥‥‥‥‥‥‥‥‥‥‥‥‥‥‥‥　77
歯肉弁‥‥‥‥‥‥‥‥‥‥‥‥‥‥‥‥‥‥‥　22
歯肉弁根尖側移動術‥‥‥‥‥‥‥‥‥‥‥‥　67
歯胚回転術‥‥‥‥‥‥‥‥‥‥‥‥‥‥‥‥　68
歯胚の形成遅延‥‥‥‥‥‥‥‥‥‥‥‥‥　104
シャーピー線維‥‥‥‥‥‥‥‥‥‥‥‥‥　118
シャロウバイト‥‥‥‥‥‥‥‥‥‥‥‥‥‥　33
小臼歯の埋伏‥‥‥‥‥‥‥‥‥‥‥‥‥‥‥　99
小臼歯用チューブ‥‥‥‥‥‥‥‥‥　41，143
上唇小帯付着位置異常‥‥‥‥‥‥‥‥‥‥　52
シングルタイプ‥‥‥‥‥‥‥‥‥‥‥‥‥‥　42
審美ライン‥‥‥‥‥‥‥‥‥‥‥‥‥‥‥‥　32

［す］
スライディングメカニクス‥‥‥‥‥‥‥‥‥　56

［せ］
生体検査‥‥‥‥‥‥‥‥‥‥‥‥‥‥‥‥‥　16
セクショナルアーチスライディングメカニクス‥　61
セトリング‥‥‥‥‥‥‥‥‥‥‥‥‥‥‥‥　44
セパレーティングエラスティック‥‥‥‥‥　130
セパレーティングスプリング‥‥‥‥‥‥‥　130
線維性過形成‥‥‥‥‥‥‥‥‥‥‥‥‥‥‥　9
前歯の埋伏‥‥‥‥‥‥‥‥‥‥‥‥‥‥‥‥　69
洗浄‥‥‥‥‥‥‥‥‥‥‥‥‥‥‥‥‥‥‥　22

［そ］
相互連関関係‥‥‥‥‥‥‥‥‥‥‥‥‥‥‥　36
側方セファログラム‥‥‥‥‥‥‥‥‥‥‥‥　35
側方セファログラム分析‥‥‥‥‥‥‥‥‥‥　36

［た］
第一生歯‥‥‥‥‥‥‥‥‥‥‥‥‥‥‥‥　128
第一・第二大臼歯の埋伏‥‥‥‥‥‥‥‥‥　128
大臼歯喪失症例‥‥‥‥‥‥‥‥‥‥‥‥‥　153
第三大臼歯の埋伏‥‥‥‥‥‥‥‥‥‥‥‥　141
大理石病‥‥‥‥‥‥‥‥‥‥‥‥‥‥‥‥‥　11
弾性‥‥‥‥‥‥‥‥‥‥‥‥‥‥‥‥‥‥‥　49
単嚢胞性エナメル上皮腫‥‥‥‥‥‥‥‥‥‥　16

［ち］
智歯周囲炎‥‥‥‥‥‥‥‥‥‥‥‥‥22，141
治療的診断‥‥‥‥‥‥‥‥‥‥‥‥‥‥‥‥　36
超弾性型‥‥‥‥‥‥‥‥‥‥‥‥‥‥‥‥‥　48
超弾性型 Ti-Ni ワイヤー‥‥‥‥‥‥‥　46，48
超弾性型 Ti-Ni ワイヤーのヤング率‥‥‥‥‥　48

［つ］
ツインブラケット‥‥‥‥‥‥‥‥‥‥‥42，49

［て］
低位乳歯‥‥‥‥‥‥‥‥‥‥‥‥‥‥‥‥‥　12
ディスクレパンシー‥‥‥‥‥‥‥‥‥‥‥‥　34
ティップ‥‥‥‥‥‥‥‥‥‥‥‥‥‥‥‥‥　42
デブライドメント‥‥‥‥‥‥‥‥‥‥‥‥‥　154

［と］
糖尿病‥‥‥‥‥‥‥‥‥‥‥‥‥‥‥‥‥　154
ドライソケット‥‥‥‥‥‥‥‥‥‥‥‥‥‥　22
トルク‥‥‥‥‥‥‥‥‥‥‥‥‥‥‥‥‥‥　42
トルクインフェース‥‥‥‥‥‥‥‥‥‥‥‥　44
トルクインベース‥‥‥‥‥‥‥‥‥‥‥‥‥　44
ドレーン‥‥‥‥‥‥‥‥‥‥‥‥‥‥‥‥‥　65

［な］
内分泌障害‥‥‥‥‥‥‥‥‥‥‥‥‥‥‥‥　11

［ね］
粘液線維性過形成症‥‥‥‥‥‥‥‥‥‥‥‥　82

［の］
嚢胞摘出術‥‥‥‥‥‥‥‥‥‥‥‥‥‥‥‥　15
野田（論文）‥‥‥‥‥‥‥‥‥‥‥‥‥‥‥‥　65

［は］
ハイアングル症例‥‥‥‥‥‥‥‥‥‥‥32，35
歯の骨内移動（migration）‥‥‥‥‥‥‥‥‥　101
バンドプッシャー‥‥‥‥‥‥‥‥‥‥‥‥‥　68

［ふ］
ファーストオーダーベンド‥‥‥‥‥‥‥‥‥　42
不完全型移転歯‥‥‥‥‥‥‥‥‥‥‥‥‥‥　77
浮腫‥‥‥‥‥‥‥‥‥‥‥‥‥‥‥‥‥‥‥　154
付着歯肉‥‥‥‥‥‥‥‥‥‥‥‥‥‥‥‥‥　67
ブラケットハイト‥‥‥‥‥‥‥‥‥‥‥‥‥　45
ブラケットポジション‥‥‥‥‥‥‥‥‥‥‥　45
プラスティック製ボタン‥‥‥‥‥‥‥‥‥‥　41
ブラスワイヤー‥‥‥‥‥‥‥‥‥‥‥‥‥　130
ブラスワイヤー法‥‥‥‥‥‥‥‥‥‥‥‥‥　34
プリアジャストエッジワイズ装置‥‥‥‥‥‥　42
プロミネンス‥‥‥‥‥‥‥‥‥‥‥‥‥‥‥　42
ブロークンコンタクト‥‥‥‥‥‥‥‥‥‥　130
ブロークンコンタクト法‥‥‥‥‥‥‥‥‥‥　34

ブロークンコンタクト変法……………………… 34

［へ］
ベッグタイプ…………………………………… 42

［ほ］
萌出空隙不足…………………………………… 129
萌出障害（eruption disturbance）………8，10，64
萌出遅延………………………………………… 100
萌出囊胞（eruption cyst）……………………… 14
ポステリアストップ…………………………… 101

［ま］
埋伏…………………………………………10，66
マルテンサイト相……………………………… 48
慢性歯根膜炎…………………………………… 122

［み］
未萌出歯………………………………………… 10

［む］
無歯性囊胞（原始性囊胞）…………………… 14

［も］
モーメント……………………………………… 67
茂木（論文）…………………………………… 153

［や］
ヤング率………………………………………… 48

［ゆ］
有効たわみ距離……………………………46，47
癒合歯…………………………………………… 69

［よ］
翼状捻転………………………………………… 51

［ら］
ラウンドワイヤー……………………………… 47

［り］
リバースカーブ……………………………58，60
リモデリング…………………………………… 143

［れ］
連関痛…………………………………………… 121

［ろ］
ローアングル症例…………………………32，35
ローテーション………………………………… 50
濾胞性歯囊胞（follicular cyst）………14，74，114

［ABC］
Andrews………………………………………… 44
Angle…………………………………………… 34
Bjork…………………………………………… 35
Boone…………………………………………… 45
convex type…………………………………… 32
concave type…………………………………… 32
donor tooth…………………………………… 68
Ericson………………………………………… 82
esthetic line（E-line）………………………… 32
FA ポイント…………………………………… 44
FACC（臨床歯冠軸）………………………… 45
FC 断髄………………………………………… 100
FC 断髄法……………………………………… 15
FMA………………………………………36，37
HbA1c…………………………………………… 154
Ingervall……………………………………… 36
Kokich………………………………………… 67
Lindhe と Nyman の分類…………………… 115
McLaughlin…………………………………44，56
MEAW テクニック…………………………… 46
migration……………………………………… 83
Moorrees……………………………………… 66
Nemcovsky…………………………………… 161
Peck…………………………………………… 17
Proffit………………………………………… 44
Ricketts……………………………………… 27
Roth…………………………………………… 44
Sassouni……………………………………… 35
straight type………………………………… 32
therapeutic diagnosis……………………… 36
transmigration……………………………83，118
transposition………………………………… 83
Tweed………………………………………… 45
Winter の分類………………………………… 142

著者略歴

野田 隆夫　のだ・たかお

1986(昭和61)年	東京医科歯科大学卒業 東京医科歯科大学歯学部歯科矯正学 第一講座入局
1993(平成5)年	東京医科歯科大学歯学部歯科矯正学 第一講座助手
1994(平成6)年	日本矯正歯科学会認定医取得
1996(平成8)年	歯学博士受領
1997(平成9)年	日本矯正歯科学会指導医取得
1999(平成11)年	東京都昭島市にて開業
現在に至る	

著書に「咬合性外傷の早期診断と治療法―顎態からのアプローチ―」(クインテッセンス出版),「ストマトロジーとしての矯正歯科治療 実践プリアジャストエッジワイズ法」(東京臨床出版), 共著に「歯科材料の副作用と安全性」(学建書院), 論文に「Case Report:Uprighting of a deeply impacted mandibular second bicuspid during root development」(JCO誌),「咬合性外傷歯歯根近傍の口内炎を咬合調整により消失し得た5例」(日本口腔顔面痛学会誌), その他多数.

[主な所属学会]
日本矯正歯科学会, 東京矯正歯科学会, 日本口腔科学会, 日本頭痛学会, 日本口腔顔面痛学会

野田 雅代　のだ・まさよ

1991(平成3)年	日本歯科大学卒業 東京医科歯科大学歯学部歯科矯正学 第一講座入局
1999(平成11)年	東京都昭島市にて開業
現在に至る	

論文に「Bicuspid tubes」,「Case Report:Uprighting of a deeply impacted mandibular second bicuspid during root development」(以上JCO誌),「小臼歯チューブを用いた犬歯遠心移動」,「水平半埋伏下顎第三大臼歯のアップライトを行った1例」,「水平埋伏第三大臼歯のアップライト」(以上矯正臨床ジャーナル), 共著に「歯周病で死ぬのはイヤだ!」(光人社)がある.

[主な所属学会]
日本矯正歯科学会, 日本口腔科学会

抜歯しない埋伏歯の矯正歯科治療
埋伏歯治療にかかわるすべての歯科医師のために

2016年6月10日　第1版第1刷発行

著　　者　野田隆夫 / 野田雅代

発 行 人　北峯康充

発 行 所　クインテッセンス出版株式会社
　　　　　東京都文京区本郷3丁目2番6号　〒113-0033
　　　　　クイントハウスビル　電話 (03)5842-2270(代表)
　　　　　　　　　　　　　　　　　(03)5842-2272(営業部)
　　　　　　　　　　　　　　　　　(03)5842-2276(編集部)
　　　　　web page address　http://www.quint-j.co.jp/

印刷・製本　サン美術印刷株式会社

©2016　クインテッセンス出版株式会社　　　禁無断転載・複写
Printed in Japan　　　　　　　　　落丁本・乱丁本はお取り替えします
ISBN978-4-7812-0499-4　C3047　　　定価はカバーに表示してあります